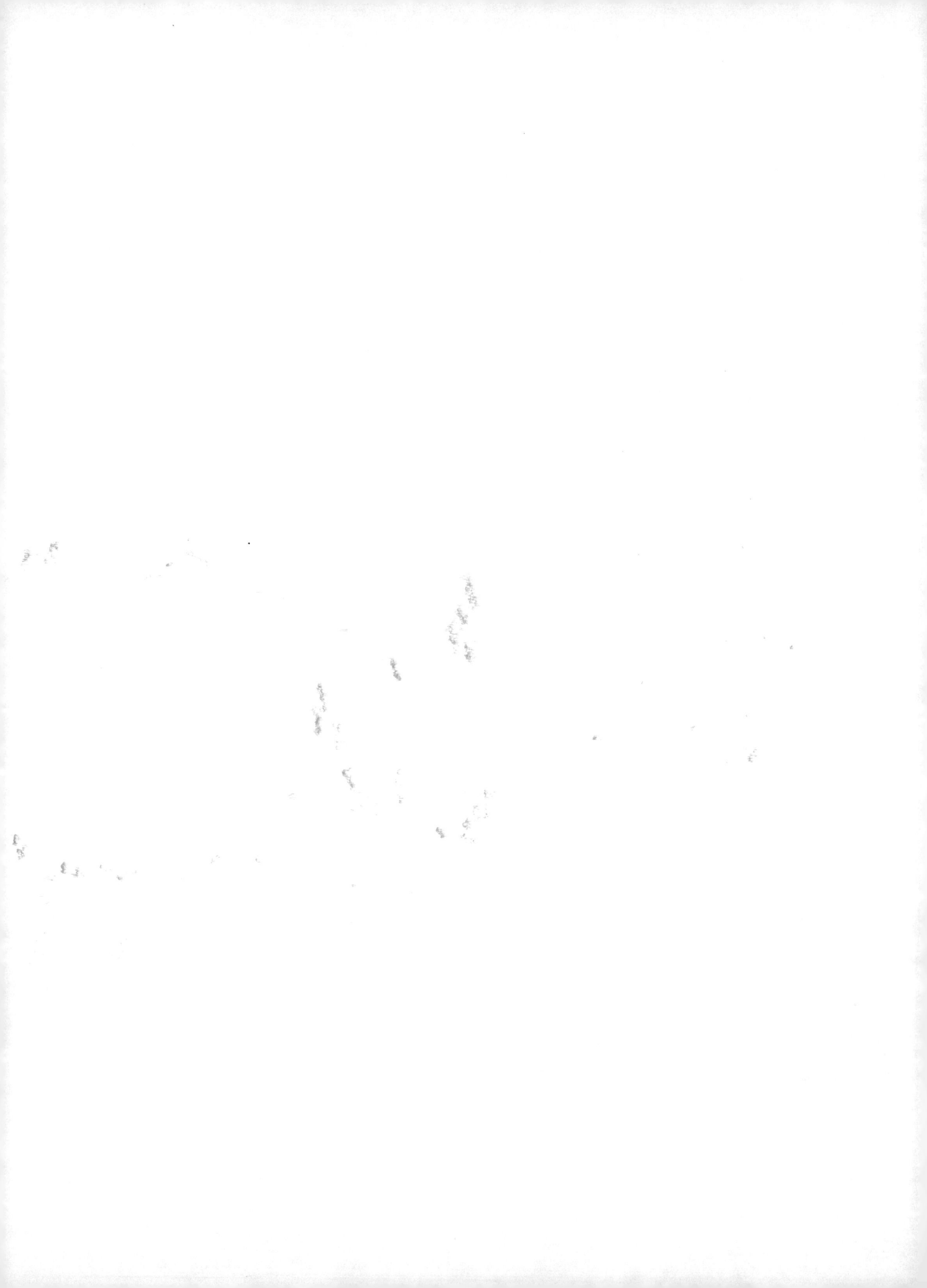

CONECTAR CON TU ESENCIA

Explora el mundo de la aromaterapia y los aceites esenciales

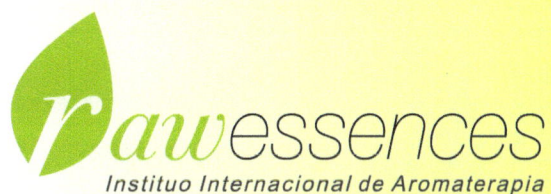

*raw*essences

Instituo Internacional de Aromaterapia

CONECTAR CON TU ESENCIA
Explora el mundo de la aromaterapia y los aceites esenciales
Autora: Cintia Wess ©

Patrocinado por:

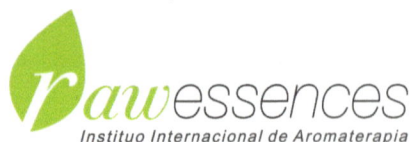

rawessences
Instituo Internacional de Aromaterapia

Fotógrafo contraportada: Yalinda Carames
Diseño Gráfico: Federico Piñeyro
Diagramación y Diseño final: Escarlú H mata Bracho Confidencial Arte & Diseño
Producción de algunos contenidos para los manuales 1, 2 y 3: Gisela Etlis.

Empowered by:

confidencial
arte&diseño

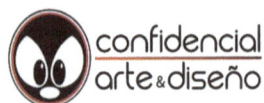

Primera edición: Junio 2020

ÍNDICE GENERAL

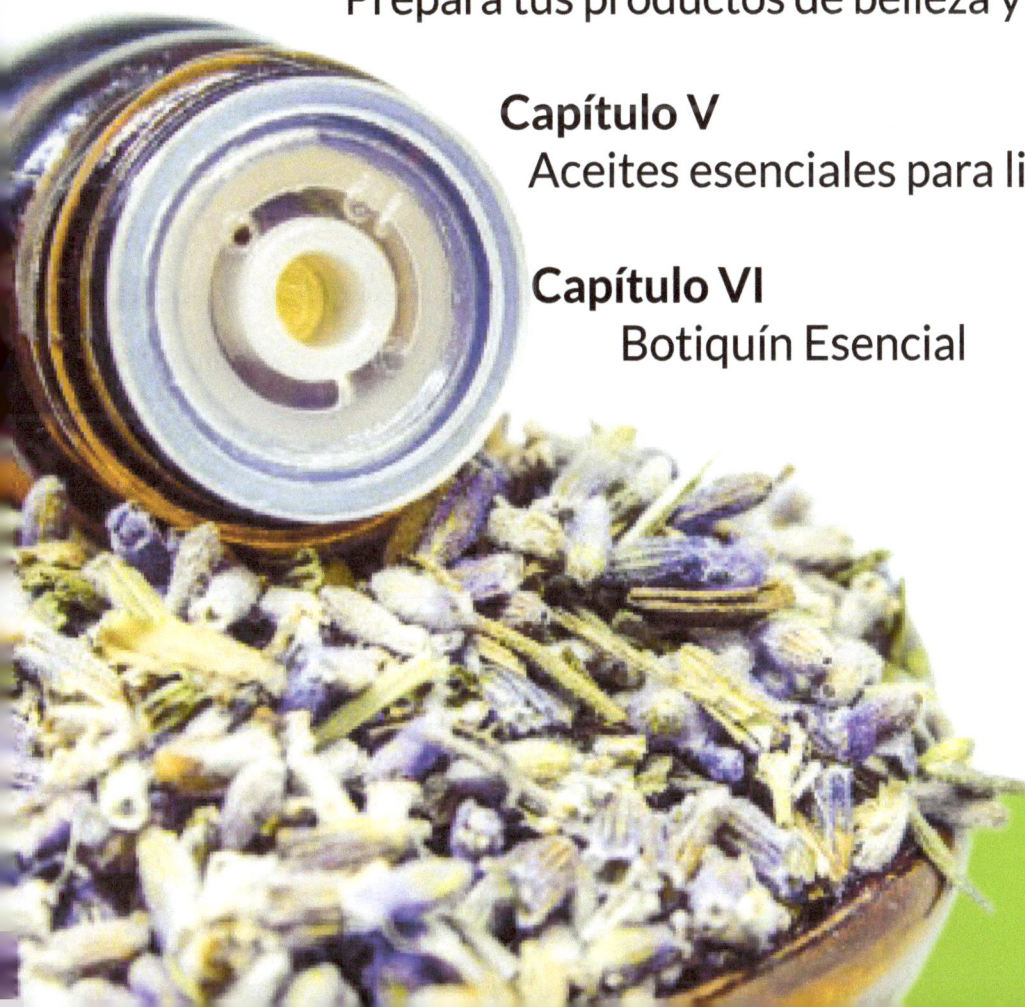

Dedicatoria

*Dedico estas páginas a mi madre, Ofelia Divinsky,
quien me inculcó el amor por la naturaleza,
y a mi padre, Hugo Wessolowski, quien me enseñó
a trabajar con compromiso y pasión.*

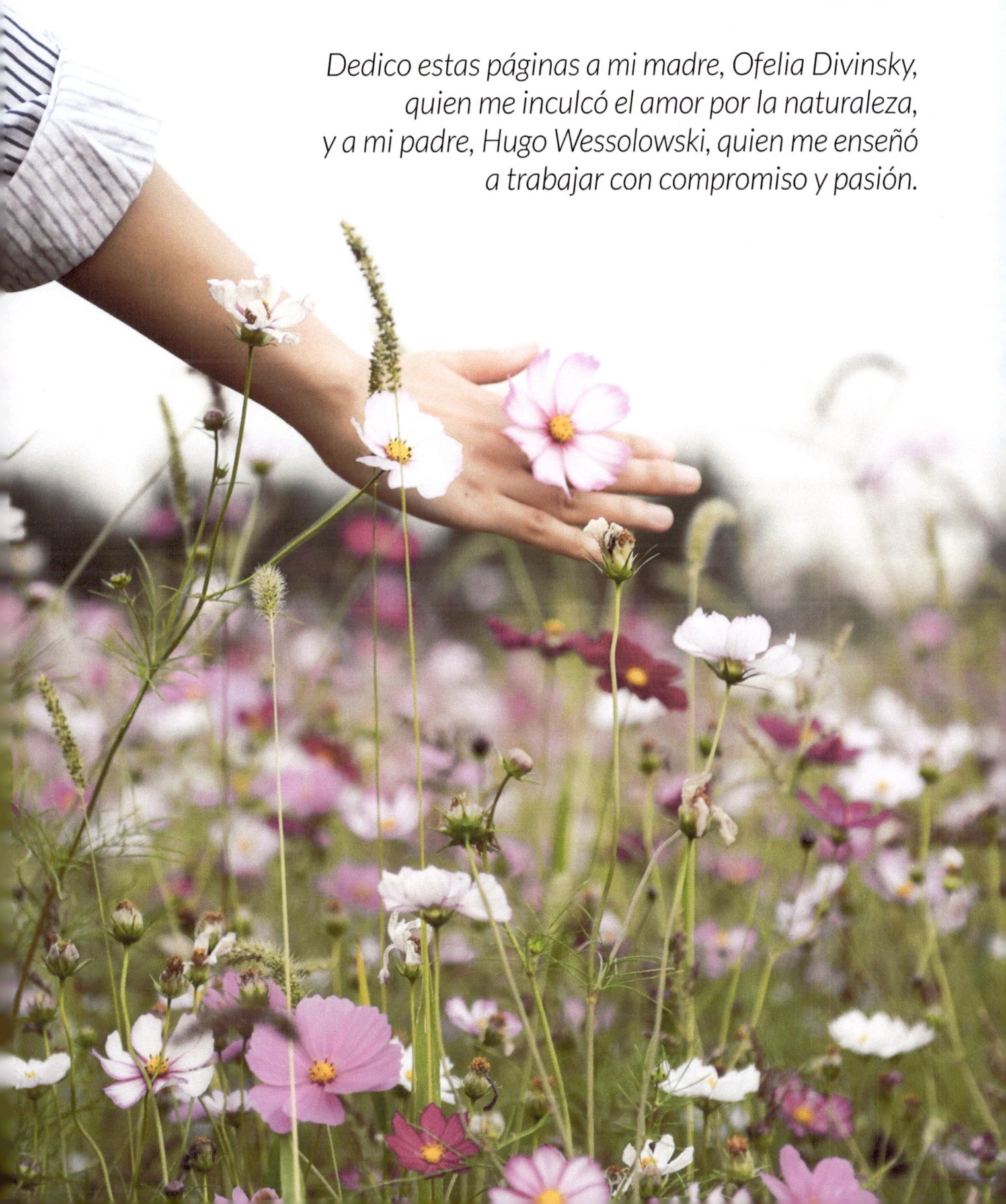

Descubrir las propiedades de las flores y las hierbas.

Enamorarse del aire, el fuego, el agua y la tierra.

Saber escuchar al cuerpo.

Practicar la contemplación.

Inspirar la jornada con la energía del sol.

Elegir cada palabra con cuidado y con respeto.

Respirar profundamente y agradecer el momento.

Tener presente que todo en la vida es pasajero.

Amarse sin condiciones, reír más y pensar menos.

Tomar las cosas con calma y saber decir que no.

Usar el poder sagrado, el poder de decisión.

Elegir los alimentos que nos nutren y energizan.

Sentir que somos un Todo, vibrante de luz Divina.

Experimentar la alquimia de las plantas aromáticas

Nutrirnos con su energía y sanarnos con su magia.

Creer que todo es posible. Hacer caso a la intuición.

Iluminar con tu esencia la razón y el corazón.

Abrazarse a los sueños. Perseguirlos con pasión.

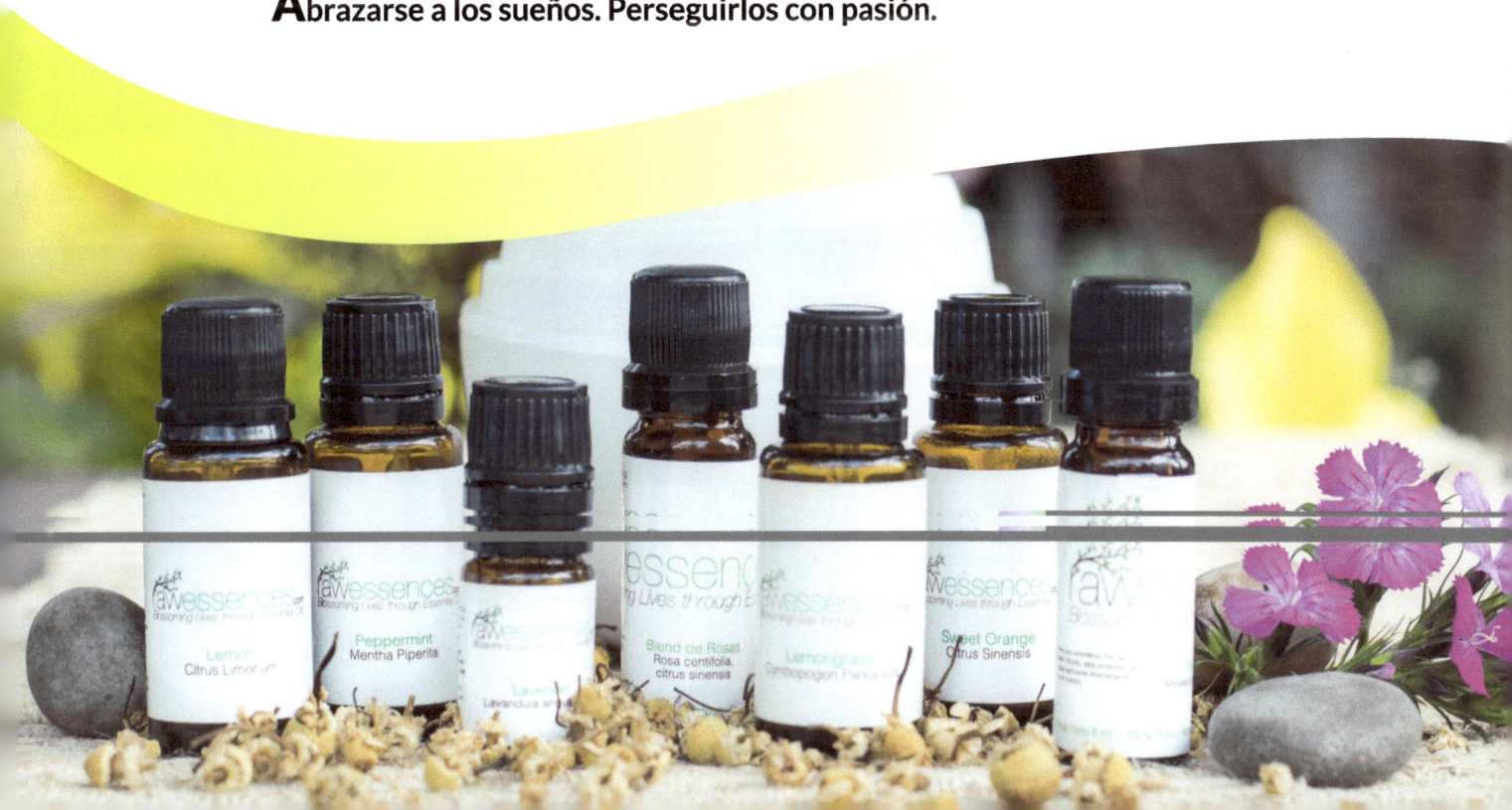

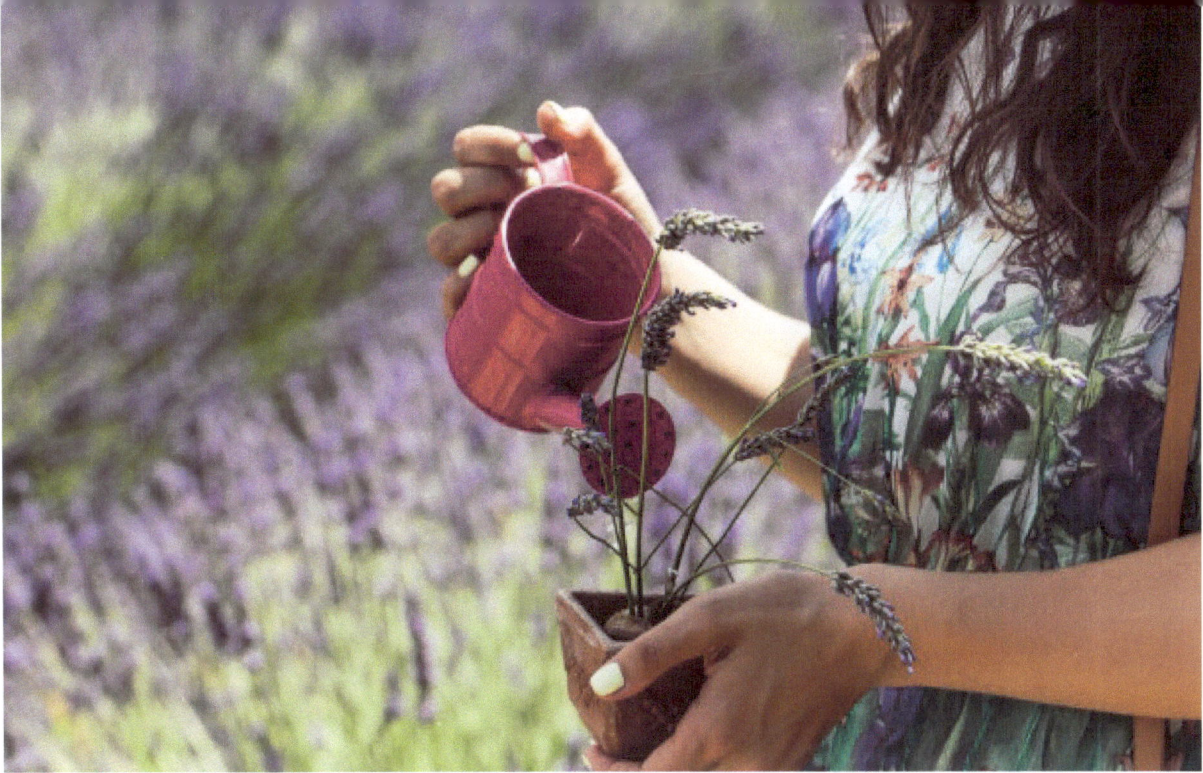

PRÓLOGO

...Las flores, una de las criaturas de la naturaleza que más amo desde niña.

De la mano de Cintia he aprendido a conectar con el alma de las flores, a través de los aceites esenciales, sus aromas y la alquimia natural que se produce, recibiendo valiosos beneficios a nivel físico, emocional y espiritual.

Cintia Wess, cual Deva o Hada -Espíritu de la naturaleza- nos brinda esta información milenaria, que invita a disfrutar plenamente de las bondades naturales concentradas en gotitas luminosas de aceites esenciales y nos enseña paso a paso su uso y aplicación.

Este libro es una celebración de la virtud espiritual y sueño vital, de compartir la sabiduría y el conocimiento que Cintia ha cultivado por años. Hoy cobra vida y nos llega a todos como inspiración, para conectar con la naturaleza y así transformarnos, despertando nuestra propia esencia.

En esta era de conciencia ecológica y evolución del ser, debemos resonar con este libro, aquí presentes, como una ofrenda de nuestra propia esencia para la humanidad.

Lee y aprende con los ojos del alma.

Respira...
Siente.
Pausa.

Mariam Tamborenea
Directora Artística de Minervas,
Women Changing the World

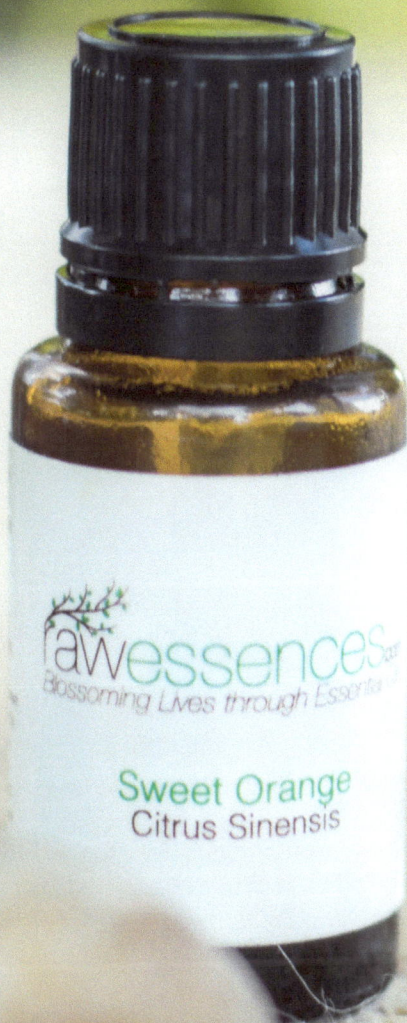

Capítulo I

Introducción
a la Aromaterapia

"La naturaleza no hace nada incompleto ni nada en vano".

- Aristóteles

INTRODUCCIÓN

Desde tiempos remotos, el hombre se ha servido de las plantas aromáticas para fines alimenticios, curativos, estéticos y espirituales. Hay cientos de menciones de hierbas y otras plantas en las Sagradas Escrituras hebreas y vasta evidencia en antiguas culturas como la egipcia, china, india, griega, romana y persa, entre otras.

¿Qué tienen estas plantas aromáticas de especial? Sus aceites esenciales. Ya sea en sus flores, hojas, cáscaras, cortezas, resinas o raíces, las plantas aromáticas se caracterizan por contener líquidos volátiles y ultralivianos que les sirven para defenderse de plagas y predadores. Llamados "esenciales" porque constituyen la esencia de este tipo de plantas, cada aceite tiene características únicas y poderosas. En su mayoría antisépticos, antibióticos y antivirales, para el ser humano constituyen además una herramienta para mantener el equilibrio de su cuerpo, mente y espíritu.

Si bien por muchísimos años los aceites esenciales se mantuvieron al margen de la farmacopea moderna, actualmente hay un resurgimiento y una revalorización de ellos. Más aún, tenemos la oportunidad de aprender sus propiedades, sus usos y crear las condiciones necesarias para conectarnos con la naturaleza y llevar una vida vibrante y saludable, lejos de químicos nocivos y ambientes tóxicos.

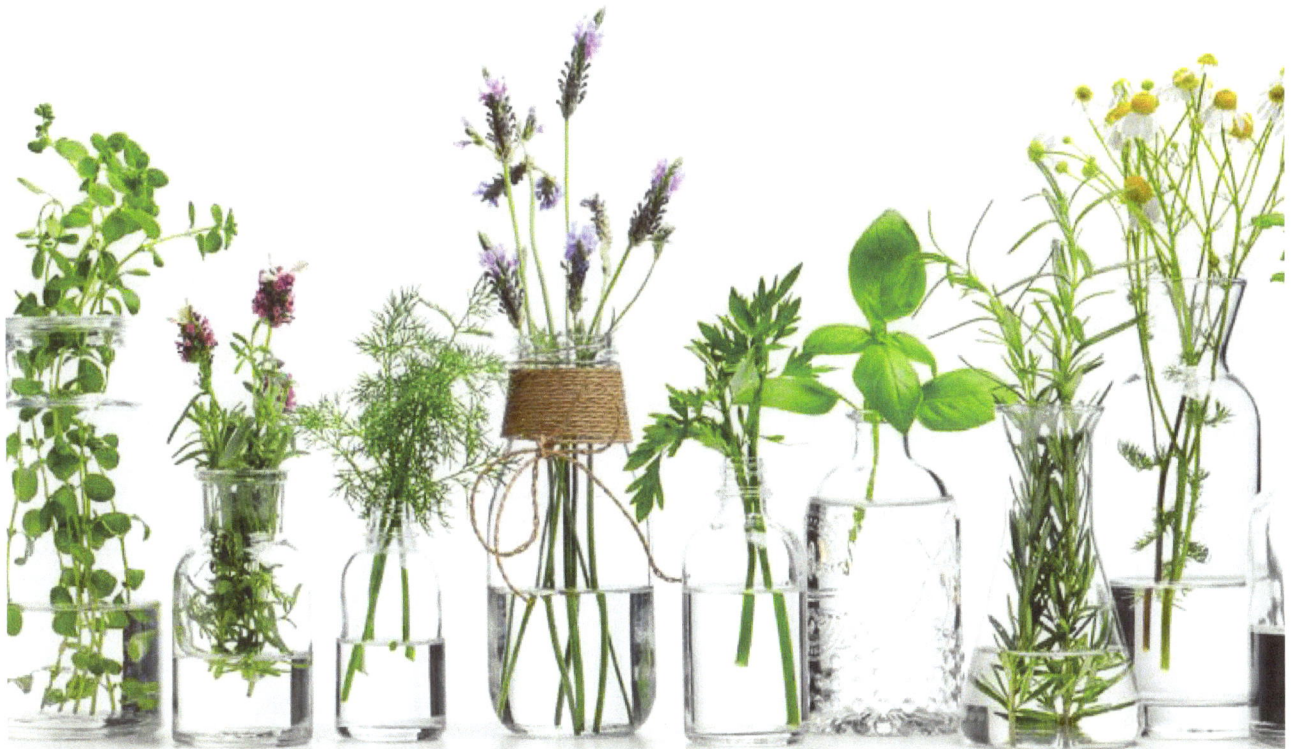

¿Qué tiene para ofrecernos la cáscara del limón? Propiedades limpiadoras y purificantes. ¿Qué oculta entre sus pétalos la flor de la lavanda? La habilidad de inducirnos a la calma y relajación. ¿Qué nos propone la menta si utilizamos sus hojas? Concentración, foco y alivio para muchos dolores. ¿Qué pasa cuando inhalamos el aceite del lemongrass? Recibimos una infusión natural de energía.

En estas páginas queremos que descubras las propiedades y beneficios de los aceites esenciales básicos y que rápidamente puedas incorporarlos como alternativas más saludables, en tu día a día. A través de tips, recetas sencillas y prácticas, te invitamos a realizar pequeños cambios que harán grandes diferencias en tu calidad de vida.

Te proponemos explorar el mundo de los aceites esenciales en forma práctica, animándote a crear tus propios productos para cuidado personal, limpieza del hogar, recetas caseras para aliviar malestares leves y mucho más.

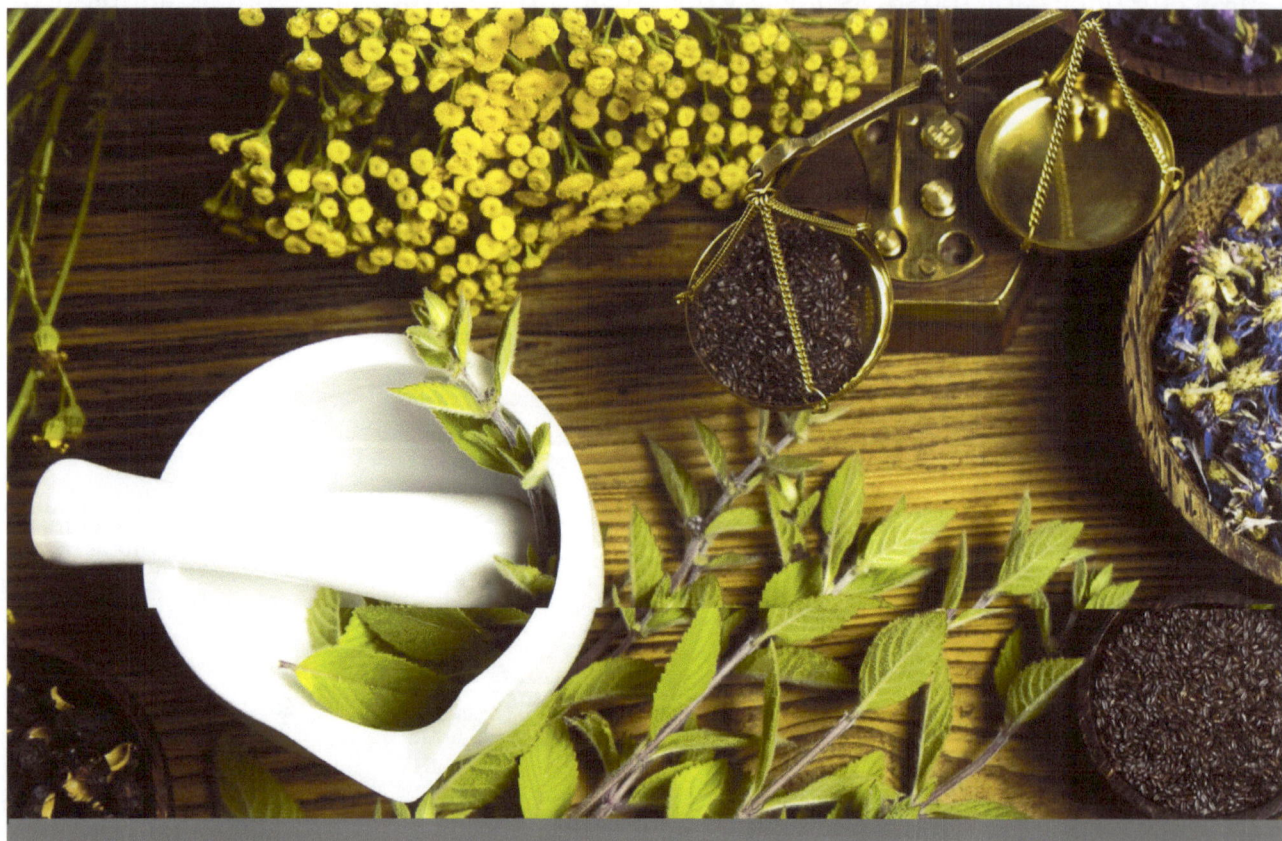

La aromaterapia es el arte de utilizar aceites esenciales, extrayendo el componente odorífico de las plantas aromáticas, para equilibrar, armonizar y promover la salud del cuerpo, la mente y el espíritu. Que no te sorprenda entonces que al entrar en contacto con los aceites esenciales mejore tu estado de ánimo, disminuya el estrés y la ansiedad; se fortalezca tu sistema inmunológico, comiences a dormir mejor, tengas menos antojos y se equilibren las funciones de tu sistema fisiológico. Los aceites te van a ayudar además, a hacer una pausa, a disfrutar del presente como si fuera un regalo, a sentirte más fuerte, confiado y empoderado.

Aromaterapia: arte y ciencia

La aromaterapia, también conocida como la terapia de los aceites esenciales, puede definirse como el arte y la ciencia de utilizar esencias aromáticas extraídas naturalmente de las plantas para equilibrar, armonizar y promover la salud del cuerpo, la mente y el espíritu. Busca unificar los procesos fisiológicos, psicológicos y espirituales para mejorar el proceso de curación innata de un individuo. *(Definición de la Asociación Nacional de Aromaterapia Holística, NAHA)

Es una técnica complementaria a la medicina llamada tradicional y en los últimos años ha ganado reconocimiento y aceptación. De hecho, actualmente se utiliza con gran efectividad para promover la relajación, equilibrar emociones, ayudar a la concentración, problemas de memoria y aprendizaje, aliviar inflamación, combatir virus y bacterias y regular hormonas, entre otras aplicaciones.

En una época donde el ritmo de vida no nos deja disfrutar de las cosas realmente importantes y el estrés ocupa un lugar común; en una época donde nos acostumbramos a vivir con males como depresión, ansiedad, insomnio, desórdenes de alimentación, trastornos de atención, disfunciones de todo tipo, obesidad y enfermedades crónicas; la vuelta a la naturaleza nos ofrece una salida.

De hecho, desde hace un tiempo, hay una mayor concientización sobre el cuidado de la salud como un todo, que incluye cuerpo y mente. Ha crecido la preferencia por los productos cada vez menos procesados, libres de pesticidas y hormonas y esta tendencia de volver a lo natural es notoria, tanto en el ámbito de los alimentos como en el de los cosméticos, los productos para la limpieza del hogar y los medicamentos.

Aparentemente, ha llegado el momento de hacer una pausa y conectarnos con nuestra verdadera esencia: **La naturaleza.**

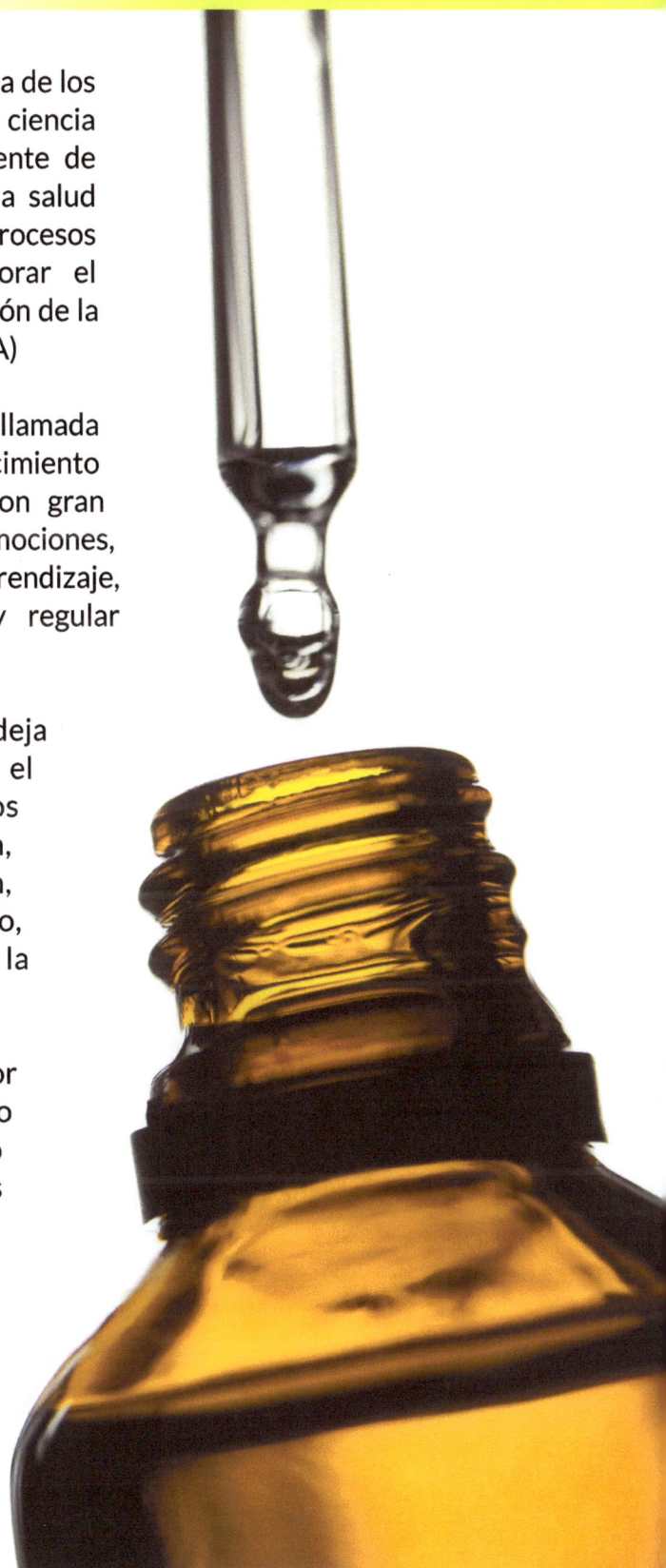

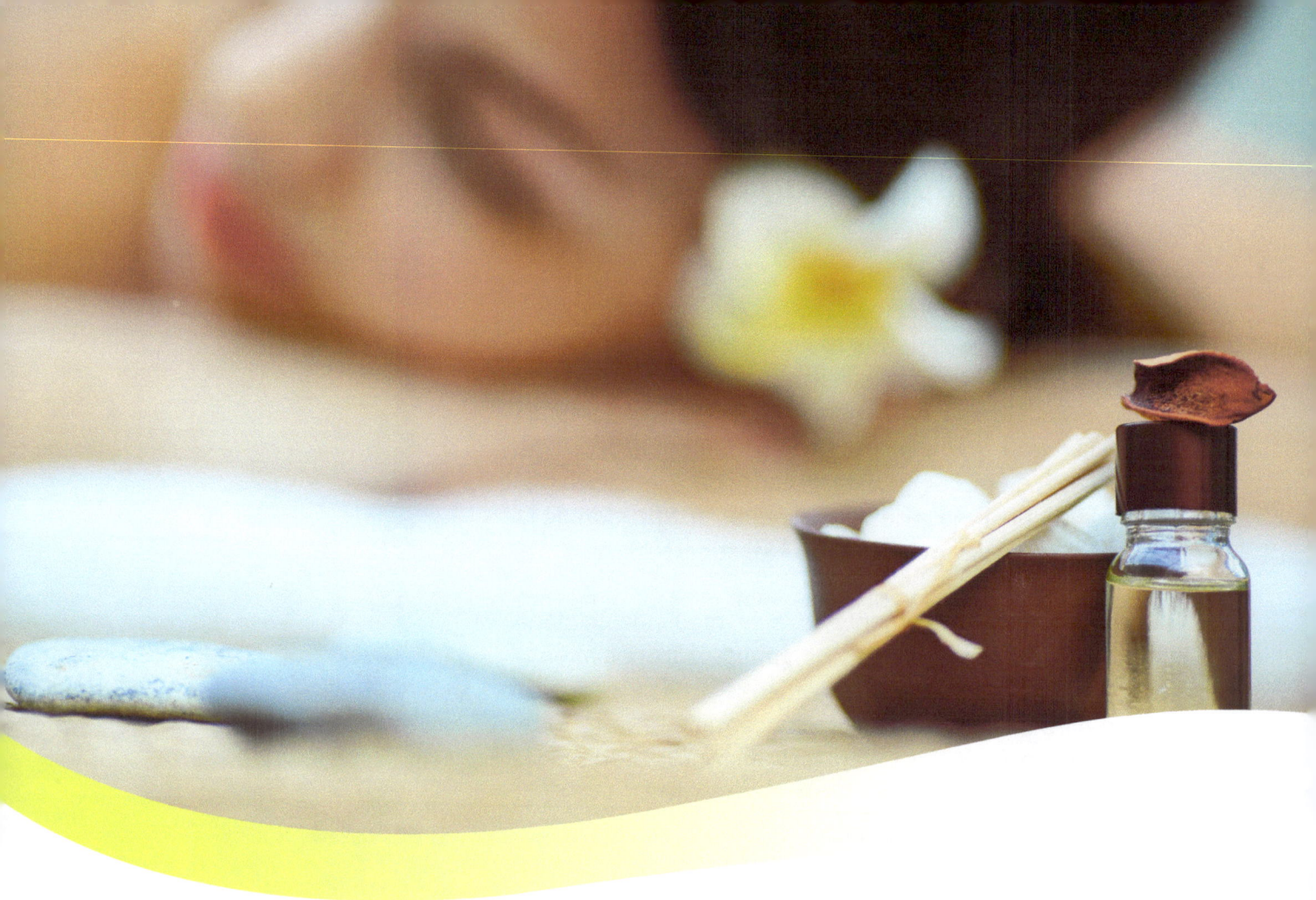

¿Cómo trabaja la Aromaterapia?

Las partículas que emanan las plantas aromáticas logran recorrer, a través del olfato, todos los órganos del cuerpo. Se alojan en el torrente sanguíneo y se transportan hacia al cerebro, las articulaciones y la piel; nutriendo de sus propiedades el organismo completo.

Fue el perfumista y químico francés, **René-Maurice Gattefosse**, quien acuñó el término "aromatherapie" en 1937 con su publicación de un libro con ese nombre. Su libro "La aromaterapia de Gattefosse" contiene los primeros hallazgos clínicos de la utilización de aceites esenciales para una variedad de dolencias fisiológicas. Parece vital entender cuál era la intención de Gattefosse de acuñar la palabra, ya que claramente quería distinguir la aplicación medicinal de los aceites esenciales de sus aplicaciones de perfumería.

Sin embargo, aunque el término es usado en la modernidad, el hombre desde tiempos remotos ha sabido utilizar los aceites esenciales de las plantas, para fines alimenticios, curativos, estéticos y espirituales.

Lo fascinante de la aromaterapia es la habilidad de trabajar simultáneamente en el cuerpo y las emociones

Antecedentes de la Aromaterapia

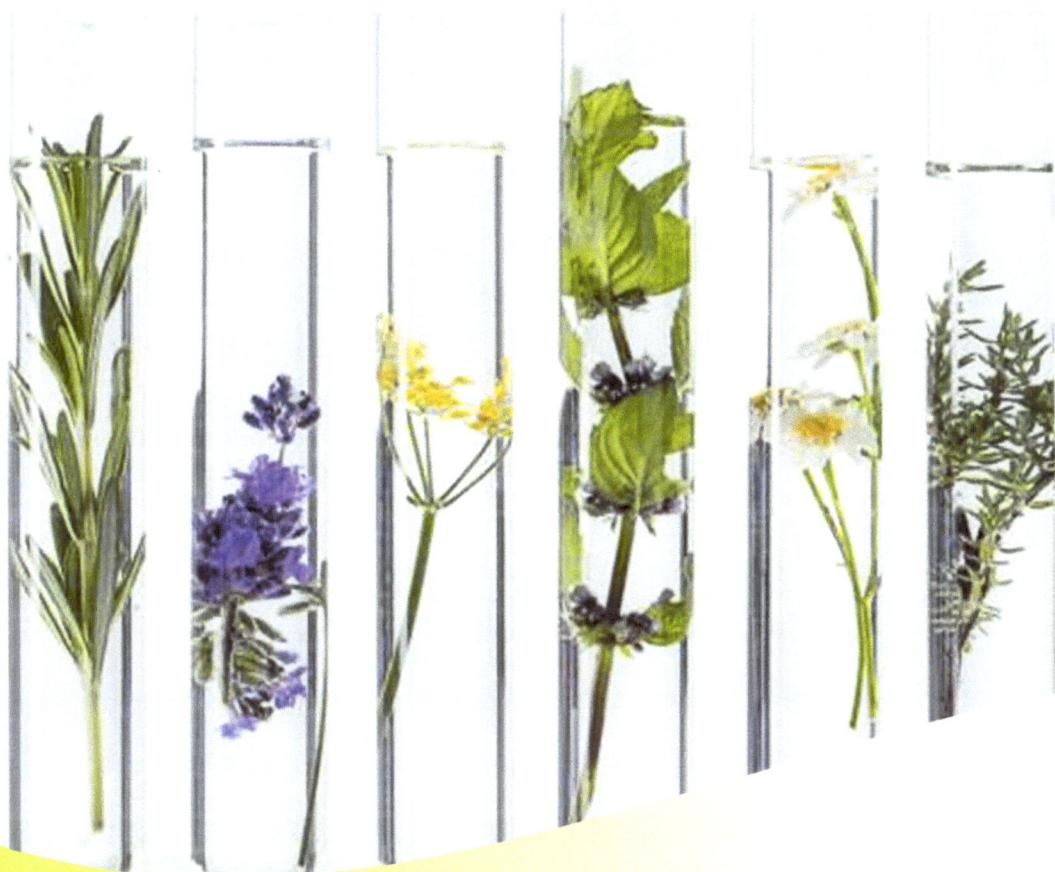

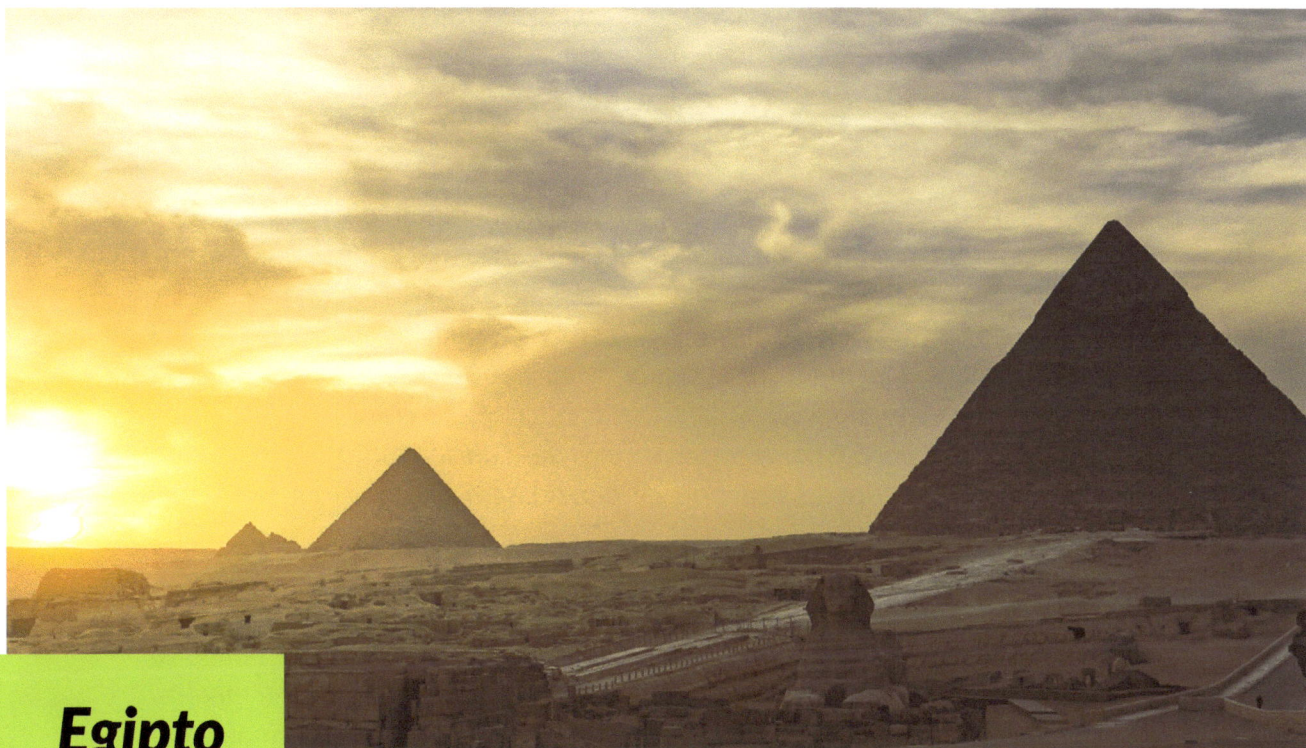

Egipto

10000 años antes de Cristo, nuestros antepasados quemaban madera y plantas aromáticas, para ahuyentar los espíritus malignos que acechaban a los enfermos.

Siglos más tarde, en Egipto, buscaban perfeccionar el embalsamiento y momificación, para lograr la inmortalidad e inventaron una máquina de destilación de olíbano, la mirra, el gálbano, la canela, el cedro, la baya de enebro y el nardo; aceites que utilizaban para conservar los cuerpos de la realeza, en preparación de la su próxima vida. Los egipcios también desarrollaron una creciente industria de perfumes y se dice que ellos fueron quienes crearon el concepto "per- fumare", que quiere decir "a través del humo". El humo que emanaba la quema de madera aromática, hierbas y especias, subía para enviar sus mensajes a las deidades.

La industria de perfumería egipcia era reconocida como la más fina de la región. Tal es así, que cuando Julio César volvió a casa con Cleopatra después de conquistar Egipto en el año 48 A.C., arrojaron botellas de perfume al pueblo para mostrar poder sobre el país. El Papyro de Ebers, encontrado en 1862, contiene más de 700 recetas, que recogen parte de la farmacopea de la época, donde se recurría a plantas como: azafrán, mirra, áloe, hojas de ricino, loto azul, extracto de lirio, jugo de amapola, resina, incienso, cáñamo, etc.

*La realeza egipcia era envuelta, después de su muerte, con lino embebido en aceites. En 1922 se descubrió la **Tumba de Tutankamon** con restos de aceites esenciales que permanecían, aún, con su aroma.*

Capítulo I

Hebreos

En el llamado "Antiguo testamento", hay más de 200 menciones sobre los aceites esenciales y más de mil referencias que incluyen 33 especies diferentes de hierbas y arboles aromáticos.

Luego del éxodo de Egipto, Dios se dirigió a **Moisés** y le pidió que preparara un bálsamo.
"Procúrate aromas de las 3 especies principales, 500 ciclos (1 galón) de mirra pura, la mitad de esa cantidad de canela aromática, y 250 ciclos de cálamo, y un sexto de aceite de oliva, y harás con eso el óleo de la unción santa, un compuesto aromático, según el arte del boticario perfumero, será el óleo del santa unción".
(Éxodo 30, 22-25)

"Haz las varas de madera de acacia y recúbrelas de oro. Pon luego el altar ante el velo que está junto al arca del pacto, ante la tapa que la cubre, donde yo me encontraré contigo. Todas las mañanas, a la hora de preparar las lámparas, Aarón quemará incienso aromático sobre este altar, y lo quemará también al atardecer, a la hora de encender las lámparas. Esto se hará en la presencia del Señor siempre, a lo largo de los siglos". (Éxodo 30, 1)

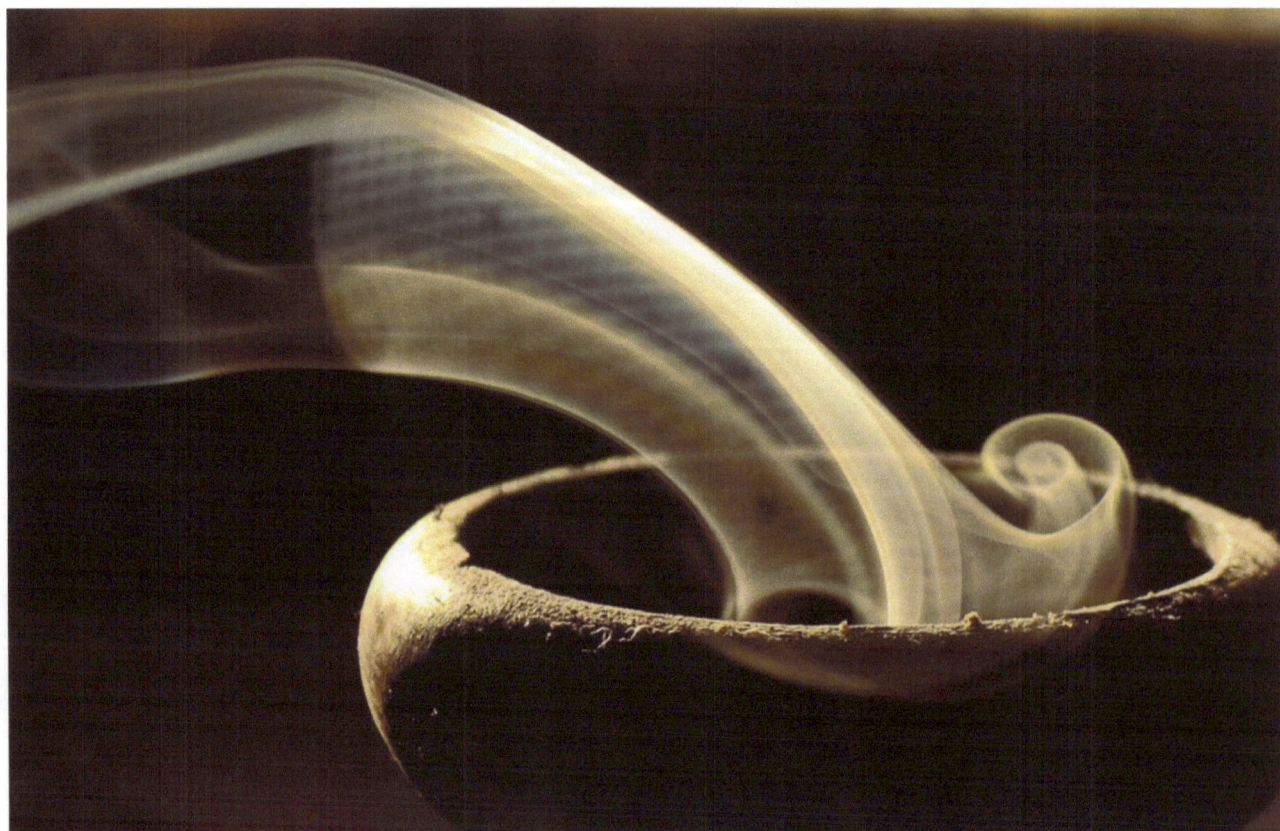

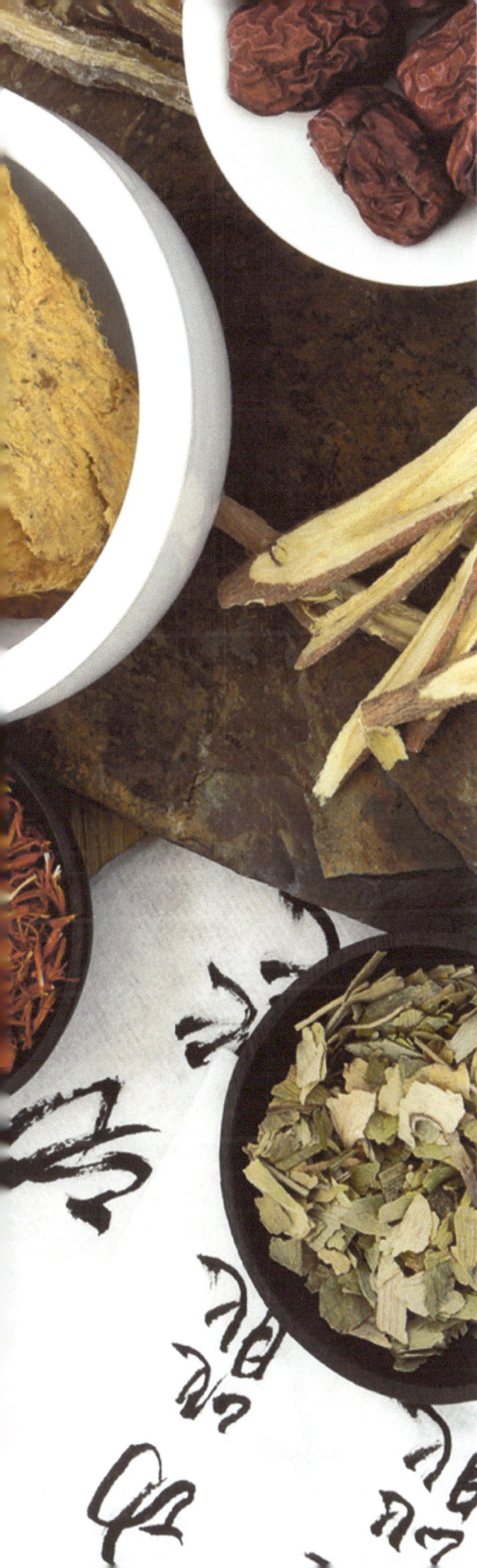

China

El libro más antiguo de medicina tradicional china es el "Huangdi Neijing" o "Canon de medicina interna del Emperador Amarillo" y fue escrito, según investigaciones, alrededor del 2600 a. C. Es un diálogo entre el Emperador amarillo y su médico de cabecera en el que se narra cómo el **Emperador Kiwang-Ti** tenía dolores articulares y, para calmarlos, se daba baños con plantas de granada y ruibarbo. Este texto contiene información sobre las propiedades de más de 300 plantas diferentes y sus usos médicos.

Según la medicina china tradicional, los aceites esenciales representan el "jing" o esencia de la planta.

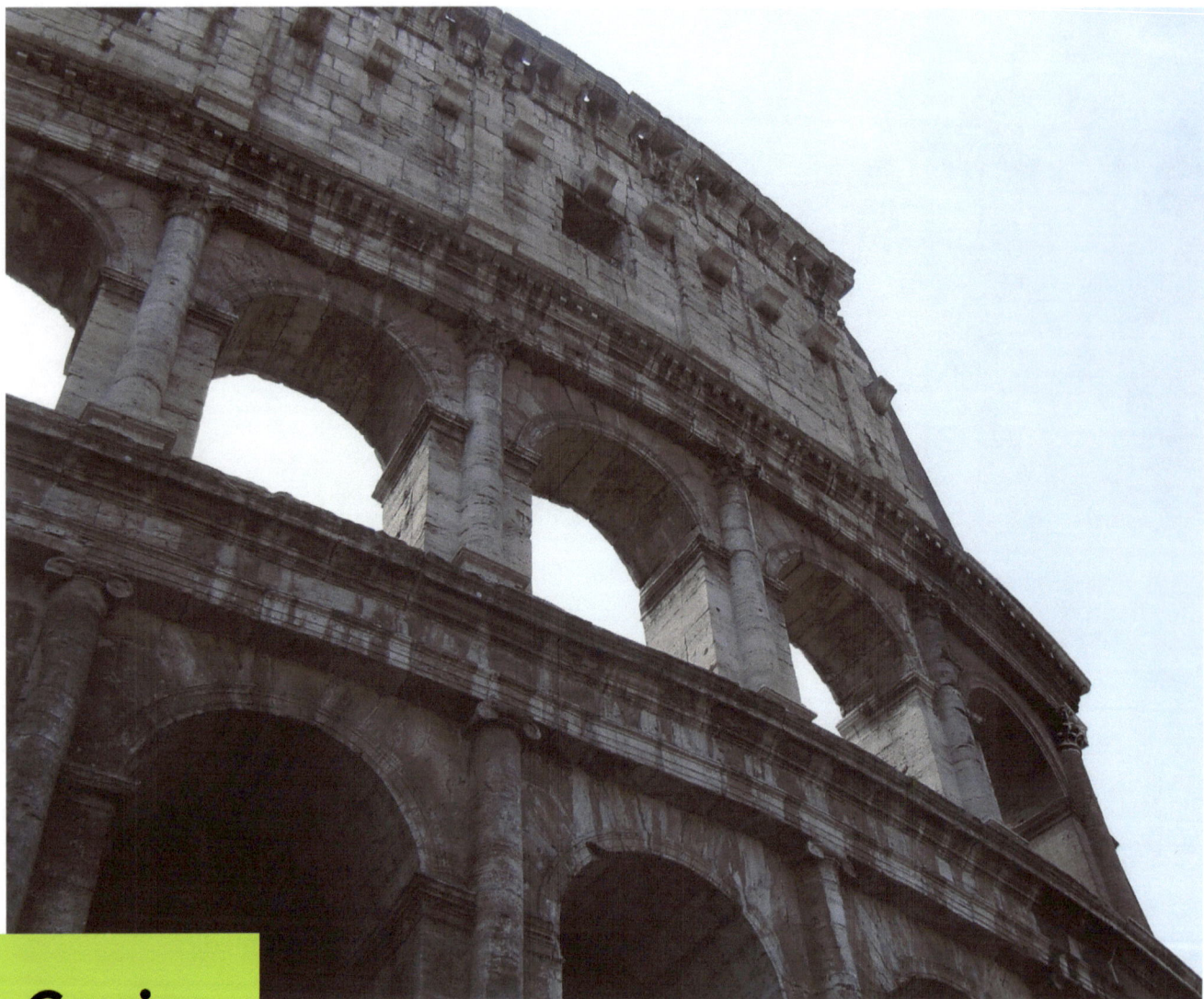

Grecia

El reconocido médico griego **Asclepio**, ejerció en 1200 a. C. combinando el uso de hierbas en la cirugía. Sus resultados eficientes y su gran reputación, le valieron el título de "Dios de la curación" en la mitología griega.

Entre los años 460 y 377 a. C **Hipócrates**, considerado como uno de los padres de la medicina, fue pionero al referirse al cuerpo humano como un organismo con la idea de la cirugía como último recurso. Realizaba fisioterapias leves, baños y masajes con infusiones y el uso interno de hierbas como el hinojo, la valeriana y el perejil. Investigó y registró más de 200 diferentes hierbas.

El más influyente médico de Grecia fue **Galeno**, responsable de sanar a los gladiadores luego de sus batallas con hierbas. Su eficiencia lo convirtió en el médico personal del emperador romano, Marco Aurelio y escribió más de 400 tratados, de los cuales 83 todavía existen, como "De Simplicibus" documento sobre la planta y sus propiedades medicinales.

India

La medicina tradicional india llamada "Ayur Veda" tiene un historial de 3000 años de incorporación de aceites esenciales en sus pociones curativas. La literatura védica enumera más de 700 sustancias como canela, jengibre, mirra y sándalo como eficaces para la sanación del cuerpo y la mente.

Persia

Un acontecimiento importante para la destilación de aceites esenciales fue la invención de una tubería de refrigeración en espiral en el siglo XI. Persa de nacimiento, **Avicena** (Abd Allah ibn Sina 980 -1037) inventó un tubo en espiral que permitió que el vapor de la planta se enfríe, con más eficacia que en los destiladores anteriores que utilizaban una tubería de refrigeración recta. La contribución de Avicena, condujo a un mayor enfoque en los aceites esenciales y sus beneficios.

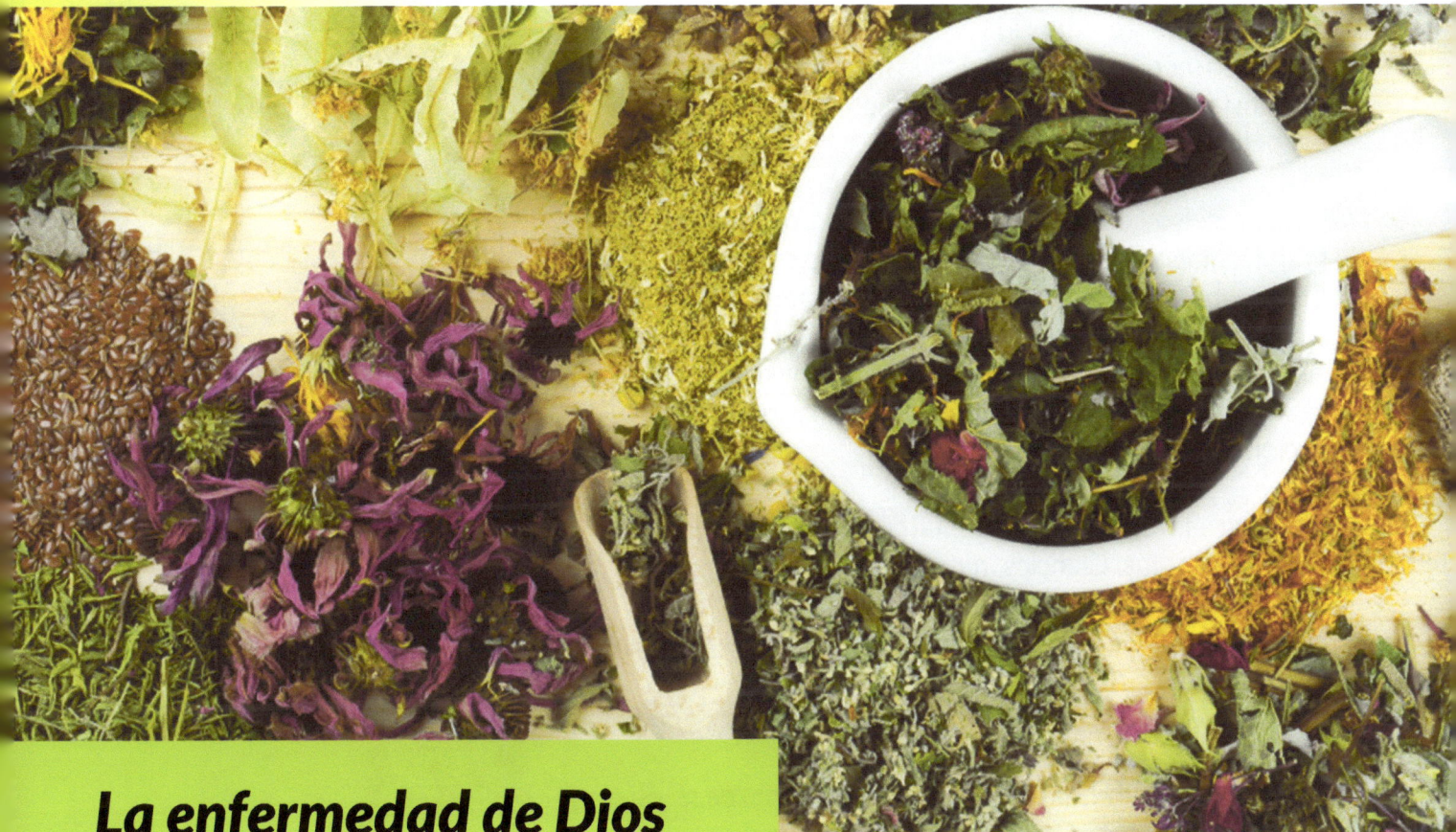

La enfermedad de Dios

En la Europa medieval del siglo XIV, la peste negra atestaba la región y el 40% del continente se rindió ante la llamada "enfermedad de Dios". En 1597, el inglés **John Gerard** publicó el hoy clásico de la medicina boticaria "Herball, or General Historie of Plantes". El texto fue tan influyente que los boticarios empezaron a probar medicinas propias y atendían a pacientes en toda Inglaterra.

Paracelso

En el siglo XV, las plantas se destilaban cada vez más para crear aceites esenciales, incluyendo el incienso, enebro, rosa, salvia y romero. Un crecimiento en la cantidad de libros sobre hierbas y sus propiedades también se inicia a finales del siglo. **Paracelso,** un pensador alquimista, médico y radical fue pionero en referirse al concepto de "Esencia". Sus estudios desafiaron la naturaleza de la alquimia y se centró en el uso de plantas como medicamentos.

Paracelso (Paracelsus, en latín), es el nombre que escogió para sí mismo Teofastro y por el que es generalmente conocido y significa "superior a Celso", un médico romano del siglo I. Paracelso nació en Einsiedeln, Suiza, hijo del médico y alquimista Wilhelm Bombast von Hohenheim.

Paracelso consideraba que el universo era una gran farmacia y que Dios era el boticario supremo. En su obra, cualquier producto de la naturaleza tiene el potencial de convertirse en un fármaco siempre que el médico, mediante la observación y la alquimia, sepa descubrir los diversos modos de su acción sobre el organismo.

Para él, la medicina tenía cuatro pilares: la Astronomía, las Ciencias naturales, la Química y el Amor. Según Paracelso, la naturaleza muestra el proceso de la curación. El médico es sólo un instrumento y su tarea consiste en descubrir las relaciones ocultas, coordinar una parte con otra.

"Tan pronto como el hombre llega al conocimiento de sí mismo, no necesita ya ninguna ayuda ajena"
Paracelso (1493 - 1541).

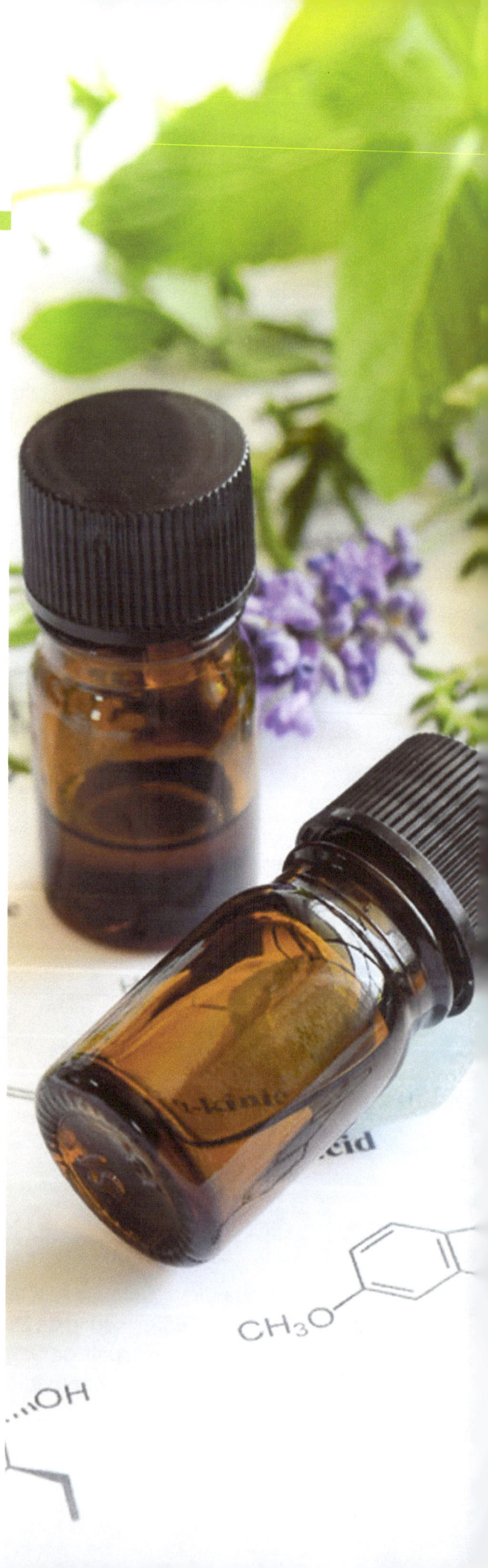

Aromaterapia moderna

En el 1800 surgieron las compañías farmacéuticas y poco a poco las drogas sintéticas comenzaron a ganar impulso, aunque todavía usaban medicamentos basados en plantas. Ya para para el siglo XX, la gente dejo de usar aceites esenciales y plantas medicinales, casi por completo.

La idea de utilizar las plantas como medicina, permaneció obsoleta por muchos años hasta que fue retomada por el químico francés René-Maurice Gattefossé (1881-1950), primero en usar el término "Aromaterapia".

Gattefossé trabajaba en su negocio de perfumería familiar. Un día, una explosión en su laboratorio le quemó la mano y decidió sumergirla en aceite puro de lavanda que, no sólo bajó su hinchazón, sino que no le quedaron cicatrices. En ese momento, se despertó una pasión en Gattefossé que lo llevó a investigar en profundidad las propiedades de los aceites esenciales. En 1937, publicó "Aromathérapie: Les Huiles essentielles hormones vegetales".

El uso de estos aceites comenzó a extenderse en toda Europa, especialmente entre profesionales de la medicina alternativa, masajistas y esteticistas. Recién en la década de 1980, comenzó a hacerse popular en los Estados Unidos, cuando los fabricantes de productos comenzaron a agregar aceites esenciales a lociones, velas y perfumes.

Hoy en día, hay profesionales capacitados como aromaterapeutas, herbolarios, masajistas y doctores en medicina natural, quienes utilizan la aromaterapia en sus prácticas y están capacitados en usos específicos de aceites esenciales.

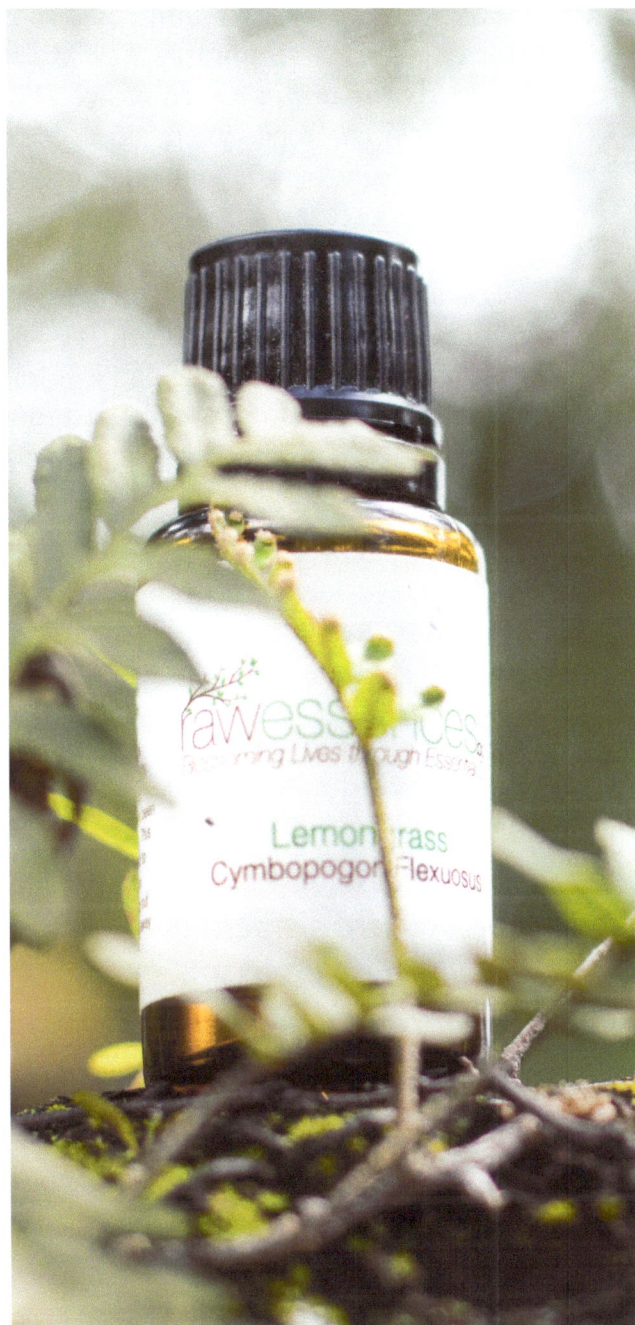

Actualmente existen más de 17 mil estudios clínicos sobre aceites esenciales y sus propiedades terapéuticas, publicados por PUBMED, Biblioteca Nacional de Medicina de los EE.UU/ Institutos Nacionales de Salud.

¿Qué son los aceites esenciales?

Los aceites esenciales son el componente odorífico de las plantas denominadas de forma genérica "aromáticas". Se trata de sustancias líquidas y concentradas que contienen compuestos de aromas volátiles, que se obtienen a través de procesos de destilación o prensado en frio, entre otros métodos. Según el tipo de planta, los aceites esenciales pueden encontrarse en las hojas, en la cáscara o piel, en las flores, en la corteza, en la resina o en la raíz.

Los aceites esenciales se forman en la planta, por un proceso natural de biosíntesis. Se les denomina "esencial" porque ese aroma único y característico es la esencia de la planta. Su calidad y potencia depende de la calidad del suelo, del agua que reciban, del aire y la altitud de donde crezca la planta. Cuando estos estos activos naturales son óptimos, la potencia del aceite esencial es alta y poderosa.

El término "aceite esencial" está inspirado en el concepto de "quintaesencia". Según la idea aristotélica, la materia se compone de cuatro elementos, a saber, fuego, aire, tierra y agua. El quinto elemento, o la quintaesencia, se consideraba entonces al espíritu o la fuerza vital. Hoy en día, por supuesto, sabemos que, lejos de ser un espíritu, los aceites esenciales son de naturaleza física y están compuestos químicos complejos.

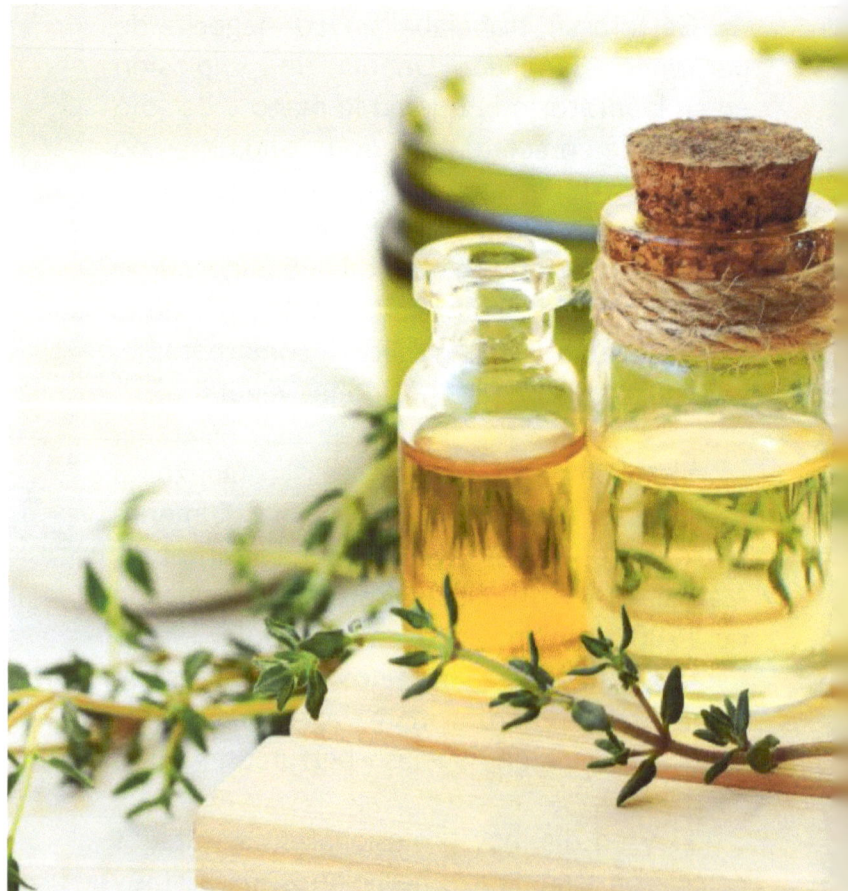

*Fuente **Handbook of essential oils**: science, technology, and applications. K. Husnu Can Baser, Gerhard Buchbauer.

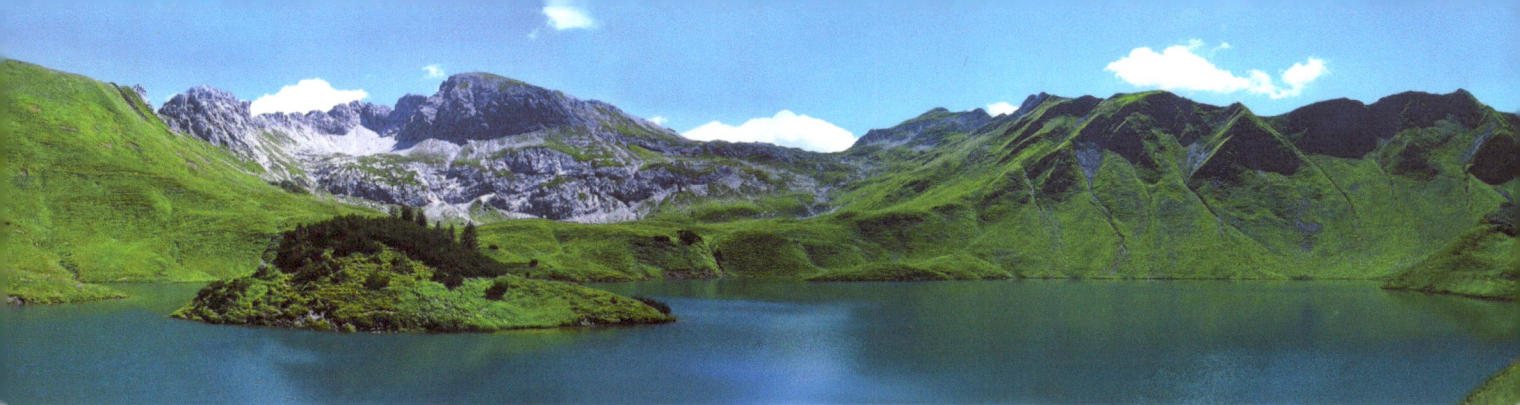

¿Qué función cumplen los aceites esenciales en la naturaleza?

La composición química de los aceites esenciales cambia constantemente según las condiciones climáticas, del suelo, del agua y aire que reciban, lo que ayuda a la planta adaptarse a su entorno interno y externo, siempre fluctuante.

Investigaciones científicas recientes han demostrado que las plantas producen aceites esenciales para una variedad de propósitos, entre ellos:

- **Proteger a la planta de hongos y bacterias.** Esta función no solamente favorece a la misma planta defendiéndola de una amplia gama organismos dañinos, sino que además cumple un papel protector para los herbívoros.

- **Defender a la planta contra insectos y otros animales.** Las plantas, como otros seres vivos, necesitan protegerse de varios tipos de predadores y los aceites esenciales disuaden a los insectos nocivos y otros animales de acercarse a ellos.

- **Atraer polinizadores y agentes dispersantes.** Así como sirven para repeler insectos dañinos, atraen polinizadores como abejas, mariposas y escarabajos, entre otros.

- **Resguardar el área de la planta.** Algunas plantas despiden sus aceites esenciales para defender su "zona" y evitar que otras plantas crezcan dentro del área. Este tipo de competencia de planta a planta se conoce como "alelopatía".

Los aceites esenciales son verdaderos tesoros de la naturaleza. Así como protegen a la planta de plagas y predadores, desde tiempos remotos, el hombre ha sabido usarlos como herramienta de sustento y sanación.

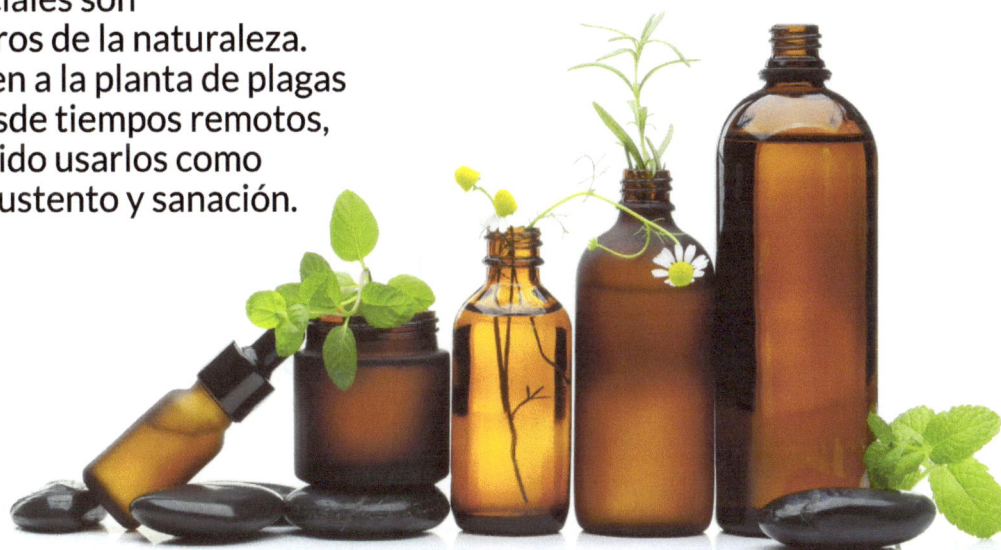

Características:

- No son grasos ni aceitosos y se usan en cantidades muy pequeñas.
- Volátiles por naturaleza. Se evaporan rápidamente.
- La pequeñez de sus moléculas les permite ser olidos a grandes distancias y penetrar en el cerebro, donde otras sustancias no pueden acceder.
- Se absorben rápidamente en la piel.
- Muy livianos.
- Insolubles en agua, pero son miscibles en sustancias oleosas como aceites vegetales derivados de frutos secos y semillas.
- Tienen propiedades y virtudes curativas propias. Cada aceite esencial actúa simultáneamente a nivel físico y emocional.
- En su mayoría no tienen efectos secundarios, aunque es recomendable leer las contraindicaciones de cada uno y consultar a un médico antes de usarlos.
- Su composición química varía con el lugar de origen, el hábitat en que se desarrolle y el clima.
- Tienen propiedades terapéuticas variadas: antisépticos, tónicos, digestivos, inmuno-estimulantes, calmantes, antiinflamatorios, desinfectantes, energizantes.

Funciones principales de los aceites esenciales en los seres humanos:

- Combaten microbios, gérmenes, virus, hongos, parásitos y bacterias nocivas.
- Equilibran las funciones corporales
- Fortalecen el sistema inmunológico
- Proveen antioxidantes que purifican el cuerpo y retardan el envejecimiento
- Armonizan las emociones y mejorar el estado de ánimo
- Alivian el estrés, promueven la concentración, la claridad mental y la relajación
- Elevan los niveles de energía
- Promueven la conciencia espiritual
- Purifican el ambiente

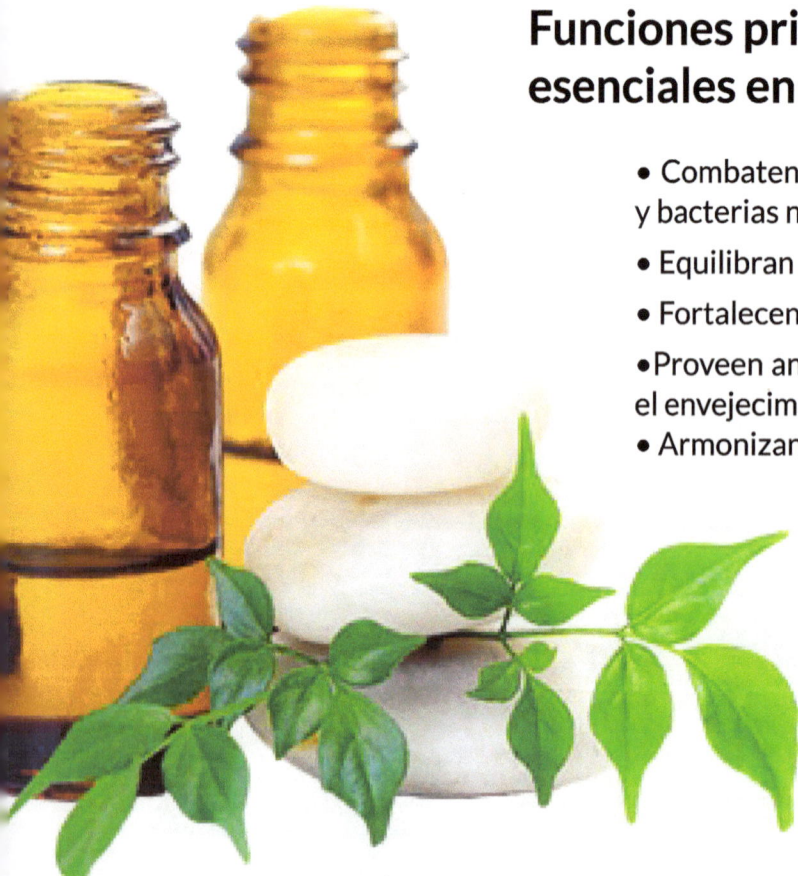

Algunos de los aceites esenciales más usados:

FLORES

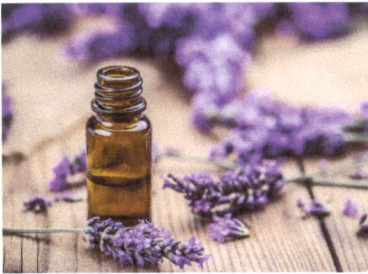
Lavanda

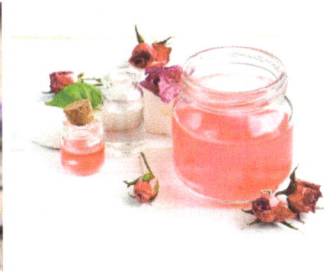
Rosa

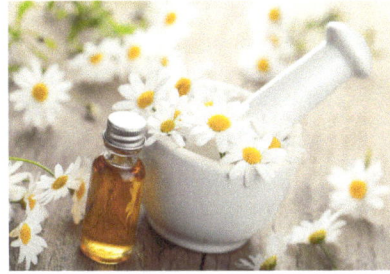
Manzanilla

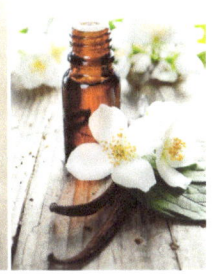
Jazmín

HOJAS

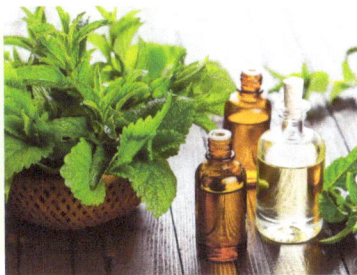
Menta

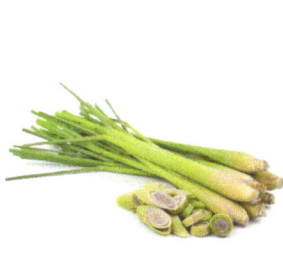
Lemongrass

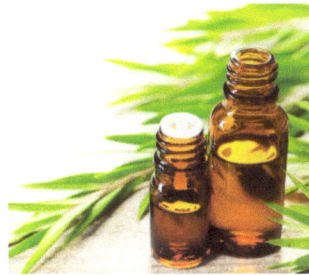
Tea tree

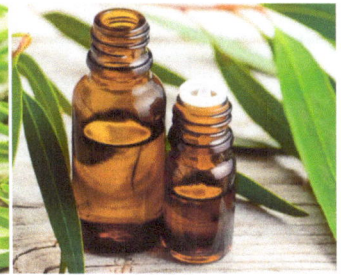
Eucalipto

CORTEZAS

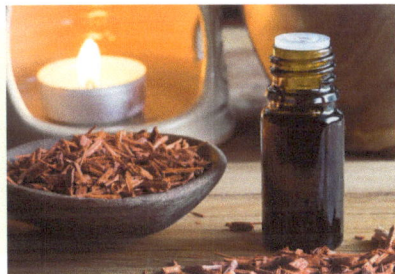
Sándalo

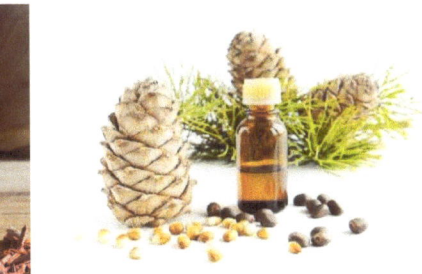
Cedro

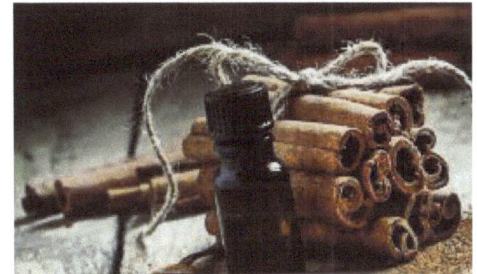
Canela

RESINAS

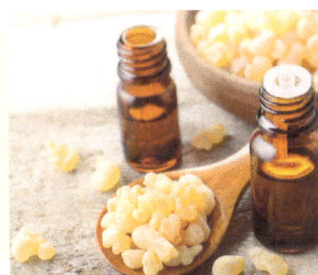
Incienso

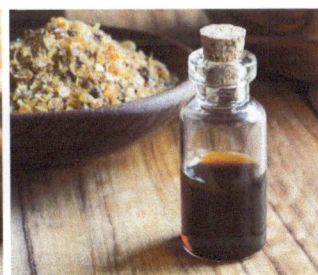
Mirra

RAÍCES

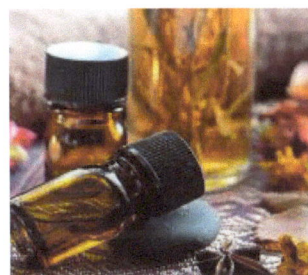
Vetiver

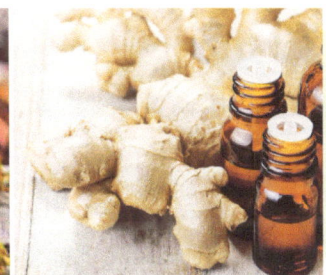
Jengibre

CÁSCARAS

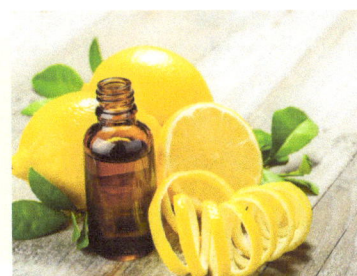
Limón

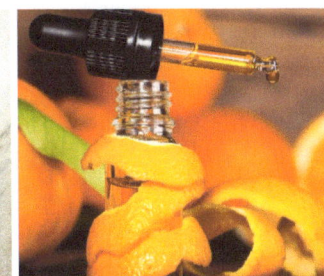
Naranja

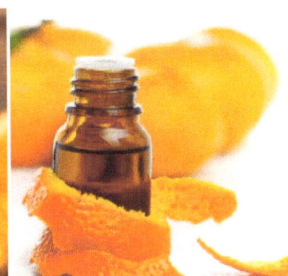
Mandarina

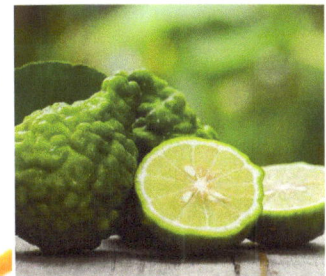
Bergamota

¿Cómo se extraen los aceites esenciales?

Existen varios métodos para extraer los aceites esenciales de las plantas, pero los más comunes son: *Destilación al vapor y prensado en frío*.

Destilación al vapor a baja temperatura: En este proceso, el vapor a presión suelta los aceites esenciales de la planta. Cuando el vapor se enfría, el agua y los aceites se separan naturalmente y en ese momento, se colecta el aceite esencial. Para garantizar la más alta calidad es necesario monitorizar muy de cerca la temperatura y la presión. Si se utilizan niveles demasiado bajos de temperatura o presión el aceite no es liberado; a niveles excesivos, en cambio, se afecta la composición y la potencia del producto final.

Prensado en frío: Este método se utiliza fundamentalmente para obtener el aceite esencial de la cáscara o piel de los cítricos, como limón, naranja, mandarina, toronja, lima, bergamota, etc. El proceso se realiza a través de máquinas que utilizan presión y fuerza centrífugas para separar el aceite esencial del jugo de la fruta.

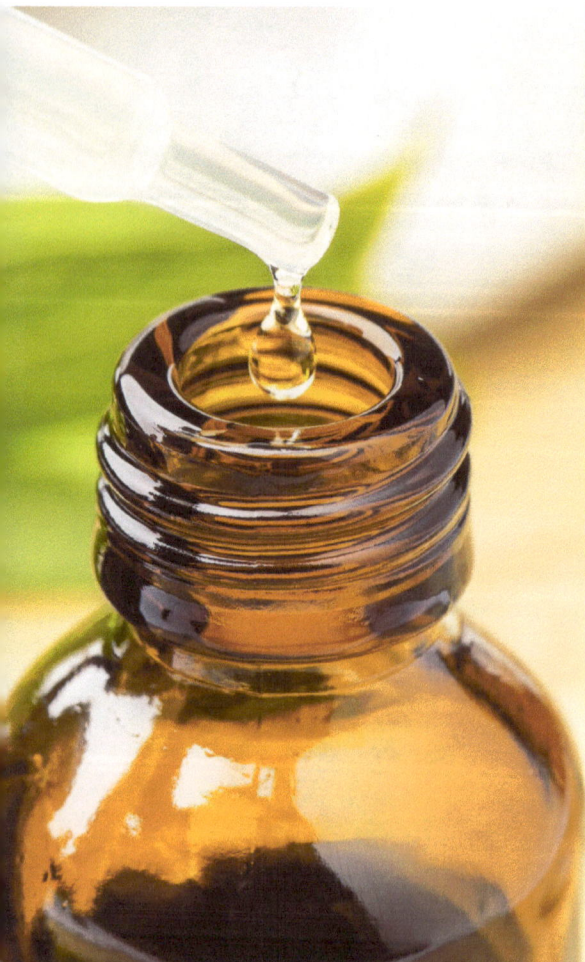

Calidad y seguridad

Casi todos los aceites esenciales del mercado que han salido de plantas y tienen un aroma agradable, pero esa compulsión por la búsqueda del olor ha dado la posibilidad a los comerciantes de desarrollar una enorme cantidad de productos, que buscan aromatizar el ambiente a fuerza de expandir sustancias sintéticas bajo el nombre de "Aromaterapia". Muchas marcas desarrollan productos respondiendo a esta necesidad del público, pero estos aceites no son puros: Contienen agua, propilenglicol, glicerina, alcohol, fragancias artificiales, para hacer el producto más atractivo, además de colorantes como rojo 40, amarillo 5 y amarillo 6, investigados en el mundo, por ser cancerígenos.

Pese al incremento de la industria, los aceites esenciales son tan nobles que aún mezclados con sintéticos, funcionan en el alivio del dolor y la relajación. Sin embargo, estos productos comerciales pueden provocar alergias o reacciones en la piel, desprestigiando a la verdadera aromaterapia.

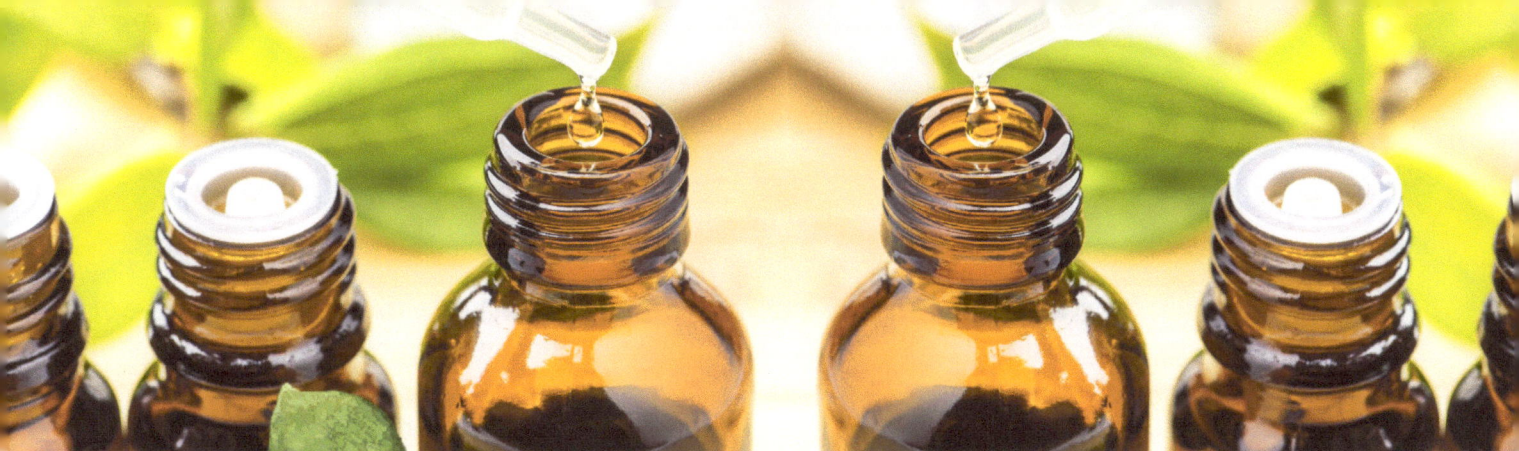

¿Cómo se determina la calidad terapéutica de un aceite esencial?

Para que los aceites esenciales actúen de manera terapéutica, es necesario mantener minuciosamente la calidad de todos los pasos en el proceso, que abarca desde la integridad de la semilla, hasta que la botella llega su hogar o consultorio.

• Cultivo silvestre. Selección de la zona según suelo y clima.

• Cultivo orgánico (sin uso de pesticidas ni hormonas). Elección cuidadosa de las semillas. Tierras preparadas para nutrir adecuadamente los cultivos.

• Riego controlado con aguas puras.

• Cosecha en el momento justo para cada planta.

• Proceso de extracción cuidadoso.

• Destiladores fabricados de acero inoxidable de grado alimenticio. Mantener la presión y la temperatura exacta es crucial para garantizar la calidad del aceite.

• Sin agregados químicos, ni fraccionamientos.

• Procesos de embotellado y almacenamiento estricto para preservar la pureza del producto.

Las tres escuelas de pensamiento:

1. La escuela alemana se basa en el aroma de los aceites esenciales. Esta escuela promueve el uso de los aceites esenciales sólo a través de la inhalación, en lugar de la aplicación directa.

2. La Escuela Inglesa nació en la década de los años 70 y se extendió primero en EEUU y Australia, para luego expandirse en todo el mundo. Es una escuela que enseña la dilución de los aceites esenciales y recomienda sólo el uso externo, a través de la inhalación y/o masajes, para lograr la relajación y el equilibrio. Está especialmente relacionada con las terapias manuales y la medicina energética y predica sobre el peligro de la utilización de aceites esenciales puros, sin diluir. Según estudios realizados con animales, el investigador francés Daniel Pénoël, explicó, que dichos estudios fueron realizados con aceites diluidos en químicos tóxicos, para algunos animales. Los máximos exponentes de la escuela inglesa son Robert Tisserand, Patricia Davis y Valery Anne Worwood.

3. La escuela francesa valida los aceites esenciales, como un medicamento bajo el paraguas de la "medicina aromática" y es utilizado como complemento en cualquier protocolo médico: Ingeridos sin diluir, por inyección, por vía tópica, por vía rectal y por vía vaginal. Gracias a las investigaciones de Gattefossé y de su seguidor, el Dr. Jean Valnet, en la actualidad en Francia se organizan cursos de Aromaterapia de dos y tres años, como postgrado y para estudiantes del último año de medicina y farmacia.

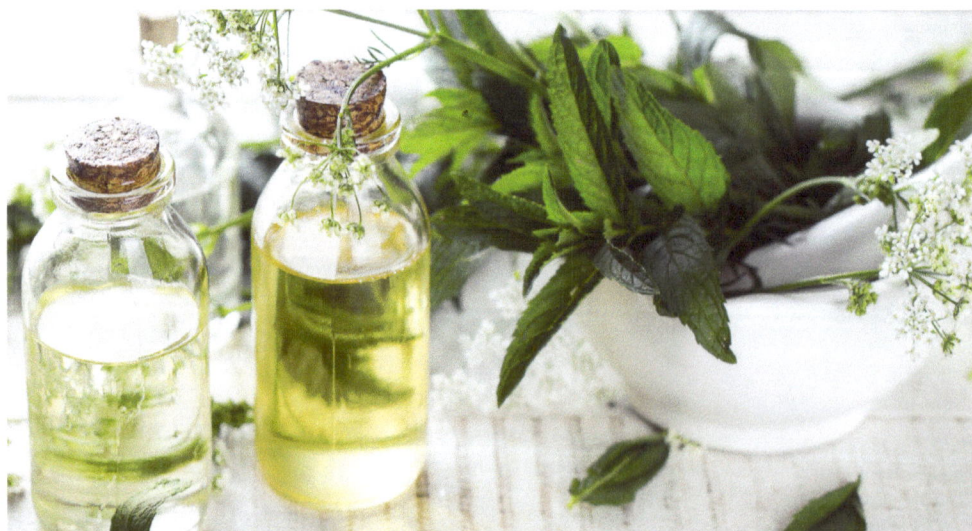

Se habla de una cuarta escuela de pensamiento: la escuela española. Con gran influencia árabe, esta formación se centró durante entre los siglos IX y XI en investigar los beneficios de aceites esenciales e introducirlos en la industria de perfumerías y cosmética.

Métodos de aplicación generales de aceites esenciales

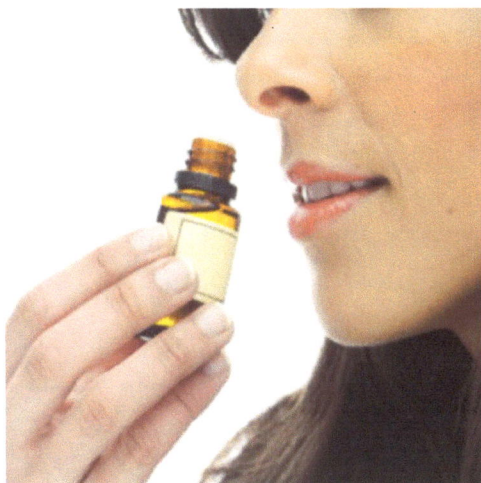

Inhalación directa: Frecuentemente utilizada por su efecto positivo en el sistema nervioso, para calmar angustia emocional, como terapia de apoyo para aliviar congestión y otras dolencias respiratorias. También se usa como preludio a la meditación o simplemente para acompañar una respiración profunda y relajarse.

Se refiere a la técnica de olfatear o inhalar un aceite esencial directamente de una botella o vertiendo una gota en un pañuelo, una bola de algodón o en la palma de la mano.

Se puede utilizar un solo aceite esencial o una mezcla de 2 a 5 aceites esenciales puros, sin diluir.

Difusión: La dispersión de los aceites esenciales en el aire, se utiliza generalmente para purificar y aromatizar el ambiente, combatir patógenos, mejorar el estado de ánimo, promover la motivación, fomentar concentración y estado de alerta, aliviar estrés, ansiedad y trastornos del sueño.

Entre 2 y 5 gotas con agua en un difusor eléctrico suelen ser suficientes para aromatizar una habitación por horas. No obstante esto depende de las características de cada dispositivo.

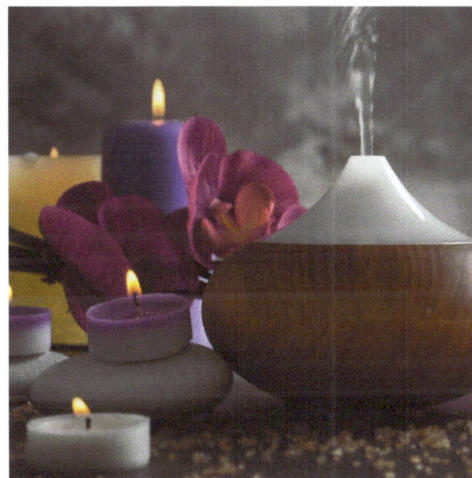

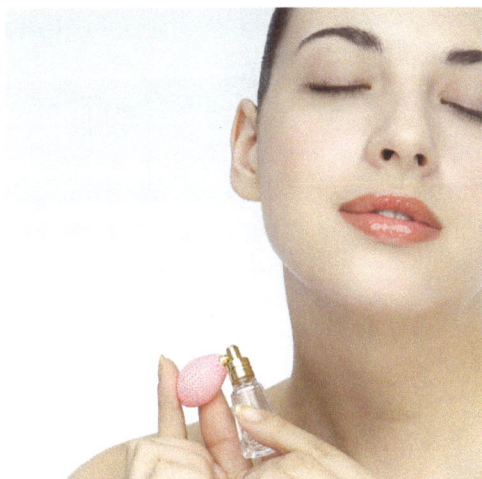

Sprays aromáticos: Combinando entre 10 y 15 gotas de aceites esenciales en una onza de agua, se obtiene un aromatizador para purificar la energía del espacio, desodorizar el ambiente, mejorar el ánimo, energizar, inducir a la relajación o armonizar las emociones. También se puede usar como spray corporal, "body mist".

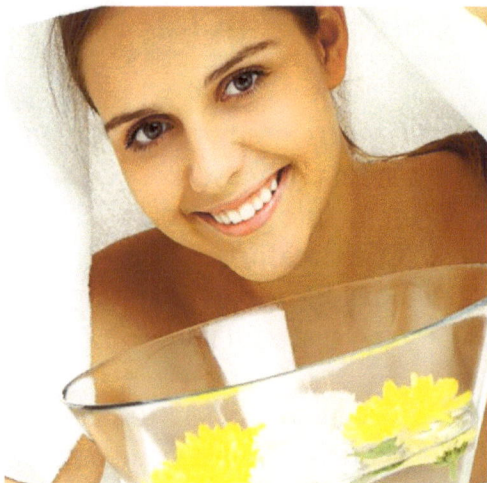

Inhalación por vapor: Las inhalaciones de vapor se usan para aliviar congestiones y molestias respiratorias, sinusitis, resfríos, gripe y catarro.

Verter entre 2 y 10 gotas de aceite esencial en agua hirviendo, cubrir la cabeza con una toalla y respirar por la nariz, manteniendo los ojos cerrados. Tea Tree o melaleuca, limón, menta, eucalipto y tomillo son los aceites más utilizados para las vaporizaciones.

Baños de inmersión: En general, los baños inmersión con aromaterapia son útiles para reducir el estrés y la ansiedad, aliviar tensión y dolores musculares, de cabeza y de articulaciones, calmar la fatiga mental o física, estimular y mejorar la circulación, desintoxicar y embellecer la piel.

Mezcla 1 a 10 gotas (según el aceite esencial) en una cucharadita de miel o aceite vegetal (jojoba, coco, almendras, etc.) y echa la preparación en la bañera justo antes de sumergirte al agua. La mezcla también puede incluir un punado de sal marina o sulfato de magnesio (sal Epson).

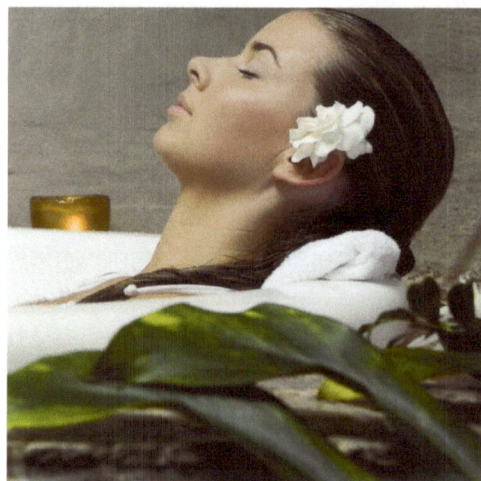

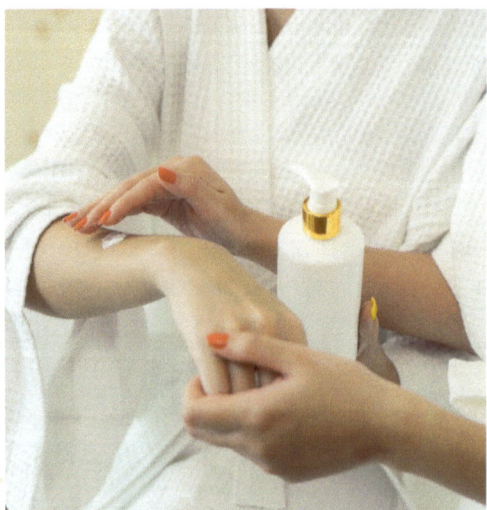

Cremas y lociones: Los aceites esenciales se pueden agregar a aceites vegetales, lociones, cremas faciales y corporales, para mejorar la apariencia de la piel, combatir el envejecimiento prematuro, reducir las cicatrices, ayudar a la sanación de heridas, equilibrar la producción de sebo, combatir el acné y la celulitis; desintoxicar, desinflamar, promover la circulación, fomentar la hidratación, suavizar y hasta para armonizar las emociones, entre muchos otros beneficios.

Se pueden agregar unas gotas a una crema o loción orgánica sin perfume. La dosis recomendada es 1 a 5 gotas por onza para piel sensible y hasta 15 gotas por onza, para piel normal.

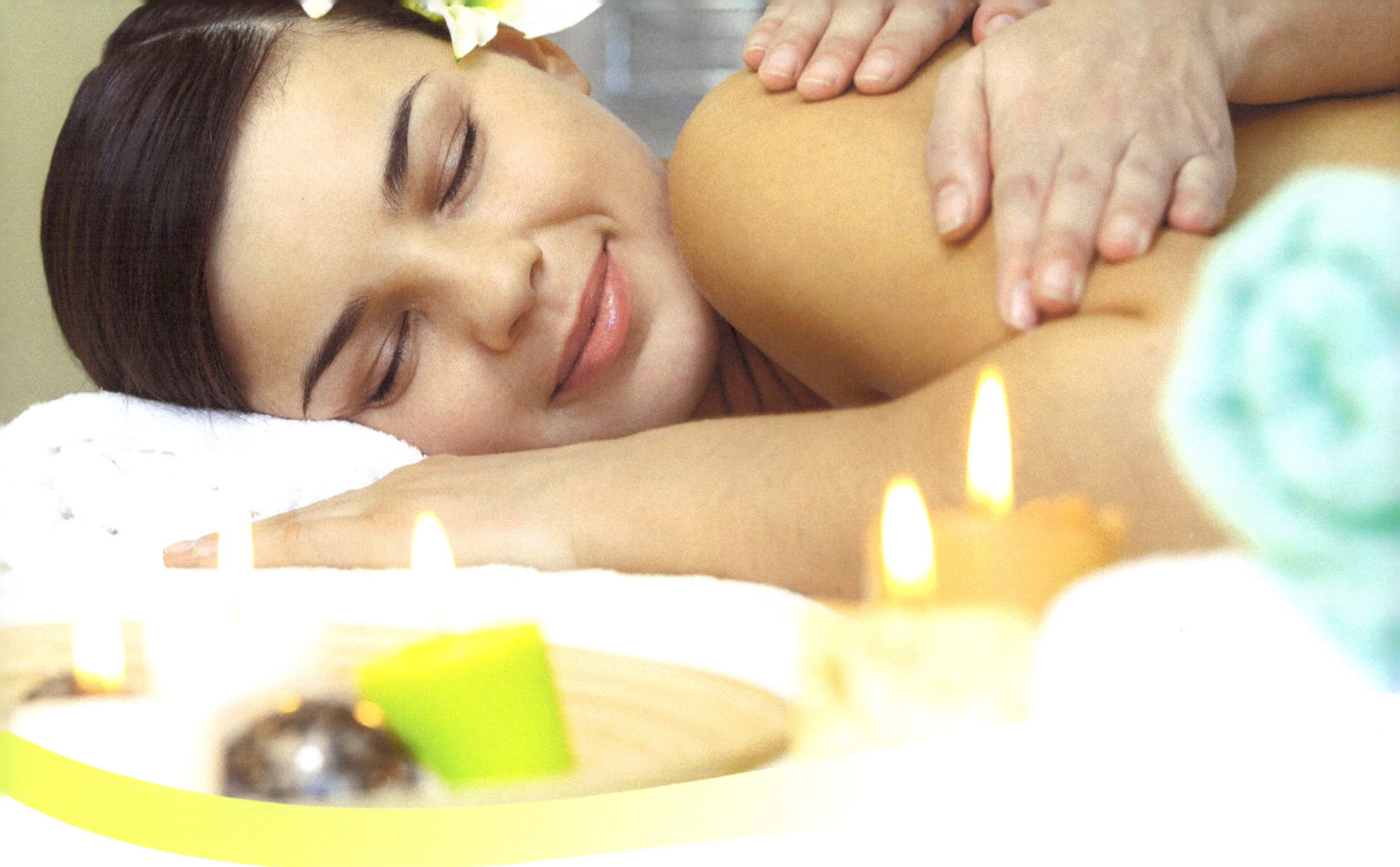

Aceites para masajes: Los preparados para masajes con aceites esenciales pueden aliviar todo tipo de dolores, calmar inflamación, mejorar la circulación, energizar o inducir a la calma y relajación.

Para un buen masaje mezclar entre 1-30 gotas de aceites esenciales en una onza de un aceite vegetal (vehicular/portador) como jojoba, almendras, sésamo, coco u oliva, entre otras opciones.

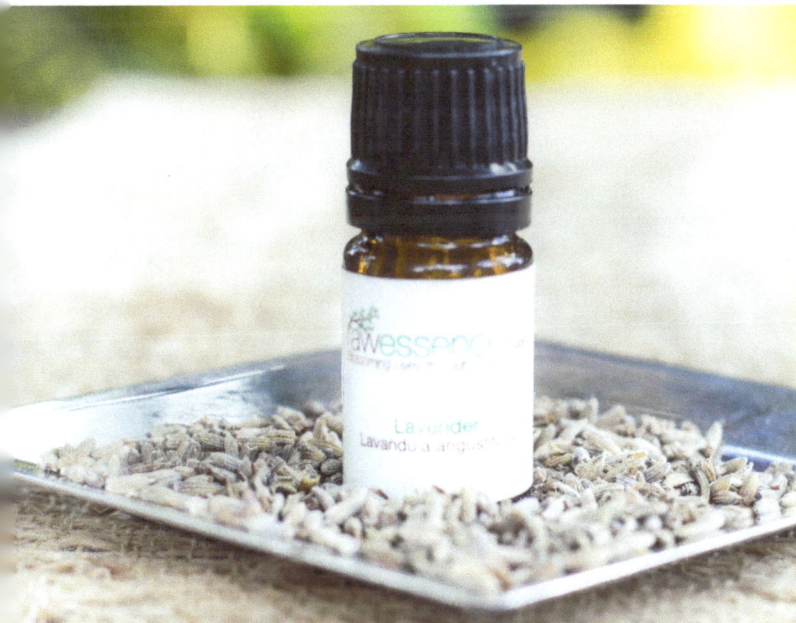

Los aceites esenciales son muy concentrados y a veces con una sola gota basta para experimentar sus beneficios. Sin embargo, usarlos en forma frecuente y a través de diferentes métodos de aplicación, contribuye a acelerar los resultados esperados.

Por ejemplo, para promover un descanso tranquilo, se recomienda el uso frecuente del aceite esencial de lavanda a través de la inhalación directa, masajes en los pies y baños inmersión, antes de dormir.

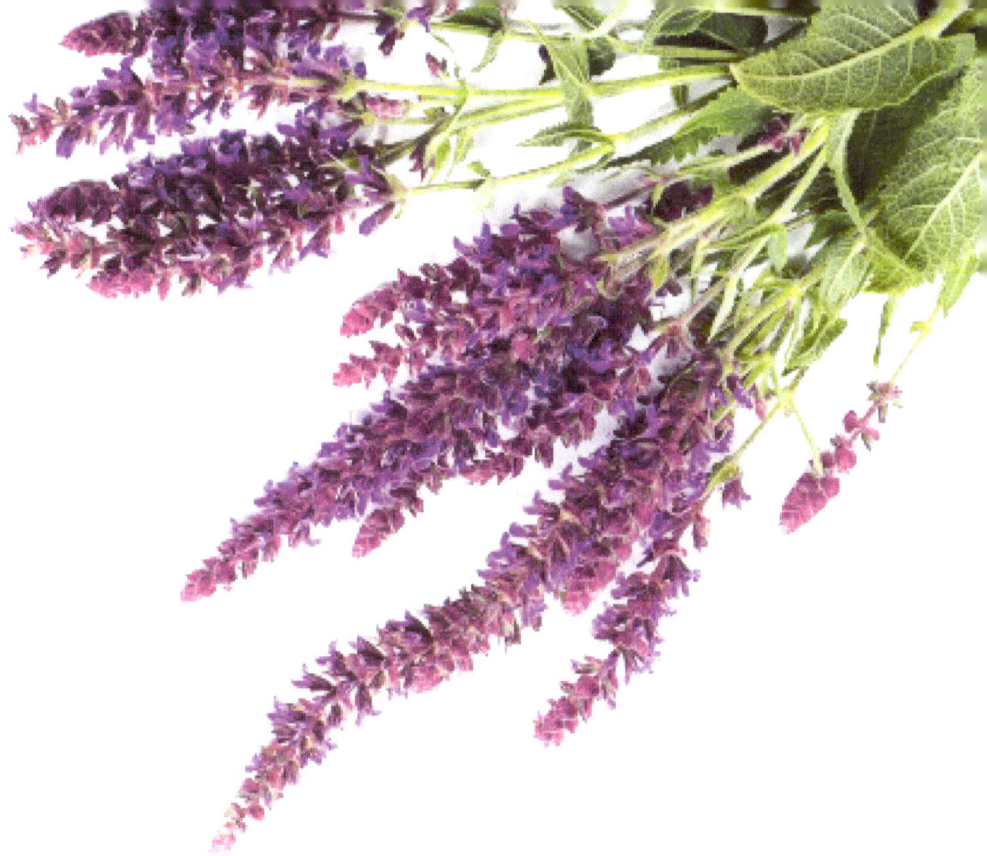

Aceite de Lavanda, Lavender

Lavándula angustifolia

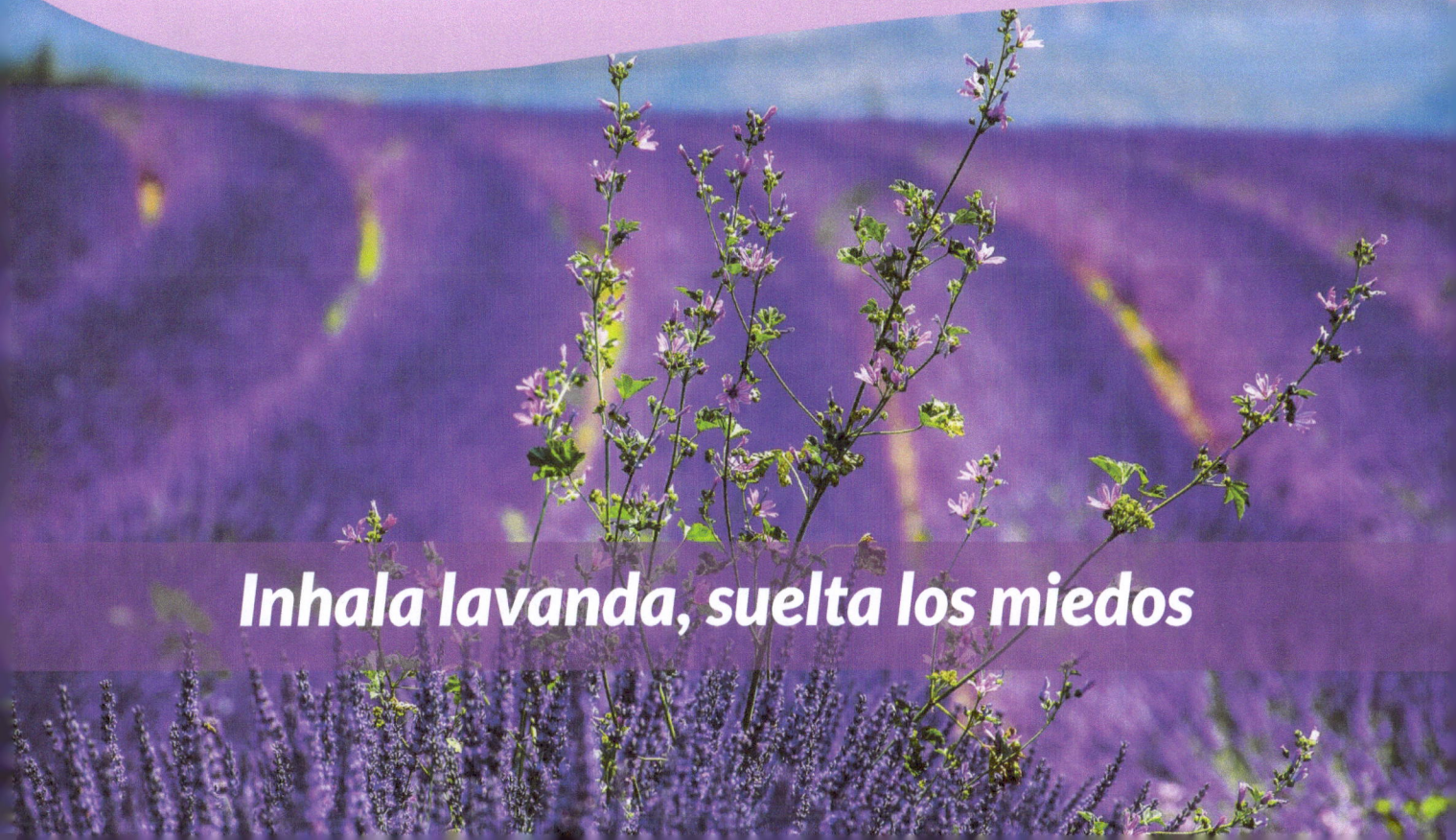

Inhala lavanda, suelta los miedos

La lavanda es conocida como "el sanador universal", el más versátil de los aceites esenciales. Se trata de un arbusto de flores violáceas que crecen en espigas, en laderas áridas, calcáreas y pedregosas de la región mediterránea. Su aceite se extrae de las flores por destilación de arrastre al vapor y tiene un aroma herbáceo y floral. Se necesitan alrededor de 200 kilogramos de flores para hacer un litro de aceite esencial.

La lavanda ayuda a aliviar estrés, miedos, depresión e insomnio. Es beneficial para todo tipo de piel. Se suele utilizar para calmar quemaduras leves, quemaduras de sol, algunas condiciones de la piel (dermatitis, eczema, psoriasis, erupciones, entre otras) y mejorar la apariencia de cicatrices, verrugas y estrías.

Es antiséptica, antifungal, analgésica, antinflamatoria y desodorante. Puede ayudar a nivelar la presión arterial y el colesterol.

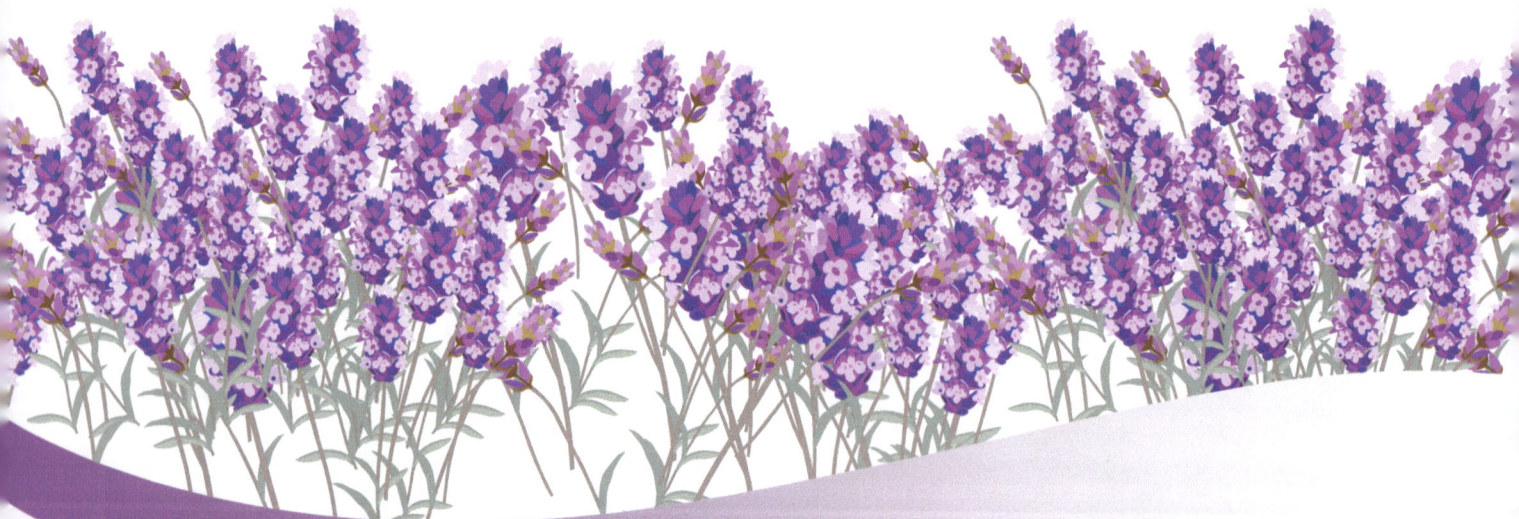

Datos históricos

- Renee Gattefoseé, perfumista y químico francés, descubrió las maravillas de la lavanda luego de quemarse la mano en un accidente.

- La usaban los romanos en sus baños. El termino viene del latín "lavare" que significa lavar

- Se usa en la cocina de platos marroquíes y franceses

- Las abuelas ponían bolsitas de lavanda en cajones de ropa.

Introducción a la Aromaterapia

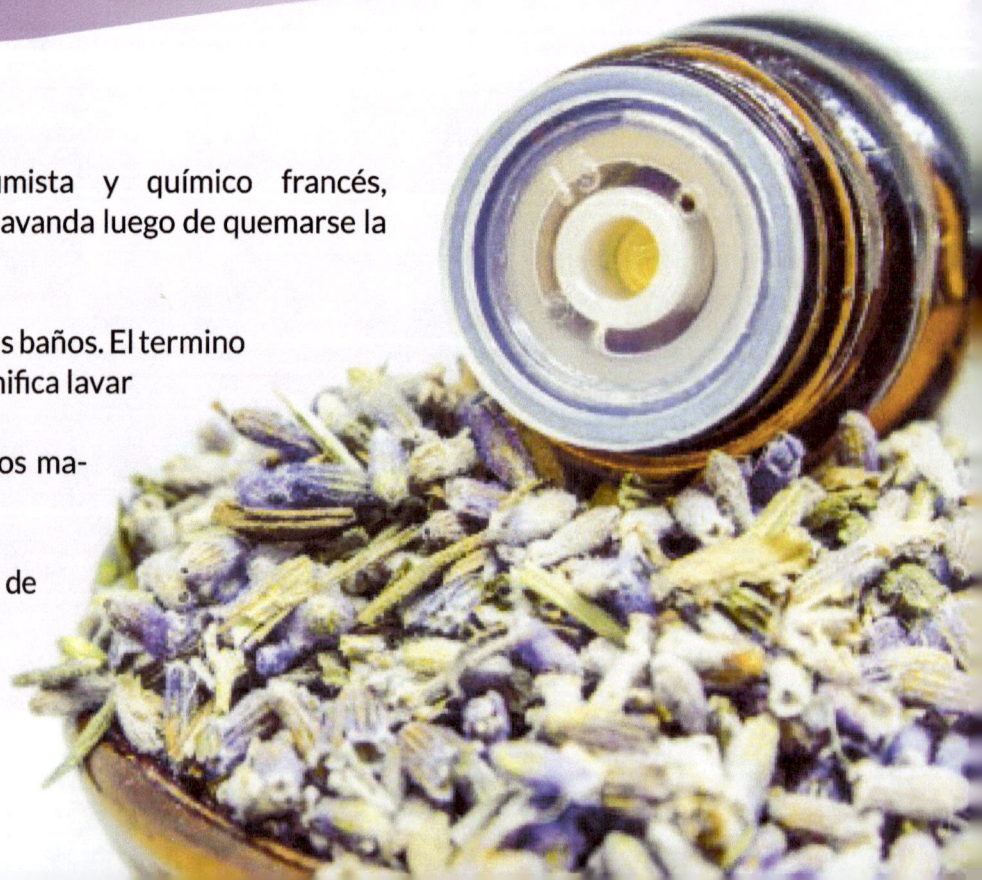

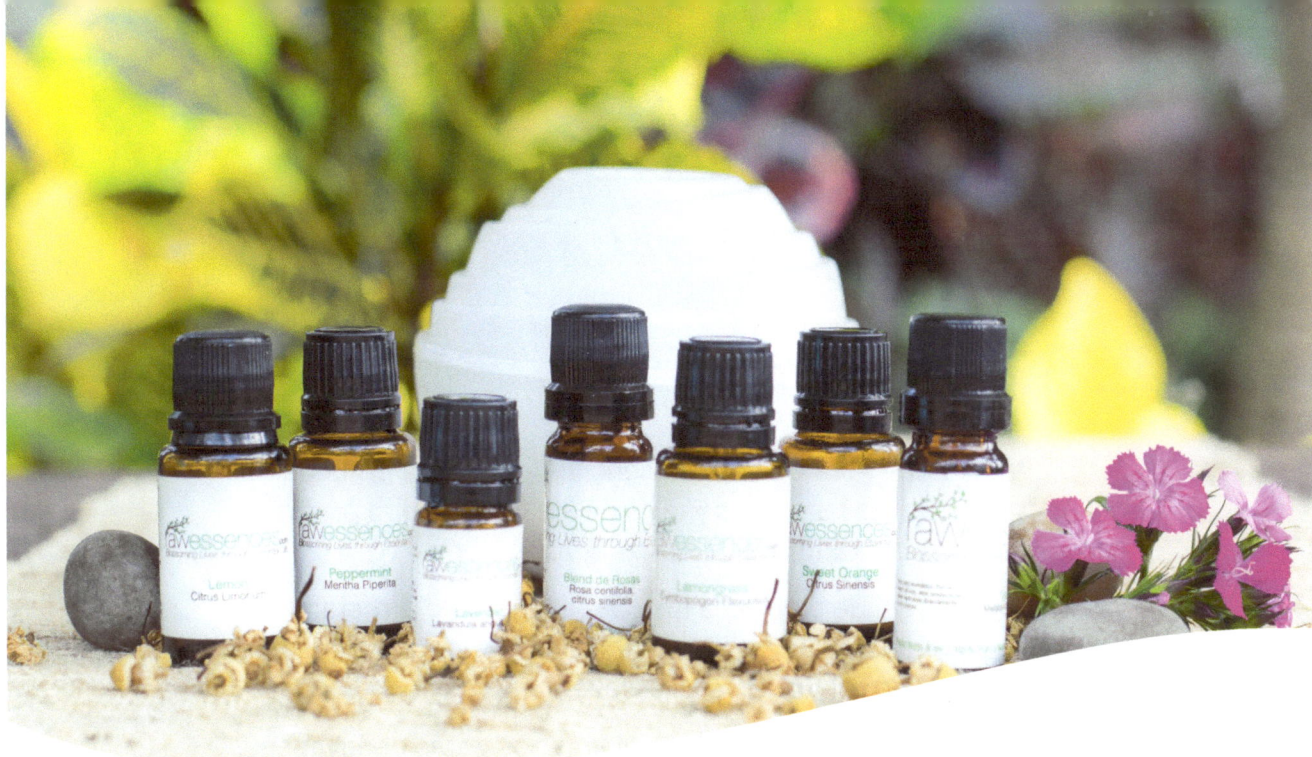

Propiedades

CUERPO

- Antiséptico
- Antihongos
- Analgésico. Alivia dolor de cabeza
- Desodorante
- Calma la dermatitis y todo tipo de trastornos en la piel
- Combate el exceso de sebo en la piel
- Ayuda a cicatrizar heridas, cortes, quemaduras, picaduras de insecto, queloides.
- Desinflama golpes y hematomas (moretones)
- Colabora en el combate de la caída del cabello
- Alivia las infecciones respiratorias y alergias
- Alivia dolores menstruales
- Ayuda a reducir el colesterol en sangre
- Ayuda a nivelar la presión alta
- Ayuda a combatir la diabetes
- Podría aliviar los síntomas de la arterioesclerosis
- Vasodilatador
- Vermífuga
- Anticonvulsivante
- Antitumoral

MENTE/ EMOCIONES

- Ayuda a calmar el estrés.
- Combate la ansiedad, la depresión y el insomnio.
- Alivia tensión nerviosa.
- Ayuda a disipar los miedos.
- Disminuye la agitación, la impaciencia, la inquietud y el desasosiego.
- Alivia la angustia profunda.
- Promueve la calma y la paz mental.

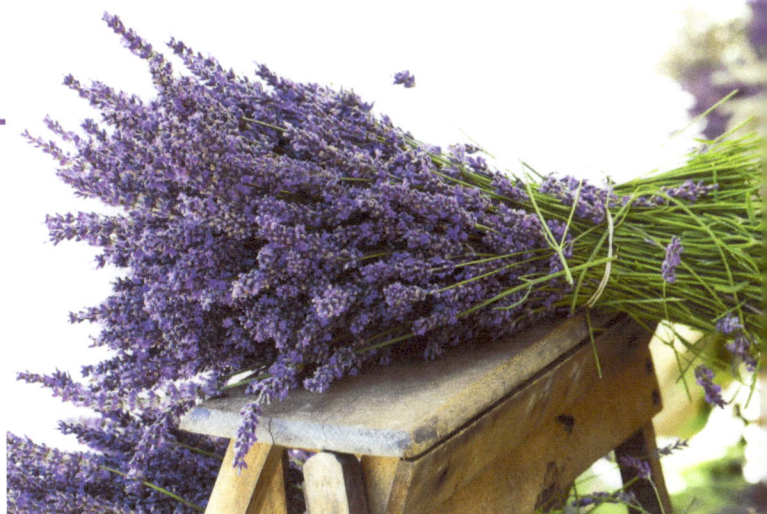

Lavanda en la práctica
5 Sugerencias

1- Vierte una gota de aceite esencial de lavanda en la palma de la mano, frota las manos y lejos de los ojos, respira profundo varias veces para aliviar estrés, ansiedad y miedos.

2- Mezcla gel de aloe vera (puede ser extraído directamente de la planta) con una gota de lavanda, para aplicar sobre quemaduras de sol o quemaduras leves.

3- Mezcla una cucharada de miel con dos gotas de lavanda y vierte en la tina, para un baño de inmersión relajante.

4- Prepara una mezcla de aceite de jojoba y lavanda para un masaje en los pies antes de dormir. Ideal para implementar con los niños.

5- Masajea la sien y la nuca con una gotita de lavanda pura, para aliviar dolor de cabeza causado por tensión nerviosa.

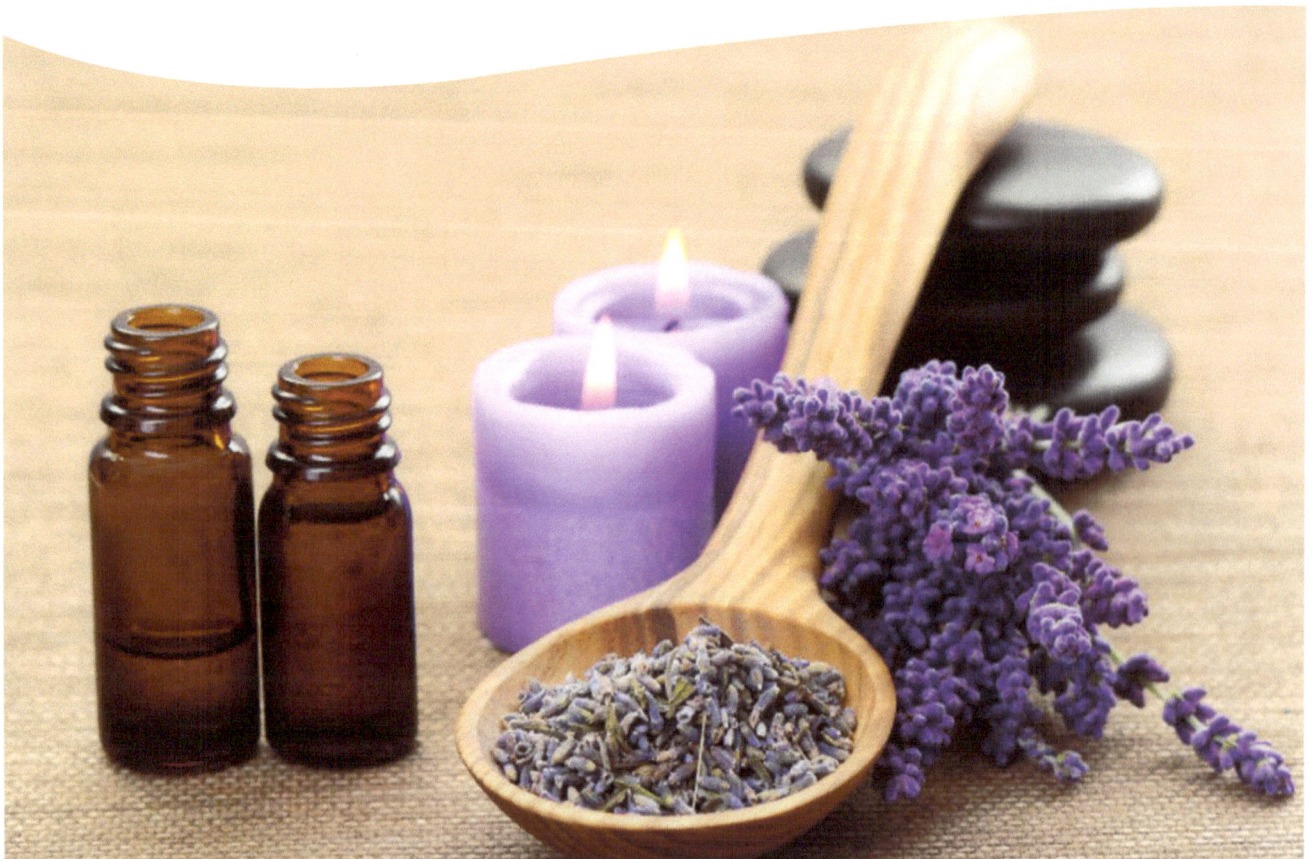

Precauciones

• El aceite de lavanda es bien tolerado por la mayoría de las personas. Es importante utilizar lavanda pura.

• Muchas marcas del mercado, para abaratar su costo, agregan lavanda híbrida o linalol sintético y acetato de linalilo.

Algunas Investigaciones

Un estudio de la Escuela de Graduados en Medicina de la Universidad de Chiba, en Japón, comprobó que "la inhalación de lavanda reduce el cortisol y mejora el CFVR (flujo coronario) en personas saludables. Estos resultados sugieren que la aromaterapia de lavanda tiene efectos relajantes y puede tener efectos benéficos agudos en la circulación coronaria".

Investigadores de la Universidad de Miami han encontrado que al inhalar aceite esencial de Lavanda aumentan las ondas Beta en el cerebro, lo cual indica un aumento en la relajación. (Diego et al., 1998) (Essential Oils Desk Reference, 4th ED).

Estudios de los efectos de la lavanda para ayudar a descansar a personas de la tercera edad: Hudson R. "El valor de la lavanda para ayudar a descansar a pacientes de la tercera edad". Terapias complementarias en medicina. 1996;4 (1):52–57.

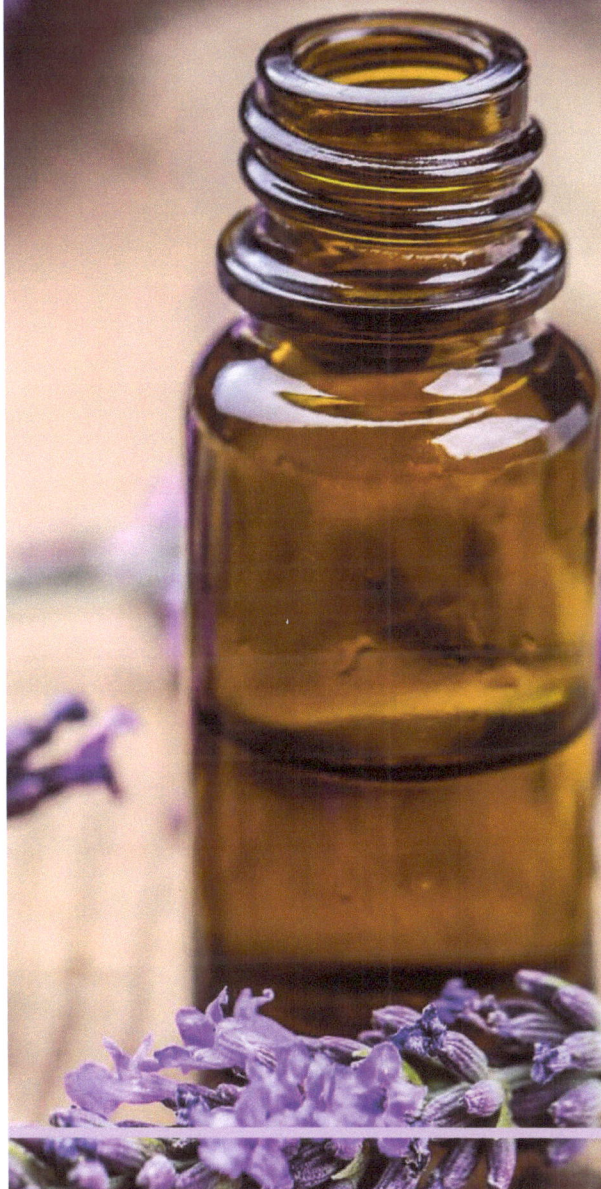

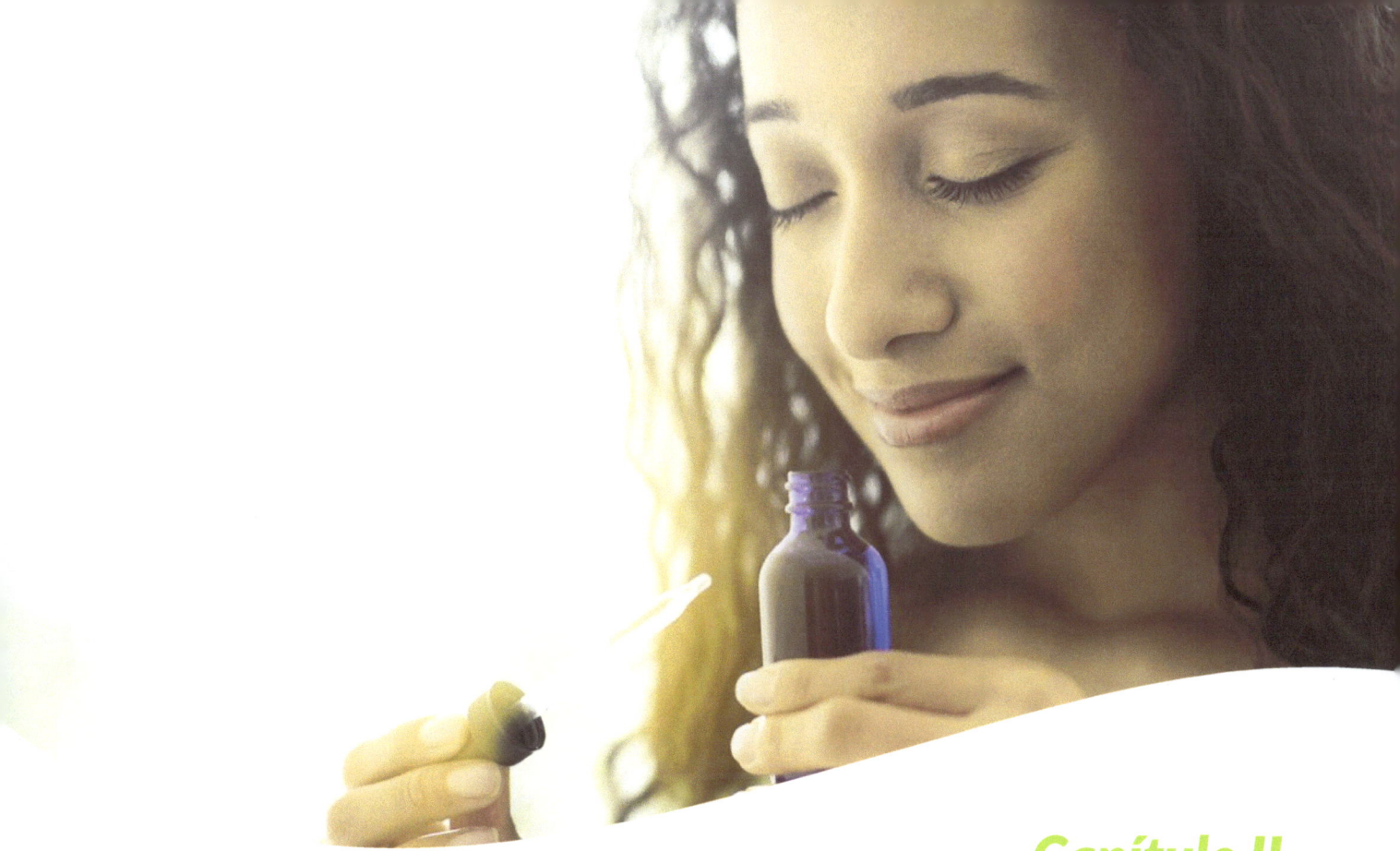

Uso aromático
de los aceites esenciales

"*Mira profundamente en la naturaleza y entonces comprenderás todo mejor*".

- Albert Einstein

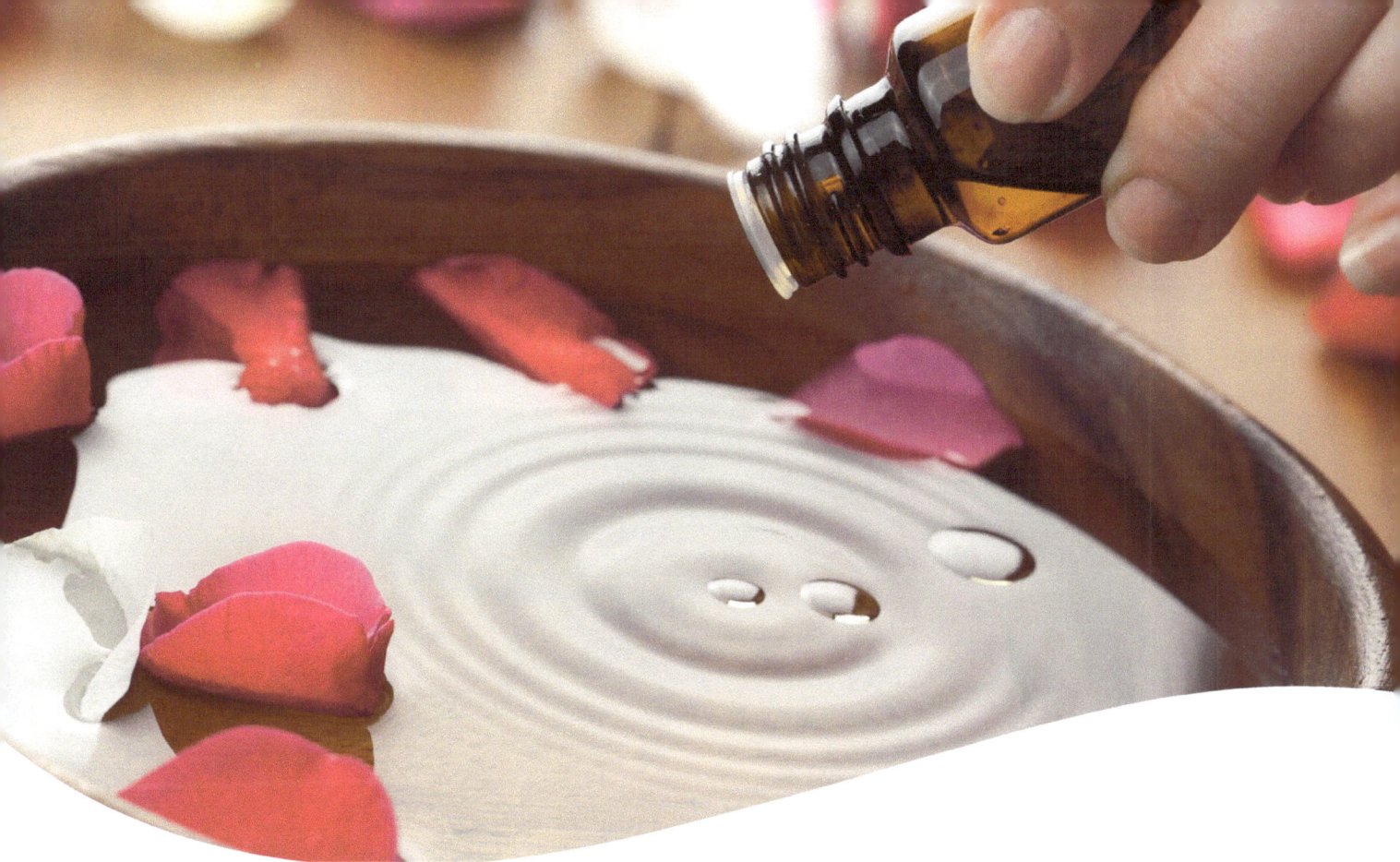

¿Los aceites esenciales son seguros?

Ya hemos hablado de los innumerables beneficios de los aceites esenciales, aunque para aprovechar sus propiedades al máximo y evitar cualquier tipo de reacción negativa, es necesario conocer, en detalle, los factores de seguridad que potenciarán su acción terapéutica.

Como cualquier producto, el aceite esencial tiene sus normas de seguridad y en el mercado hay un sinfín de ofertas de preparados envasados que simulan ser naturales. Identificar **la pureza** del aceite esencial es una de las claves, para experimentar sus efectos positivos, pero hay otro factor a tener en cuenta: El mantenimiento adecuado de **la seguridad y la calidad.**

También es importante ser cuidadosos en el **método de uso,** ya sea por inhalación o uso tópico. Los aceites esenciales son productos naturales muy concentrados y podría ser indispensable **la dilución** en aceites vegetales portadores.

Con las **dosis adecuadas,** un buen resguardo del aceite e información sobre las contraindicaciones, la experiencia con los aceites esenciales resultará maravillosa y se convertirá en un hábito fundamental en el cuidado del cuerpo y la mente.

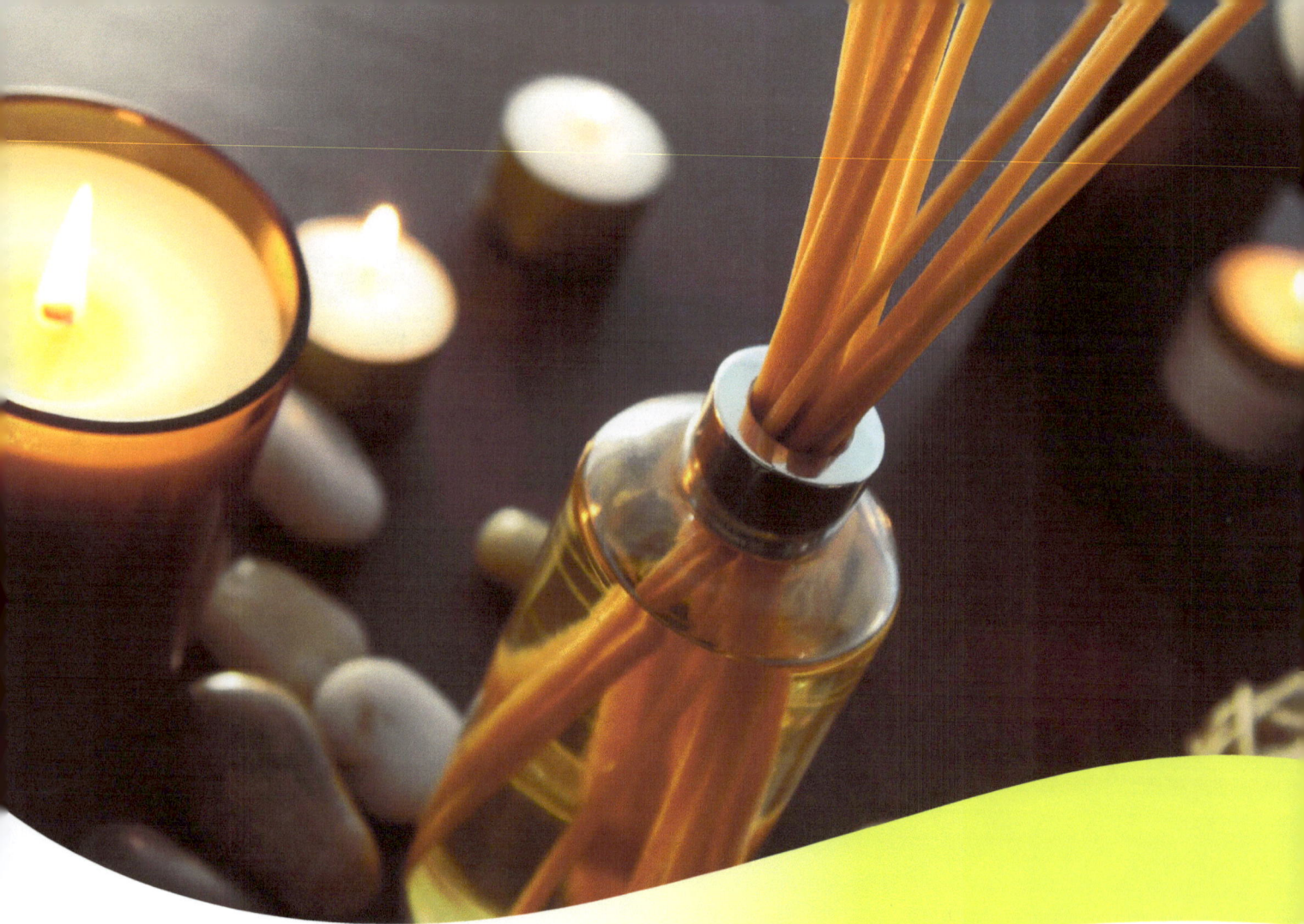

Consejos para identificar
la calidad de los aceites esenciales

1. Comprobar si se han realizado ciertas pruebas.

Comprarlos a una empresa o fabricante que realiza cromatografía de gases y masas. Es decir, que utiliza pruebas de espectrometría (GC / MS). Estas técnicas de ensayo pueden analizar los constituyentes en los aceites. La cromatografía de gases (GC) es una técnica que proporciona una huella dactilar del aceite y puede revelar aditivos. Un espectrómetro de masas (MS) puede medir la presencia y cantidad químicos que dan a los aceites esenciales sus beneficios terapéuticos.

Las pruebas de GC / MS pueden detectar si a un aceite se le han eliminado ciertos componentes químicos o si ha sido rectificado (hecho con partes de planta de menor calidad). También revelará rastros de disolventes o aceites minerales.

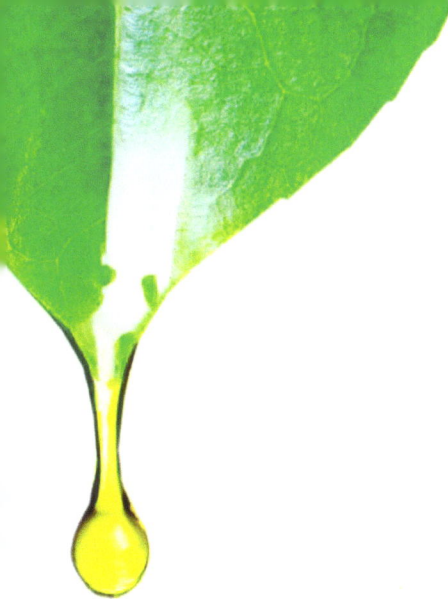

2. Conocer sus nombres latinos.

Leer la etiqueta es fundamental. Muchos nombres de plantas alrededor del mundo, tienen nombres comunes similares, pero vienen en diferentes variedades que pueden producir distintos resultados. Es importante comprar el aceite esencial por su nombre botánico correcto y este, generalmente, está enunciado en la etiqueta. Por ejemplo, el lemongrass (Cymbopogon flexuosus) es llamado por diferentes nombres: limoncillo, fever grass y hasta lemon balm, nombre con el que comúnmente también se denomina al aceite esencial de melissa (Melissa officinalis) que tiene componentes y propiedades diferentes.

3. Comprobar el precio.

Si es muy barato, puede ser señal que el aceite esté diluido o adulterado. Aceites de precio Premium, designan calidad superior porque en el precio se incluye la calidad de la planta, el cuidadoso proceso de destilación o extracción y la pureza del aceite.

4. Confiar en los sentidos.

El aroma, la sensación y el aspecto de un aceite esencial pueden proporcionar información importante sobre su calidad y si debe o no ser utilizado. En general, cuanto más potente sea la fragancia, más puro y poderoso será el aceite.

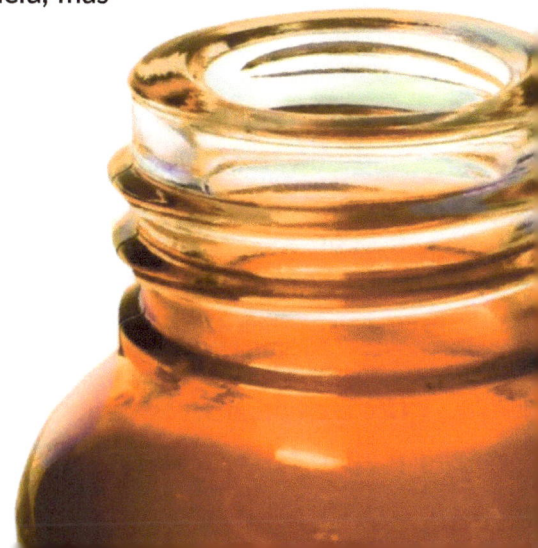

Precauciones generales y consejos para la mantener la seguridad y la calidad de los aceites esenciales

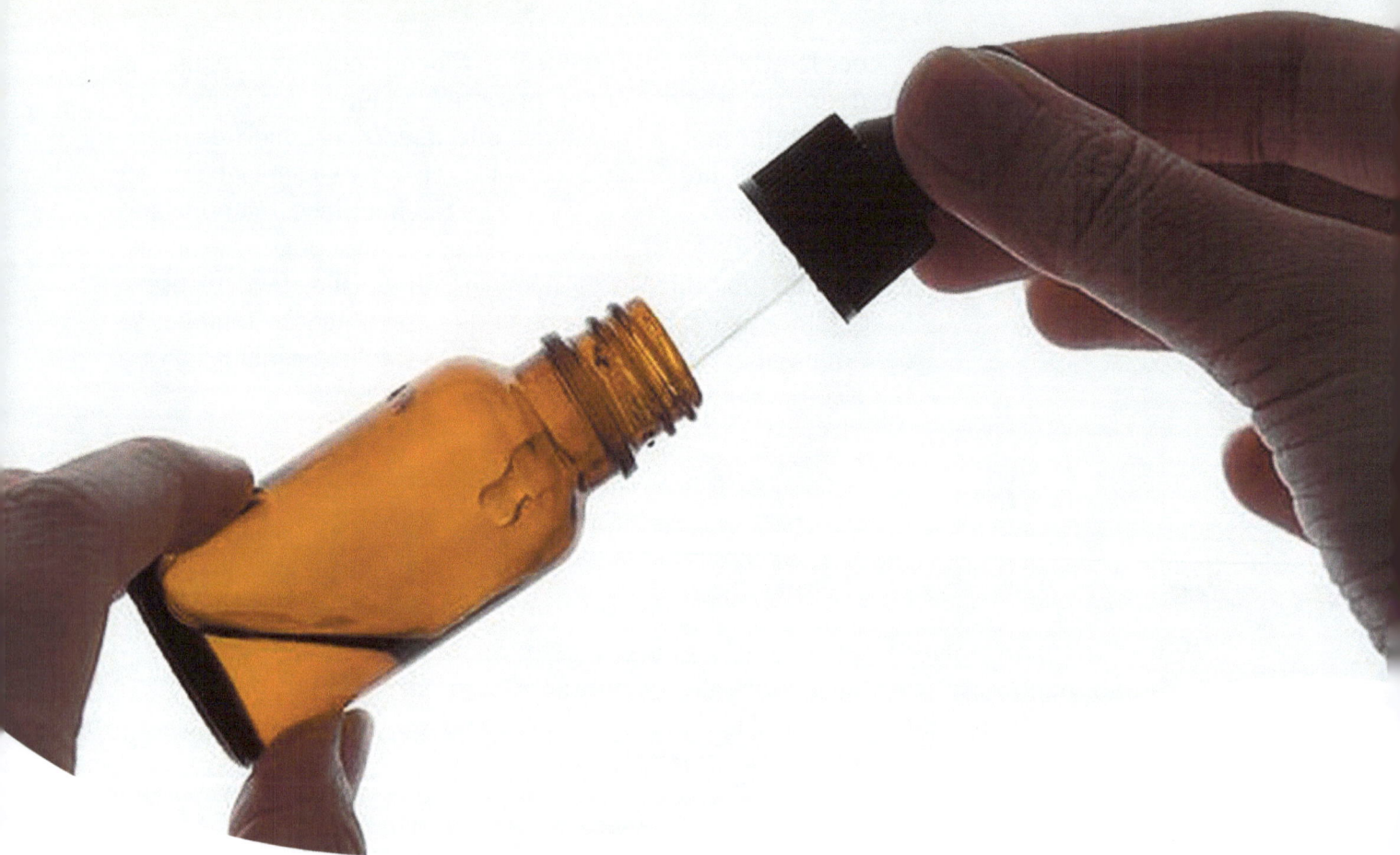

- Utilizar siempre aceites premium, puros y de calidad terapéutica.

- Mantener los aceites esenciales fuera del alcance de los niños y mascotas, al igual que cualquier producto terapéutico.

- Si se utilizan en forma tópica, las personas que sufren de alergias en la piel o tienen irritaciones de manera frecuente, deberán probar la reacción del aceite con una pequeña cantidad en las partes de la piel más sensibles, como el interior del brazo.

- Los aceites esenciales cítricos extraídos por presión en frío, como los aceites de limón, bergamota, naranja, toronja y mandarina, entre otros, son fotosensibles y pueden causar cambios en la pigmentación si se aplican directamente en la piel expuesta al sol.

- No usar los aceites ricos en mentol (como aceite de menta o peppermint) en el cuello o la nuca en un niño menor de 30 meses.

● Hay aceites esenciales que contienen constituyentes con actividad hormonal y están prohibidos para embarazadas. Entre los más conocidos se destacan: salvia, hinojo, canela, clavo, romero, hisopo, abedul y lemongrass, entre otros.

● Epilépticos y quienes sufren de presión alta, deben tener precaución con los siguientes aceites: hyssopo, hinojo, romero e idaho tansy, entre otros.

● Se recomienda consultar al médico antes de utilizar aceites esenciales, especialmente las personas que están tomando medicamentos, ya que los aceites esenciales podrían interactuar o alterar el efecto de dichos medicamentos.

● No se recomienda la ingesta interna de los aceites esenciales, sin la guía de un profesional de la salud.

● La planta de los pies es el lugar más seguro para usar los aceites esenciales en forma tópica.

● **NUNCA** utilizar aceites esenciales en los ojos ni dentro de los oídos.

● No colocar aceites esenciales puros en las partes más sensibles del cuerpo: Párpados, genitales, zona inguinal, etc.

● Mantener las botellas de los aceites esenciales bien cerrados, en un lugar oscuro y frío. Si se almacenan de manera correcta, pueden durar muchos años.

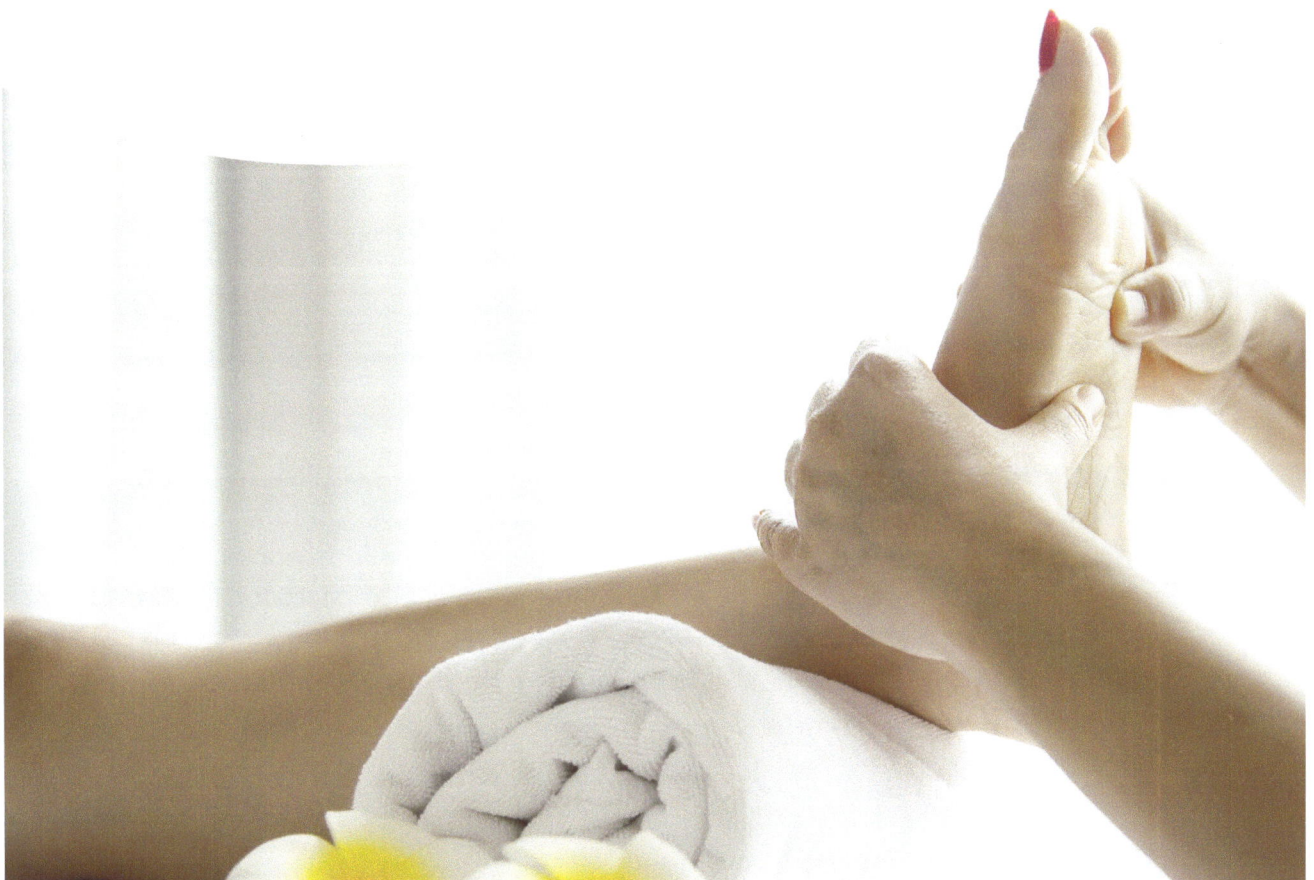

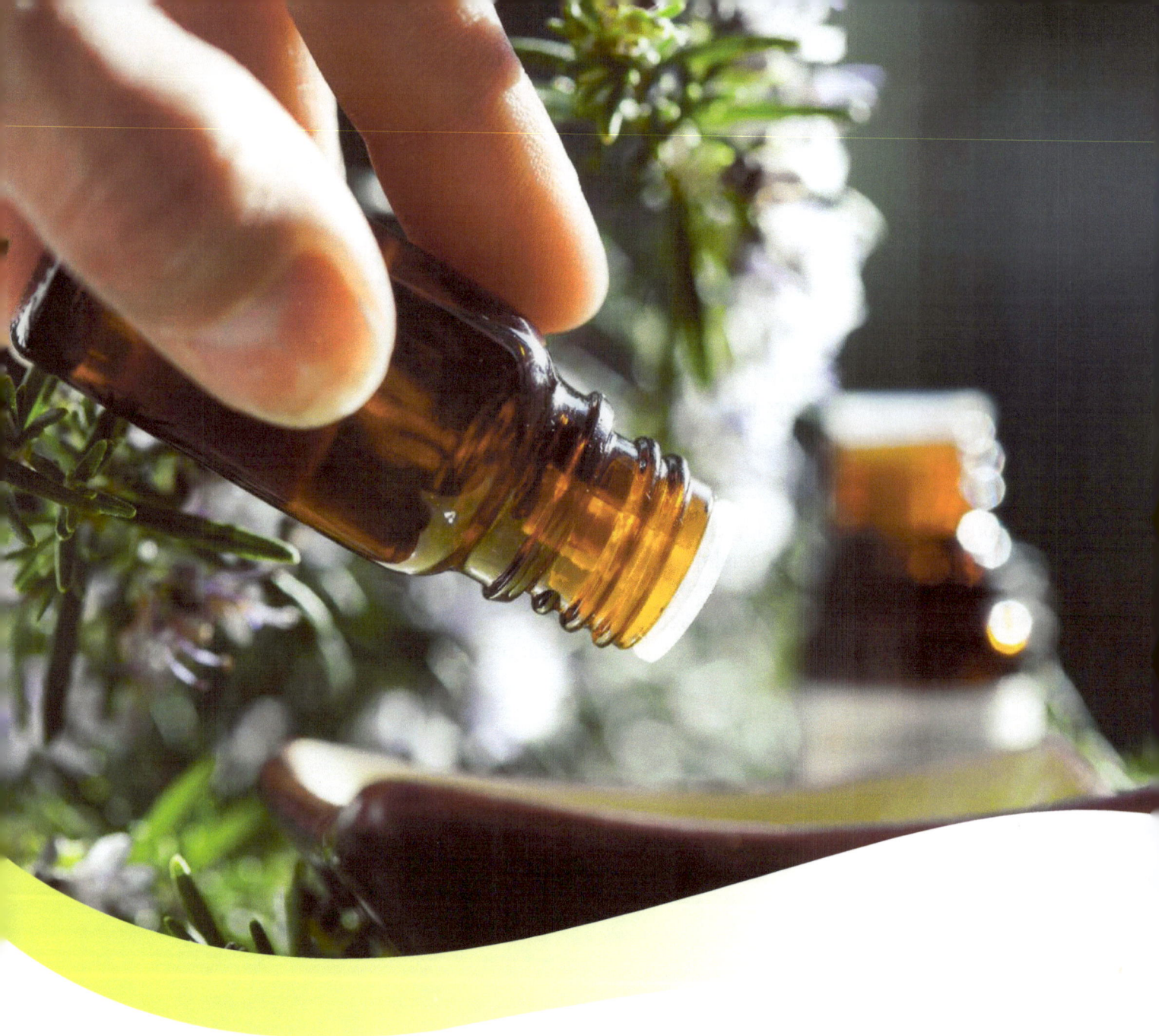

Ante irritación en la piel o si accidentalmente cae un poquito de aceite esencial en los ojos no es recomendable lavar con agua porque los aceites esenciales son hidrofóbicos, lo que significa que son repelidos por el agua. En cambio, puedes aplicar una pequeña cantidad de aceite portador (como el aceite de oliva, almendra o coco) usando una bolita de algodón en la zona afectada y esto ayudará a sacar el aceite esencial y aliviar la irritación.

¿Qué pasa cuando inhalamos un aceite esencial?

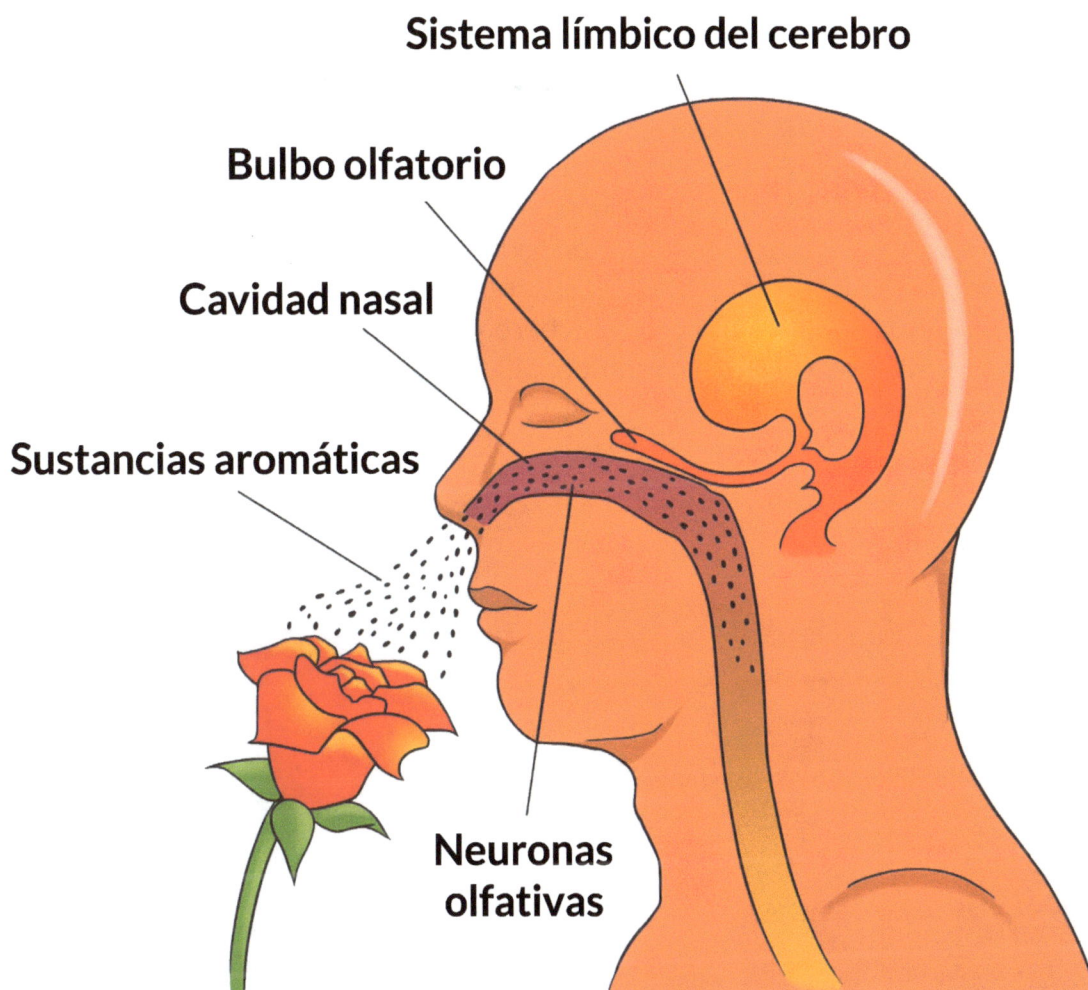

Sistema límbico del cerebro

Bulbo olfatorio

Cavidad nasal

Sustancias aromáticas

Neuronas olfativas

El olfato es uno de los sentidos más subestimados, al lado de la vista o el tacto. Cuando estamos en contacto con la naturaleza y sentimos tranquilidad y armonía, creemos que es sólo por el paisaje que entra por nuestros ojos y nos olvidamos de que muchas de las sensaciones que nos invaden, son provocadas por el aroma.

En nuestra nariz, tenemos entre 5 y 10 millones de células olfativas que detectan aromas desencadenantes de emociones, como la alegría, el miedo, la repulsión, etc.

El olfato está directamente ligado a nuestras necesidades básicas de hambre, sed, deseo sexual y al centro de control emocional. Cuando nacemos buscamos el seno materno, reconocemos su olor, encontrando allí confort y seguridad. A través del olfato percibimos aromas que nos alertan automáticamente, ante situaciones peligrosas o placenteras y nos hacen revivir memorias y emociones.

Cuando olemos un aceite esencial, las moléculas de olor entran por las fosas nasales y las células receptoras que se encuentran al final de la cavidad nasal, transmiten impulsos al bulbo olfatorio. Este bulbo es una zona interior del cerebro que participa en la percepción de olores y manda señales al cerebro. Cada molécula con aroma se une a las células receptoras específicas del revestimiento, de una membrana conocida como el epitelio olfatorio.

El epitelio olfatorio es un órgano con más de diez millones de terminaciones nerviosas que reaccionan a determinadas moléculas aromáticas. El olfato es la conexión más corta y directa entre el cerebro y el mundo exterior. Esa conexión es la que provoca procesos químicos que desembocan en un impulso eléctrico hacia la corteza cerebral y el sistema límbico. El límbico es la parte más antigua evolutivamente del cerebro y el que alberga todas nuestras emociones. Los mensajes nerviosos de nuestro sentido del olfato viajan más rápido al cerebro, que los de cualquiera de los otros sentidos.

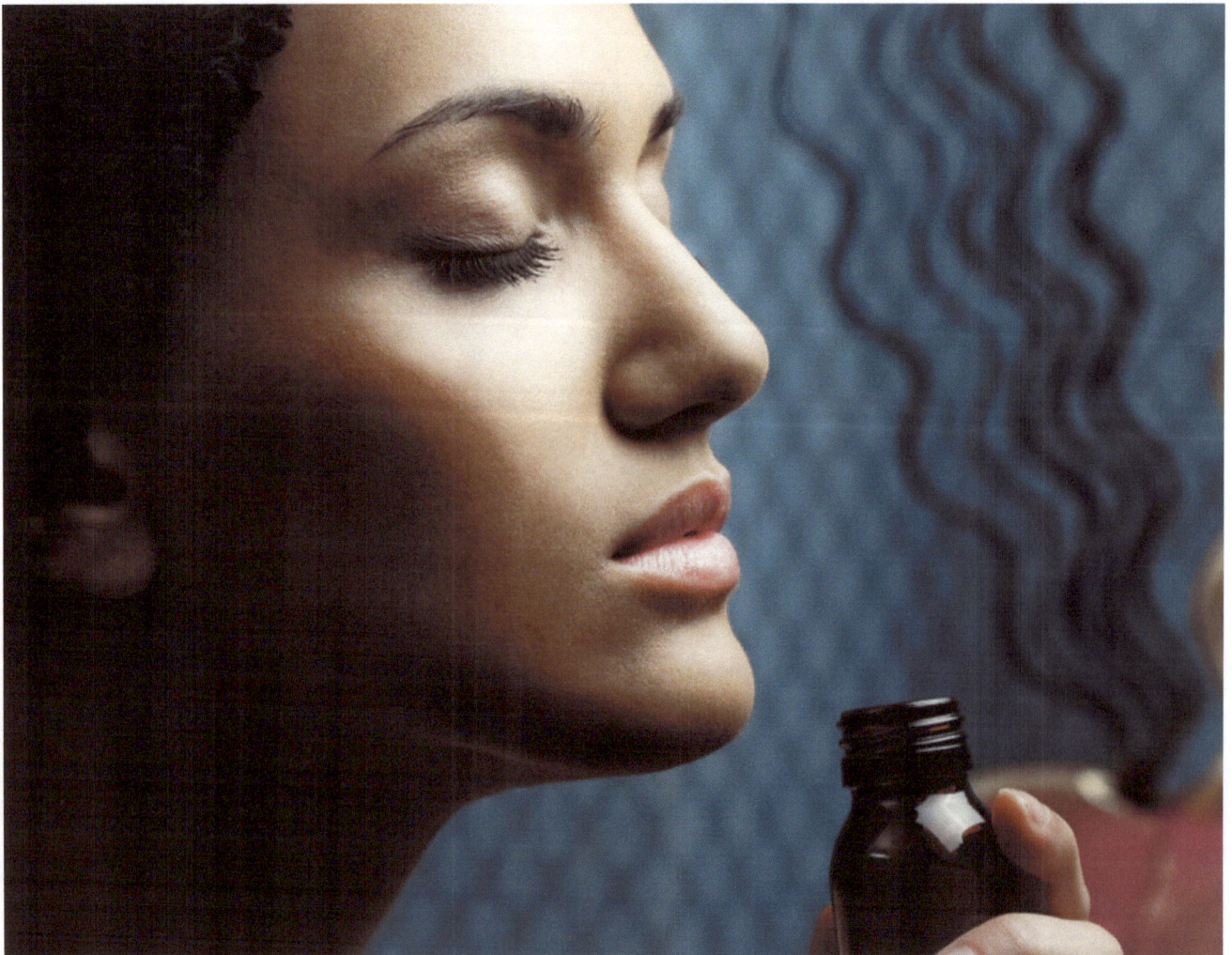

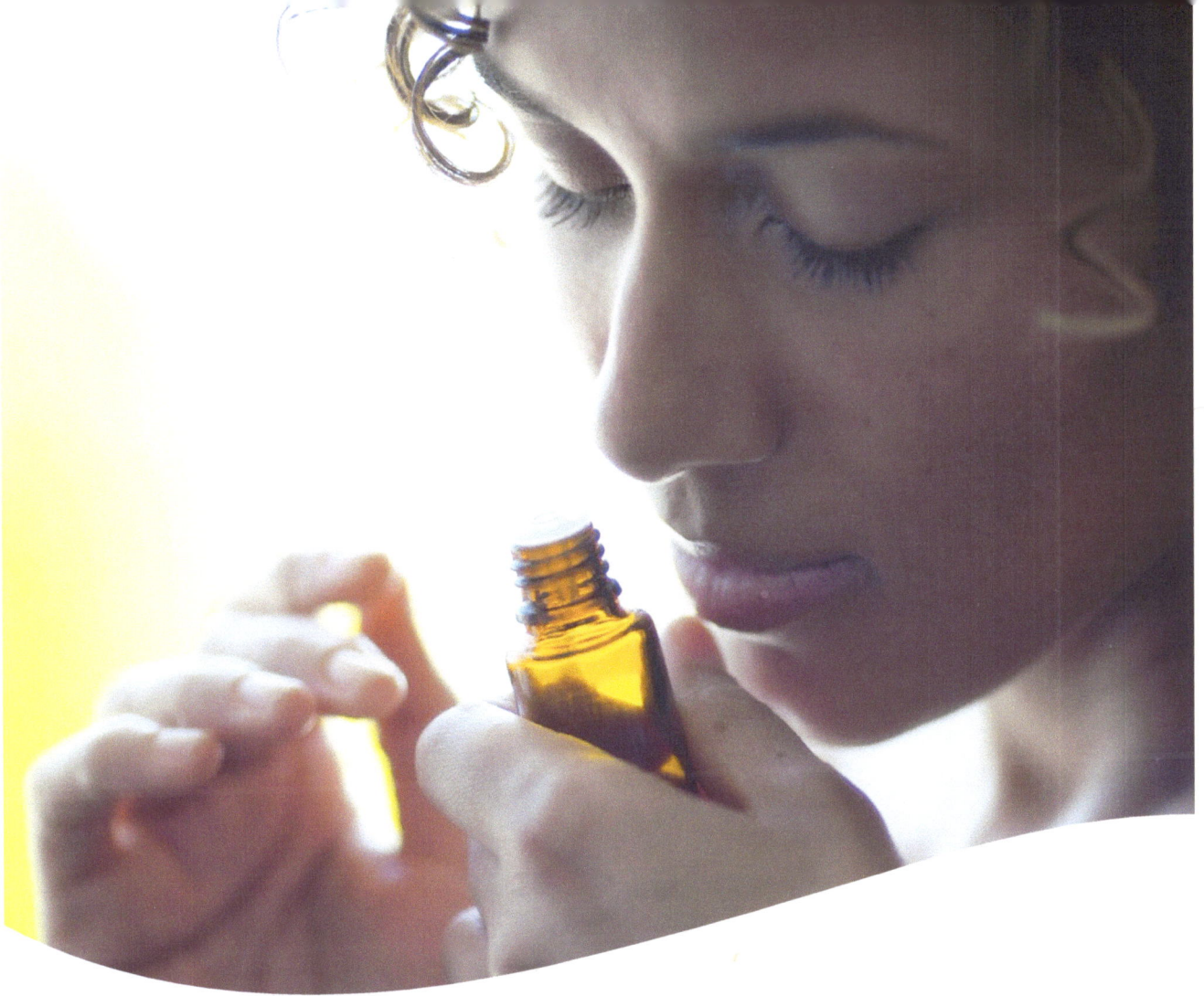

Muy pocas moléculas pueden desencadenar sensibilidad olfativa. Entre este pequeño grupo se encuentran los aceites esenciales, el componente aromático de las plantas. Son livianos y volátiles y están dotados de una estructura química compleja, colmados de propiedades terapéuticas. Cuando inhalamos un aroma las moléculas de olor viajan por la nariz y quedan atrapadas en las membranas olfativas. Cada molécula se ajusta como una pequeña pieza de rompecabezas en sitios específicos de las células receptoras que recubren el epitelio olfatorio. Este estímulo provoca impulsos eléctricos al bulbo olfatorio en el cerebro que transmite los impulsos al centro gustativo (donde se percibe la sensación de gusto), la amígdala (donde se almacenan los recuerdos emocionales) y a otras partes del sistema límbico, que controlan la frecuencia cardíaca, la presión arterial, la respiración, la memoria, los niveles de estrés y el equilibrio hormonal. *(Essential Oils Desk Reference. Quinta edición. Editorial Life Science Publishing).*

El uso aromático de aceites esenciales desencadena potentes respuestas mentales, emocionales y fisiológicas. El potencial de desarrollo que tiene la aromaterapia es prometedor.

Sin duda, todavía hay un gran camino por recorrer
y muchos descubrimientos por manifestarse.

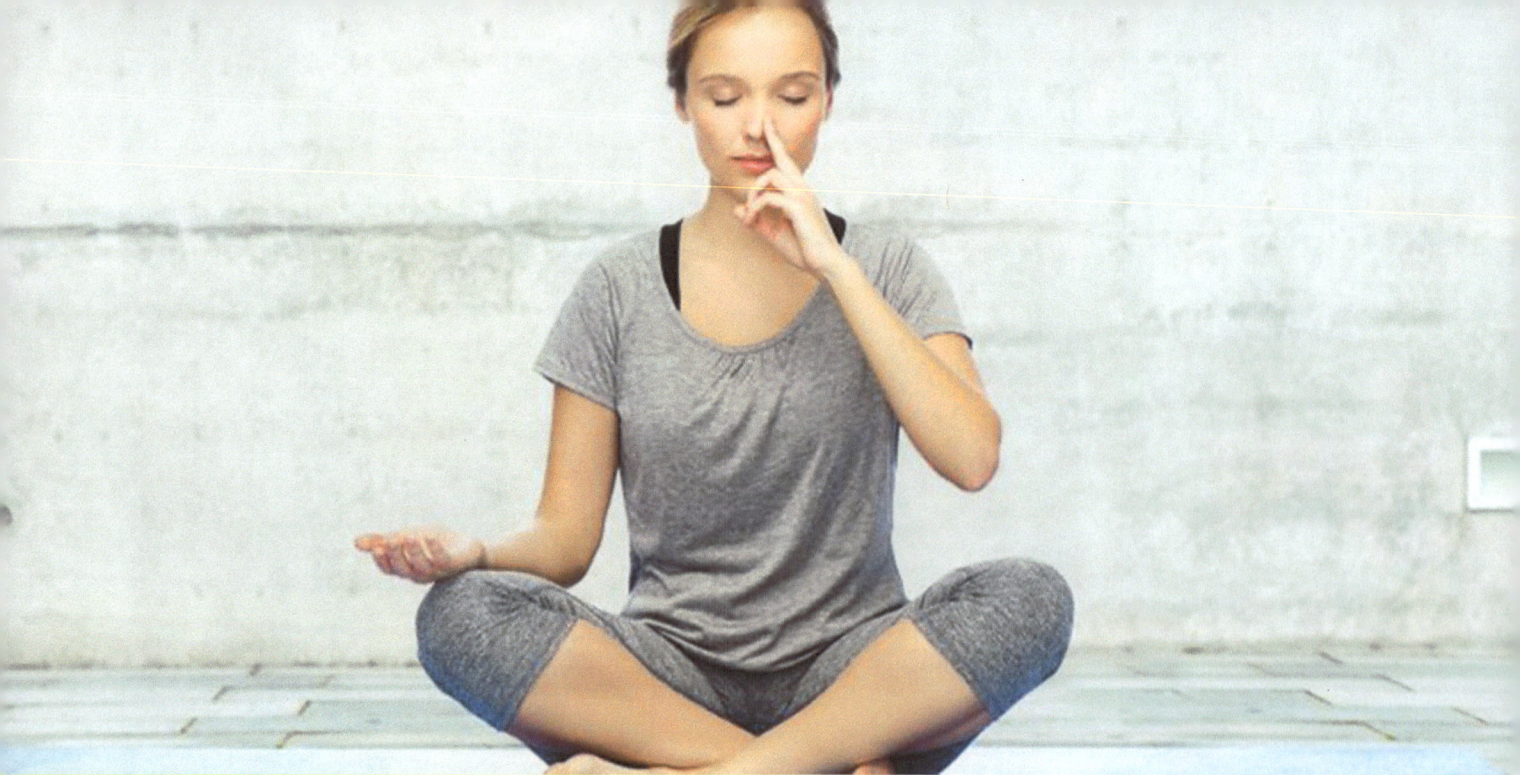

La importancia de la respiración completa

El ser humano nunca se olvida de respirar. El acto de inhalar y exhalar es un proceso que hacemos las 24 horas del día de manera automática. Sin embargo, en la mayoría de las ocasiones, el ritmo que utilizamos en la respiración no es el adecuado y la cantidad de oxígeno que incorporamos no es suficiente.

La regulación correcta de la respiración aporta salud y bienestar general, ya que se purifica la sangre y se eliminan toxinas, entre otros beneficios.

Quienes practican yoga están familiarizados con este concepto y lo denominan "Pranayama". Se trata de la ciencia del control de la respiración, es decir, de la energía vital. En sánscrito "prana" se traduce como energía vital y "yama" significa restricción.

La manipulación de prana o de la respiración tiene efectos físicos, mentales y espirituales muy poderosos, entre ellos, el aumento de la vitalidad, la claridad mental y los estados superiores de conciencia.

Los yoguis afirman que si la raza humana respirara de manera correcta, muchas enfermedades desaparecerían por completo.

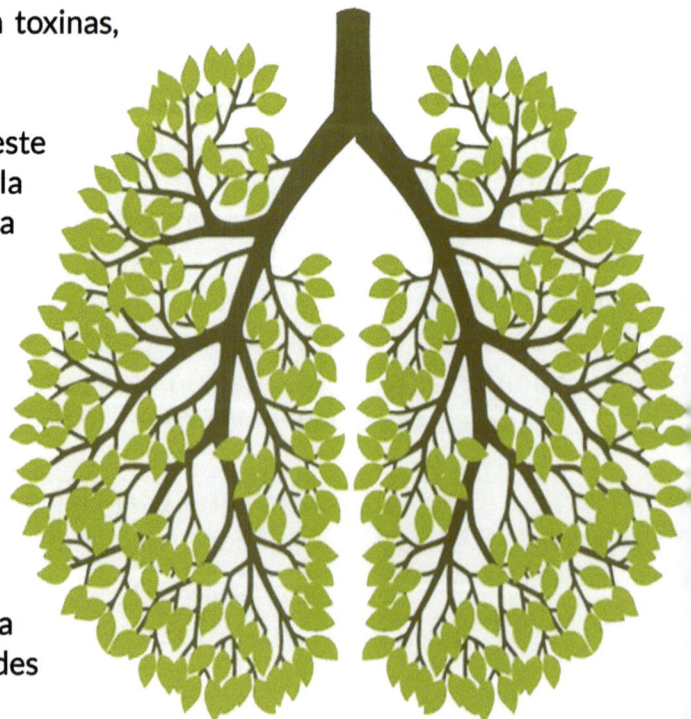

¿Qué es la respiración completa?

Se trata de hacer un alto en el vertiginoso ritmo de nuestra vida y, en forma consciente, conducir la respiración en una serie de pasos:

1- Inhalar lenta y profundamente llevando el aire al abdomen y sintiendo cómo el abdomen se expande.

2- Luego llevar el aire hacia las costillas y, finalmente, hacia la zona de la clavícula.

3- Exhalar muy lentamente por la nariz, comenzando también desde el abdomen, y en forma prolongada y profunda.

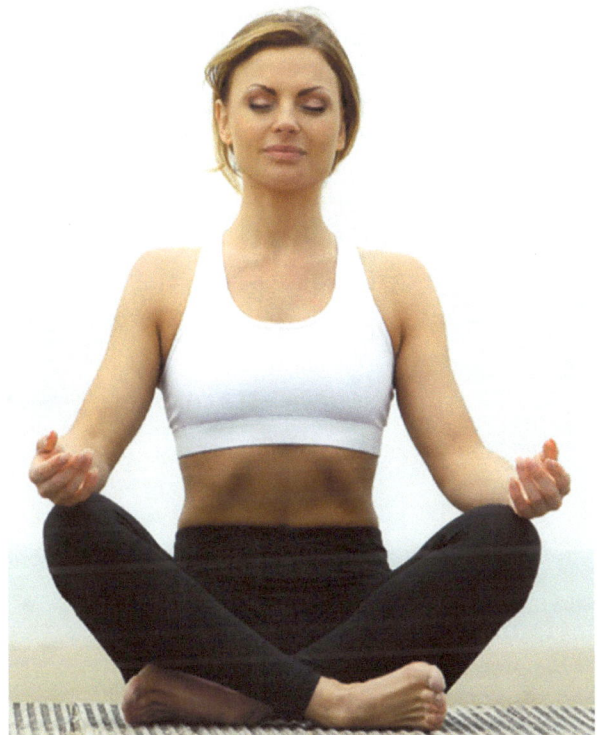

Este ejercicio de respiración activa sustancias
y mecanismos opuestos a las respuestas de estrés y produce
una agradable sensación de relajación, tranquilidad y armonía.

Estar presentes en el aquí y ahora,
es uno de los grandes premios de la respiración consciente.

La mejor herramienta de la aromaterapia

Inhalar los aceites esenciales utilizando la respiración completa o consciente es la mejor herramienta para aprovechar los beneficios de la aromaterapia.

¡A practicar!

1- Coloca una gota de aceite esencial en la palma de la mano. Según sea nuestra necesidad podemos usar lavanda para calmar estrés, menta para promover concentración, naranja para fomentar alegría, limón para aliviar ansiedad, etc.

2- Frota las manos para que se expanda la energía y el aroma del aceite esencial.

3- Lejos de los ojos, inhalar lenta y profundamente sintiendo cómo se expande el abdomen, luego las costillas y, finalmente, la zona de la clavícula.

4- Exhalar por la nariz, comenzando también desde el abdomen, y en forma prolongada y profunda.

5- Repetir esta respiración entre 3 y 15 veces.

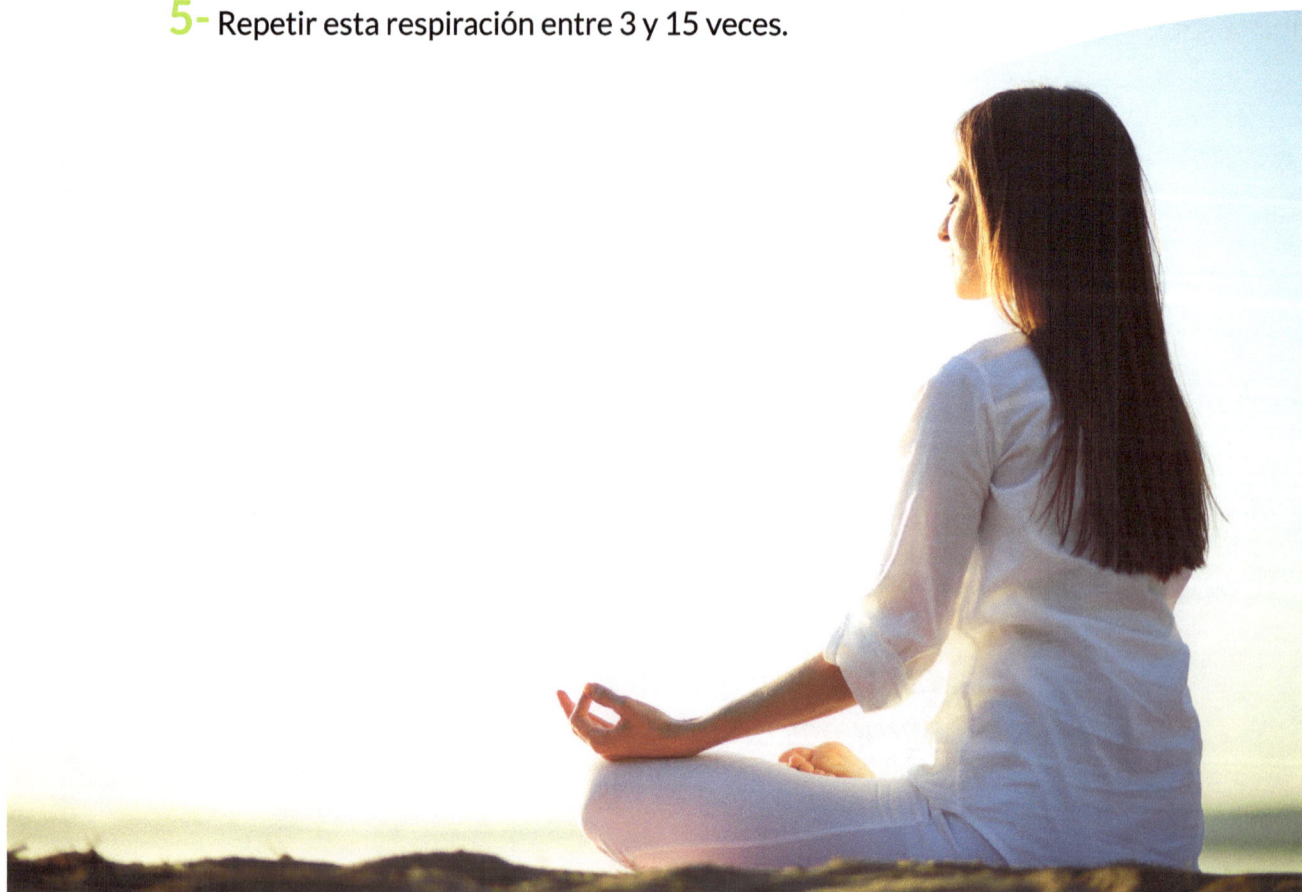

Aceite esencial de menta / Peppermint

(Mentha piperita)

Inhala menta, suelta las distracciones…

La menta es una planta de hojas color verde oscuro, de aroma fuerte, fresco y penetrante. Crece rápidamente y se estima que es originaria de las regiones de clima templado de Europa, Asia y África. Su aceite esencial está en sus hojas y se extrae por medio de un proceso de destilación por arrastre al vapor.

Es una de las medicinas más antiguas para tratar problemas digestivos y respiratorios. Tiene propiedades antibacterianas, antibió- ticas, antinflamatorias. Puede aliviar síntomas de resfrío, catarro y dolor de garganta. El aceite de menta da una sensación de enfriamiento y tiene un efecto calmante en el cuerpo, que puede ayudar a aliviar el dolor. Calma dolores musculares, dolores producidos por golpes, dolores en las articulaciones y dolores de cabeza. También es conocido por sus beneficios contra las náuseas y, por sus propiedades antimicrobianas, ayuda a refrescar el mal aliento.

La menta es un aceite energizante que promueve la concentración, la atención, la claridad y la agudeza mental.

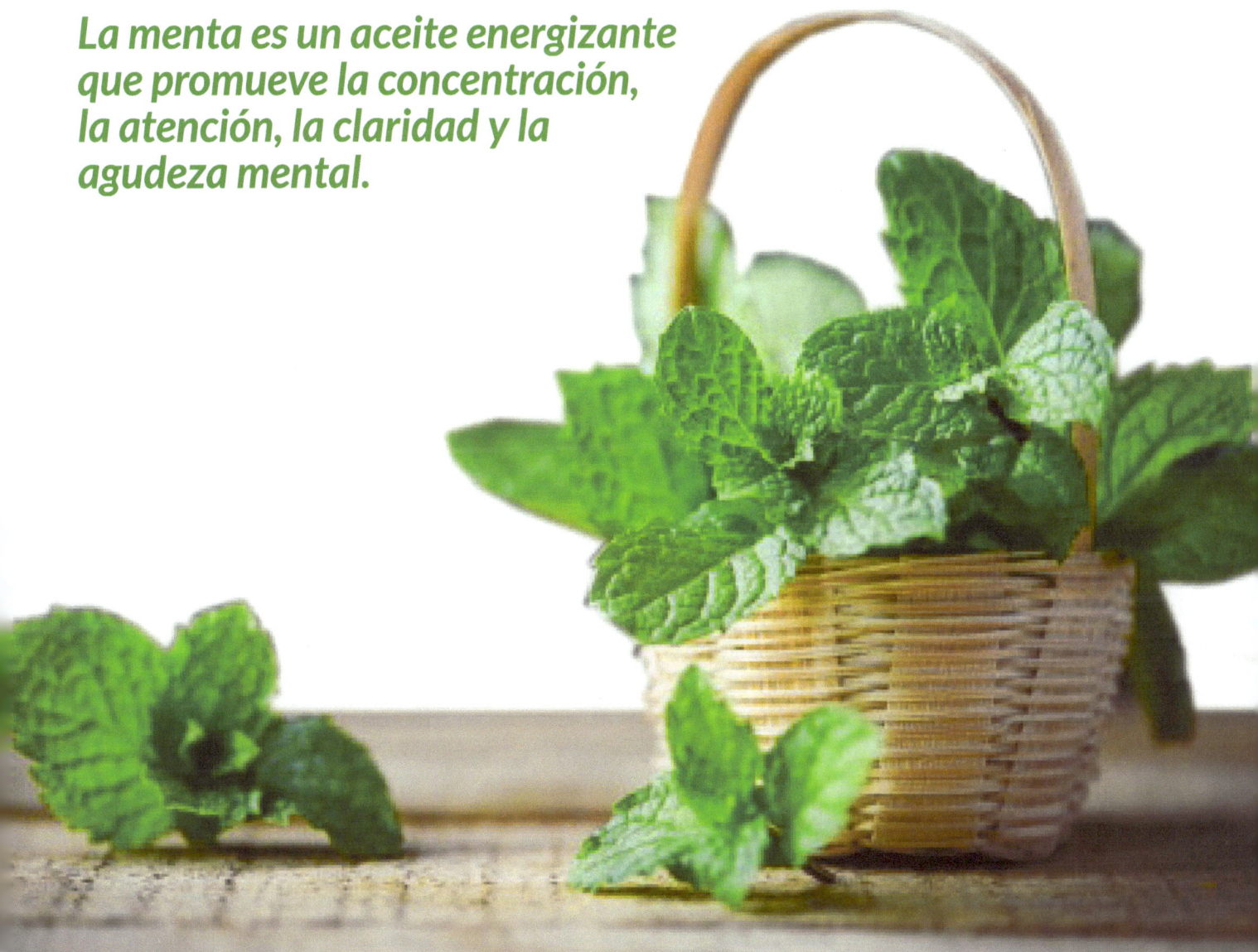

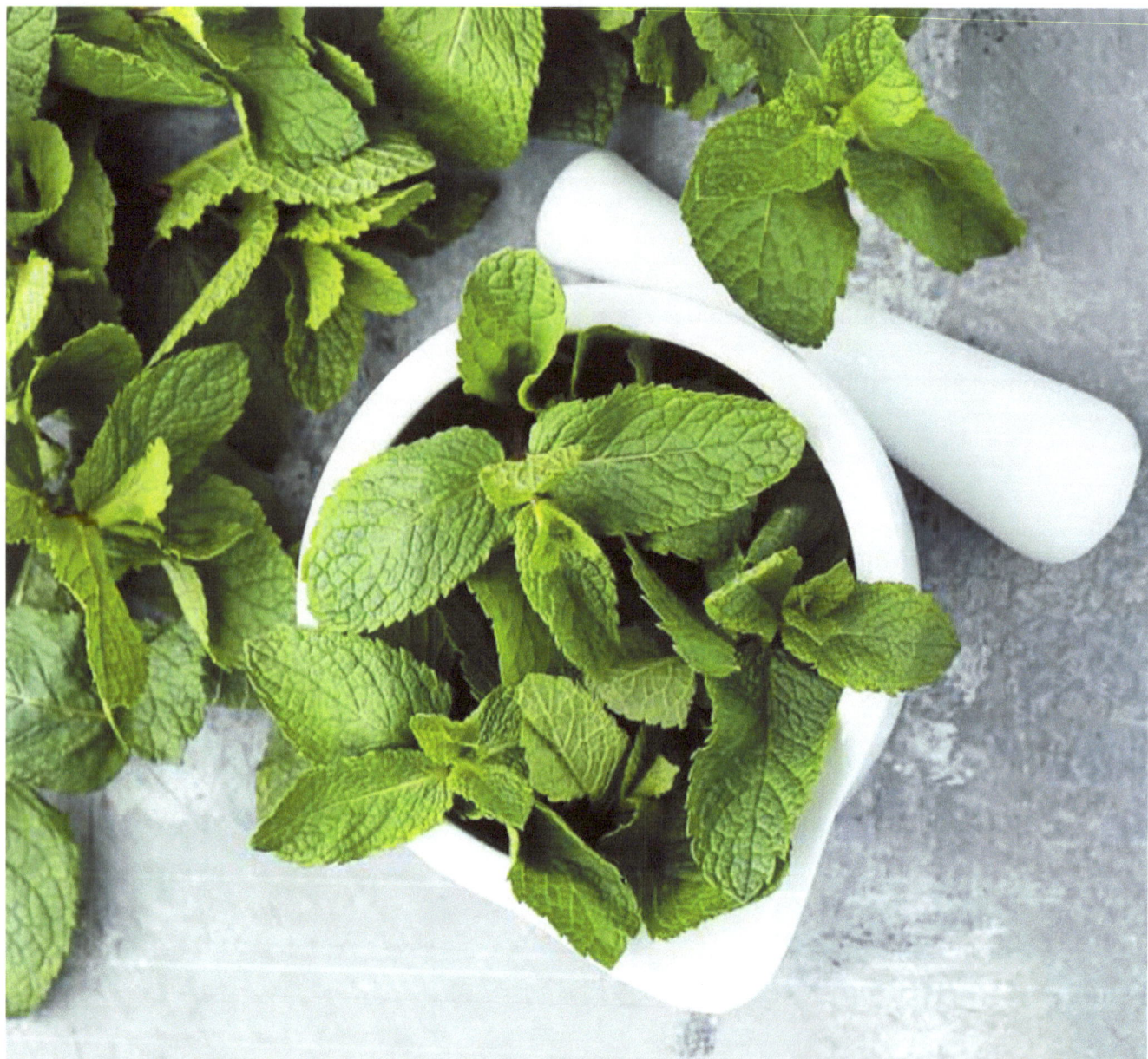

Datos históricos

La menta es una de las hierbas más utilizadas en la antigüedad con fines terapéuticos. Se usaba en la medicina popular egipcia, china y japonesa, así como en la antigua Grecia, en ritos funerarios, junto con romero y mirto, para compensar el olor de la descomposición corporal. En la Biblia, se hace referencia a la menta junto con el anís y el comino, entre las hierbas que debían ser ofrecidas como diezmo a Dios, demostrando su valor.

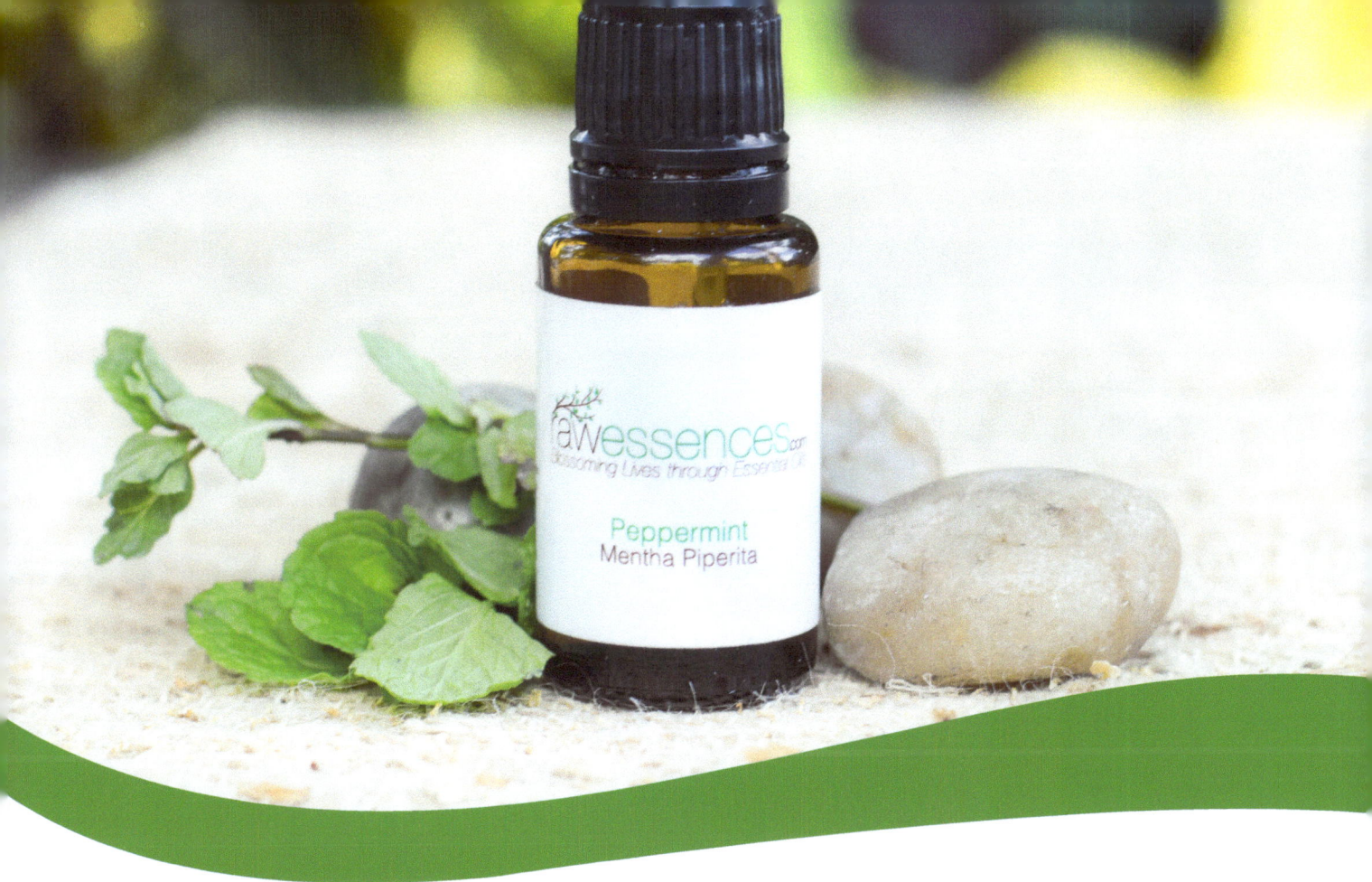

Propiedades
CUERPO

- **Malestar muscular.** El aceite de menta puede ayudar a reducir el dolor y relajar los músculos.
- Ayuda a calmar la espalda dolorida, golpes leves y dolores de cabeza por tensión.
- El aceite de menta puede mejorar la circulación y aliviar venas varicosas.
- **Salud respiratoria.** Actúa como expectorante y puede aliviar algunos síntomas de los problemas respiratorios.
- **Alergia.** La menta ayuda a relajar los músculos de las fosas nasales y elimina el moco y polen durante la temporada de alergias.
- También puede ayudar a limpiar las fosas nasales y aliviar síntomas de sinusitis.
- **Digestivo.** El aceite de menta ayuda a relajar los músculos de los intestinos y reduce la hinchazón, gases y náuseas. También puede servir como un remedio natural para el síndrome del intestino irritable.

- **Aliento fresco y dientes y encías saludables.** La menta tiene propiedades antimicrobianas que refrescan el aliento y pueden matar las bacterias que conducen a las caries y problemas de las encías.
- Combate virus, infecciones y parásitos.

MENTE/ EMOCIONES
- Energizante.
- Fomenta concentración y enfoque.
- Combate problemas de atención.
- Promueve la memoria y la agudeza mental.
- Conecta con el presente.

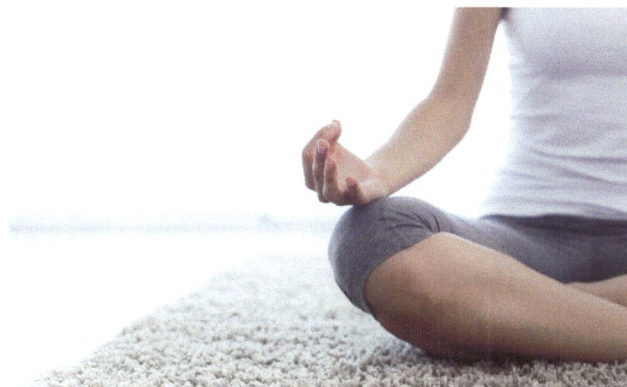

Menta en la práctica
5 Sugerencias

1- Si viajas en avión y sufres náuseas, lleva una botella de 1 ml de aceite de menta e inhala profundamente, varias veces, para aliviar los síntomas.

2- Antes y después de una gran comida, inhala aceite de menta, para prevenir o aliviar indigestión y dolor de cabeza.

3- Rocía el cuello de tu ropa o la de tus hijos, antes de un examen o una reunión importante, para promover la concentración, la memoria y la agudeza mental.

4- Para aliviar moretones, diluir 1 gota de aceite esencial de menta en una cucharada de aceite de árnica y aplicar en la zona afectada.

5- Distribuye bolitas de algodón con gotitas de aceite esencial de menta en las alacenas de la cocina, para mantener un aroma fresco y alejar cucarachas y hormigas.

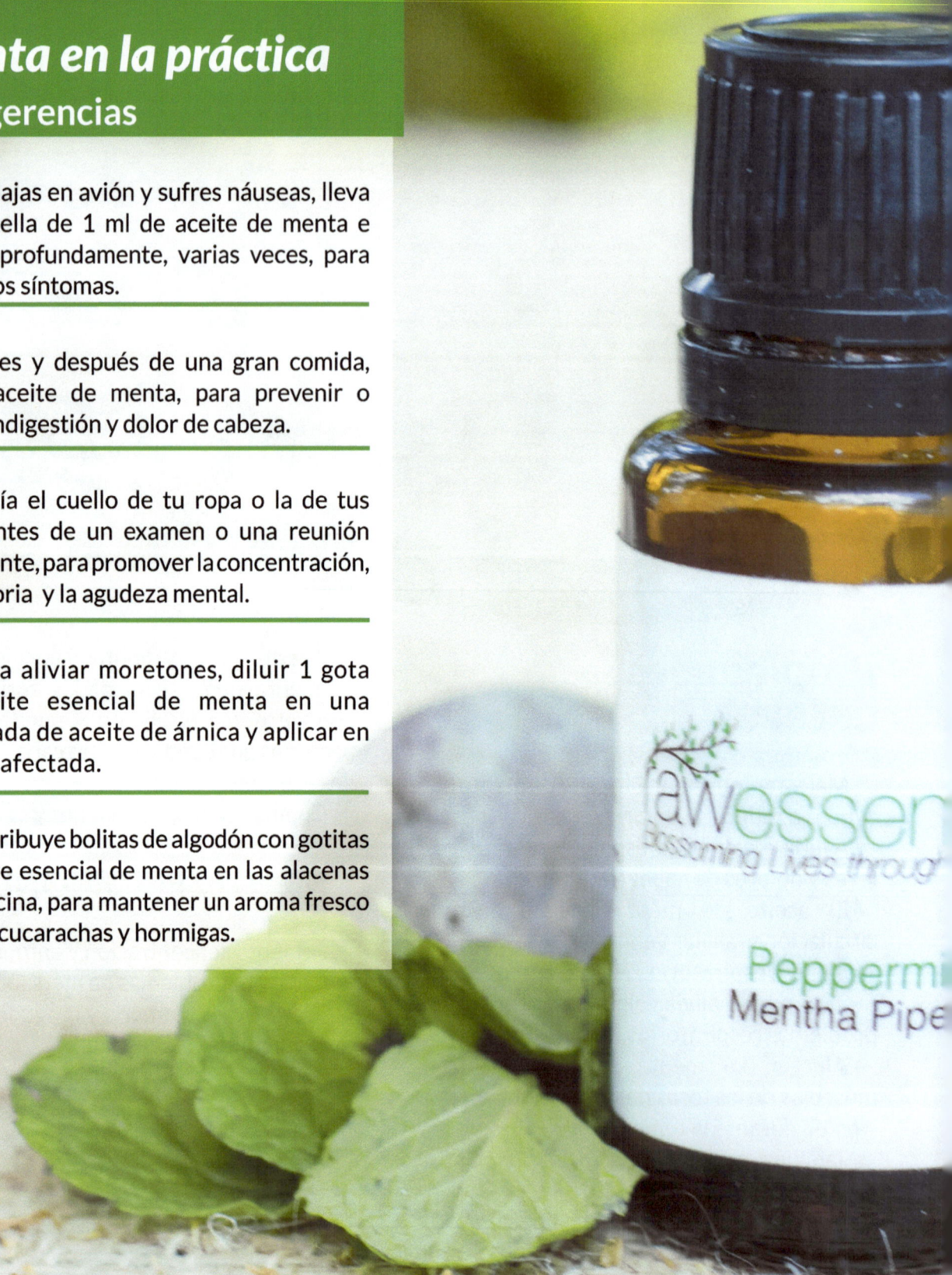

Precauciones

Algunos medicamentos pueden interactuar de manera adversa con el aceite de menta, así que se debe consultar a un médico sobre las interacciones farmacológicas.

Dilución es recomendada. No utilizar forma tópica en niños menores de 30 meses. Evitar el contacto con los ojos, membranas mucosas, heridas, quemaduras y zonas sensibles.

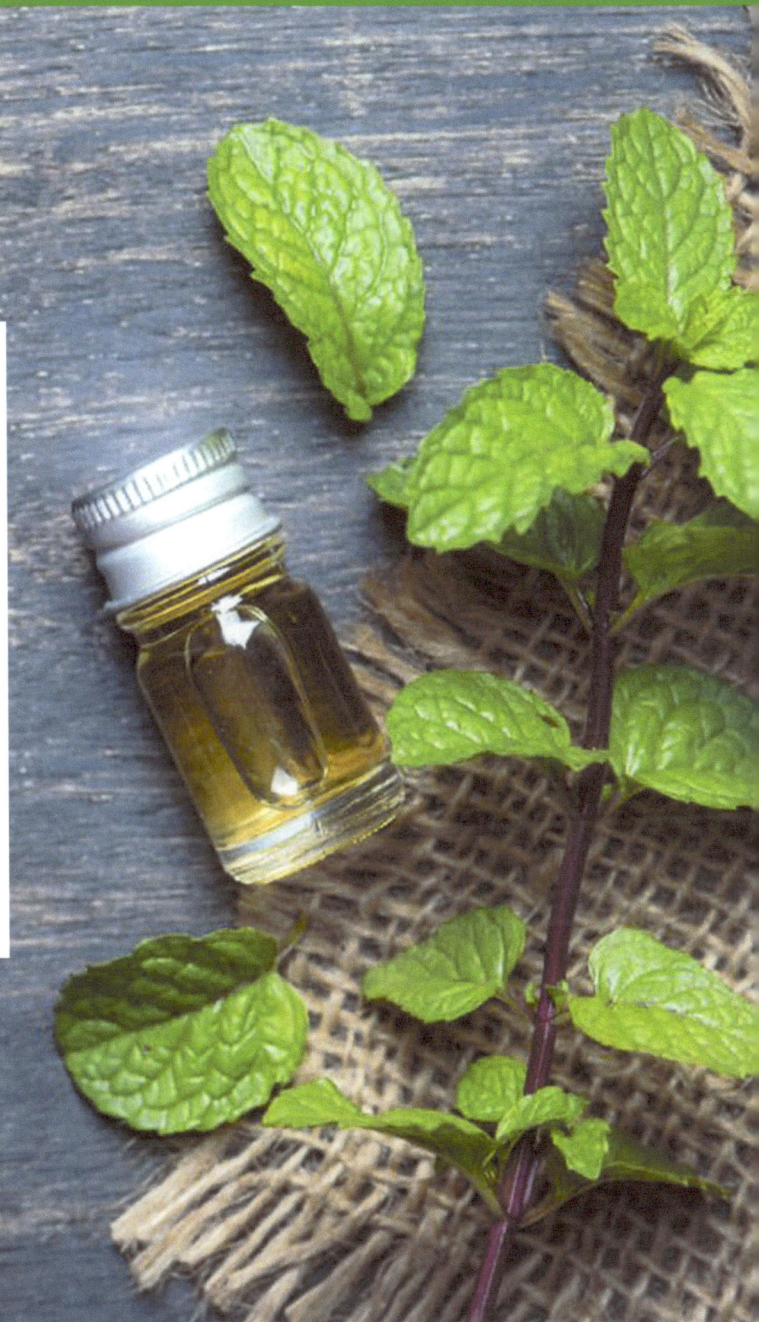

En un estudio publicado en 2008 el International Journal of Neuroscience, los investigadores encontraron que el aroma de la menta mejoraba la memoria y aumentaba el estado de alerta cuando se comparaba con un placebo (Int J Neurosci. 2008 Jan; 118(1):59-77. Modulation of cognitive performance and mood by aromas of peppermint and ylang-ylang. Moss M1, Hewitt S, Moss L, Wesnes K https://www.ncbi.nlm.nih.gov/pubmed/18041606)

La Sociedad Internacional de Nutrición Deportiva realizó un estudio en el que, durante 10 días, doce hombres jóvenes tomaron 500 ml de agua mineral enriquecida con aceite de menta. Al concluir, no sólo habían mejorado su presión arterial y su frecuencia respiratoria, sino también su poder y tiempo hasta el agotamiento. A los hombres les tomó casi 3 minutos más en promedio quedarse sin aire. (Journal of the International Society of Sports Nutrition 201310:15 © Meamarbashi and Rajabi; licensee BioMed Central Ltd. 2013 https://doi.org/10.1186/1550-2783-10-15)

Un estudio de 2007 utilizó aceite de menta para el síndrome del intestino irritable. Después de cuatro semanas, los pacientes reportaron una reducción promedio del 50 por ciento en los síntomas, incluyendo abdominales, distensión abdominal, malestar abdominal, diarrea, estreñimiento y dolor durante la eliminación. (Cappello, G., Spezzaferro, M., Grossi, L., Manzoli, L., Marzio, L. (2007, June). Peppermint oil in the treatment of irritable bowel syndrome: a prospective double blind placebo-controlled randomized trial. Dig Liver Dis. Retrieved from http:// www.ncbi.nlm.nih.gov/pubmed/17420159)

Menta y eucalipto. Un estudio de 1994 encontró que una combinación de menta y aceite de eucalipto, tiene un efecto significativo en los mecanismos asociados a la fisiopatología de los dolores de cabeza. (Göbel, H., Schmidt, G. and Soyka, D. (1994), Effect of peppermint and eucalyptus oil preparations on neurophysiological and experimental algesimetric headach parameters. Cephalalgia, 14 228-234. Doc:10.1046/j.1468-2982.1994.014003228.x)

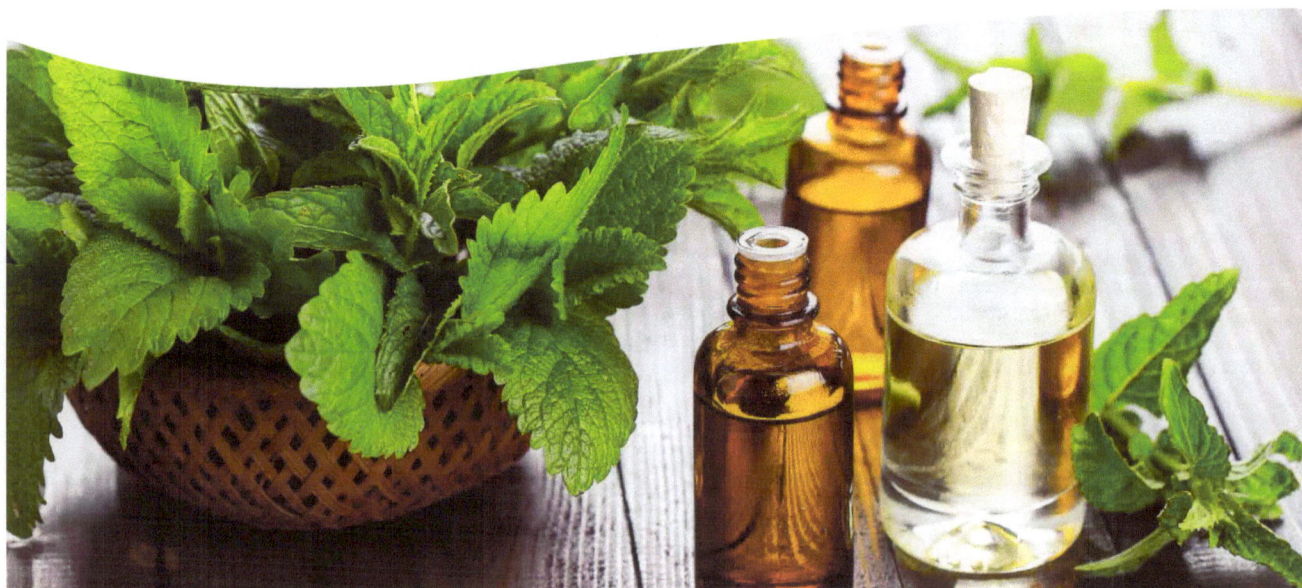

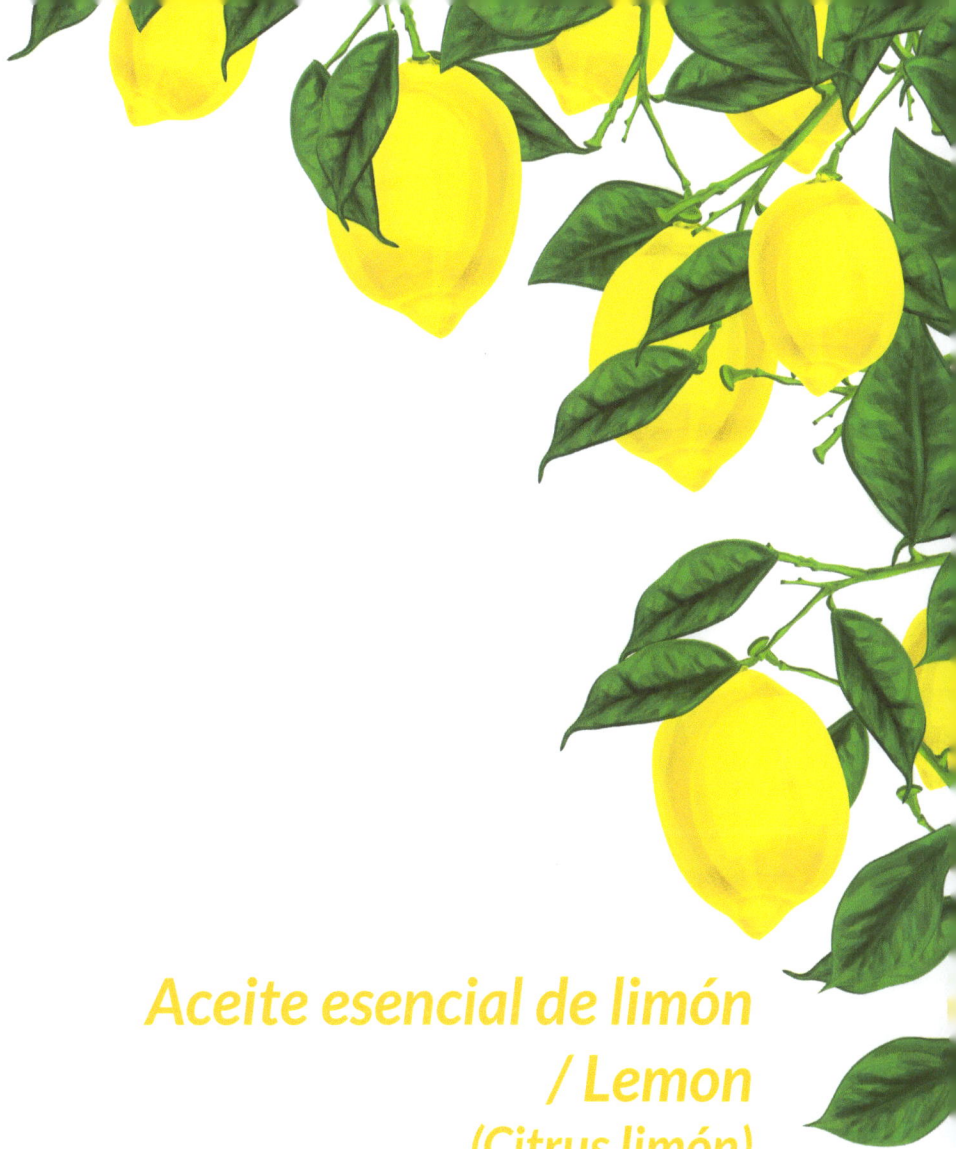

Aceite esencial de limón / Lemon

(Citrus limón)

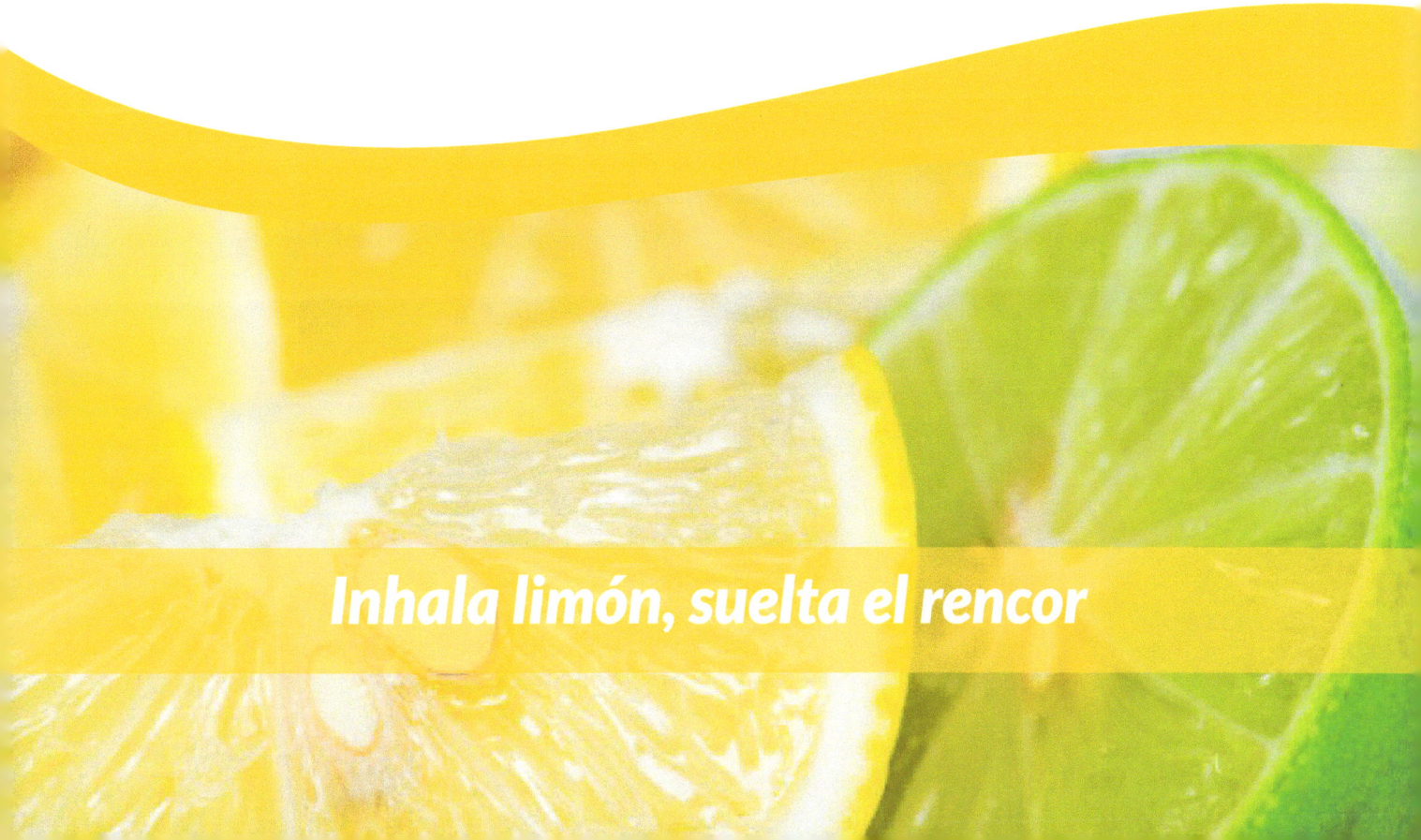

Inhala limón, suelta el rencor

El limón es la fruta de un árbol de corteza gris y hojas lustrosas que se cultiva en todo el mundo y es originario de Asia. El aceite esencial se extrae de la cáscara o la piel, a través de un proceso de prensado en frío. Su aroma cítrico es refrescante y revitalizante.

El limón es un poderoso limpiador. A nivel físico combate gérmenes, bacterias y virus. Desintoxica el hígado, combate el acné y la celulitis. A nivel emocional ayuda a disipar la ira, el odio y el rencor y además promueve la claridad mental y alivia ansiedad. Su aceite esencial purifica el aire y las superficies, y se puede usar como limpiador en toda la casa.

El aceite de limón contiene el compuesto d-limoneno que también tiene potentes propiedades de apoyo a la salud celular.

El D-limoneno es un componente importante en varios aceites cítricos, incluido el limón. Numerosos estudios han indicado que tiene actividad anticancerígena.

También es conocido por ser un solvente del colesterol y por el aliviar el reflujo gastroesofágico.

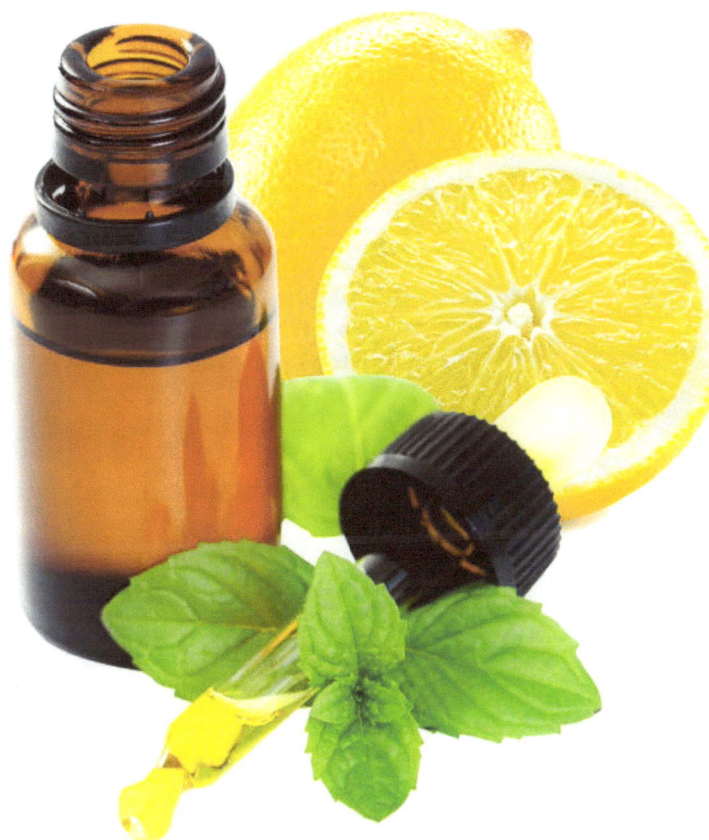

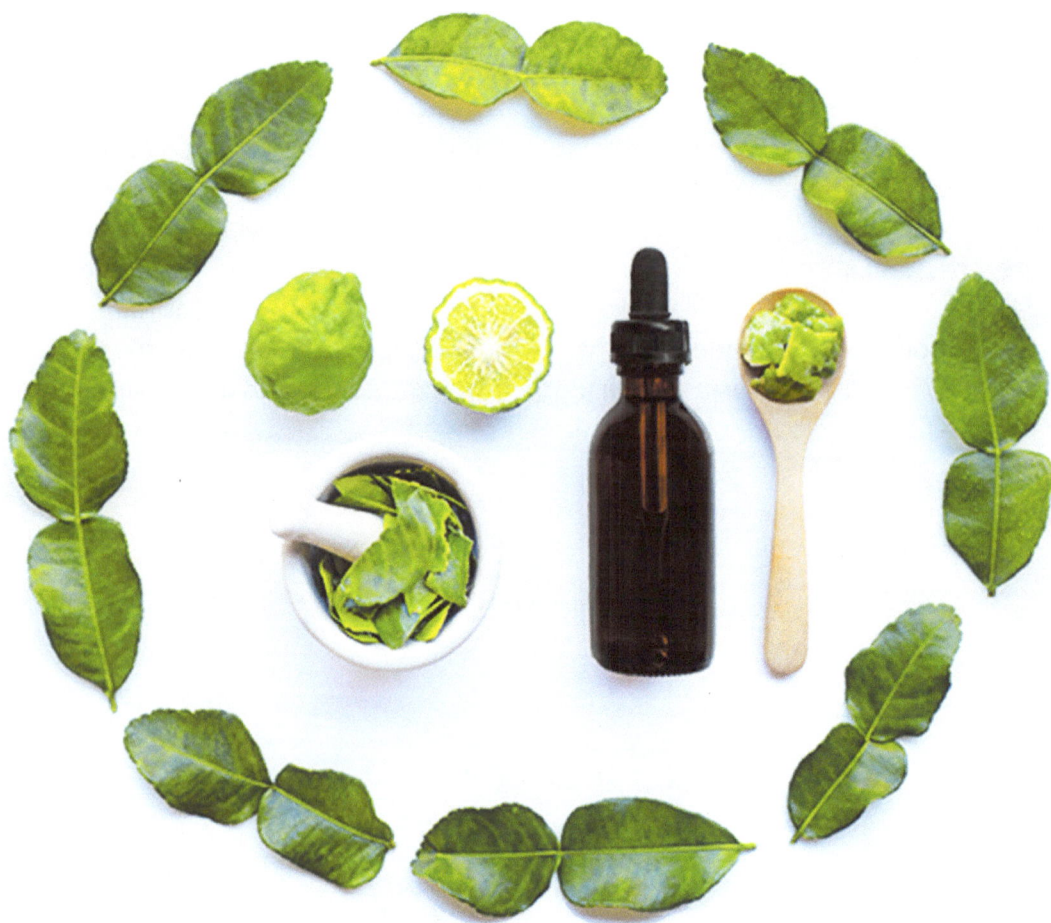

Datos históricos

Los practicantes de medicina ayurvédica han estado usando aceite esencial de limón para tratar un amplio espectro de afecciones sanitarias durante, al menos, mil años.

En la medicina tradicional china, el aceite de cáscara de limón es conocido por su capacidad de combatir condiciones relacionadas con la humedad, como el resfriado común, infecciones de cándida, heces blandas, problemas respiratorios y dolor de garganta.

Además, se ha utilizado a lo largo de la historia para apoyar la salud del hígado y como remedio natural contra los cálculos biliares.

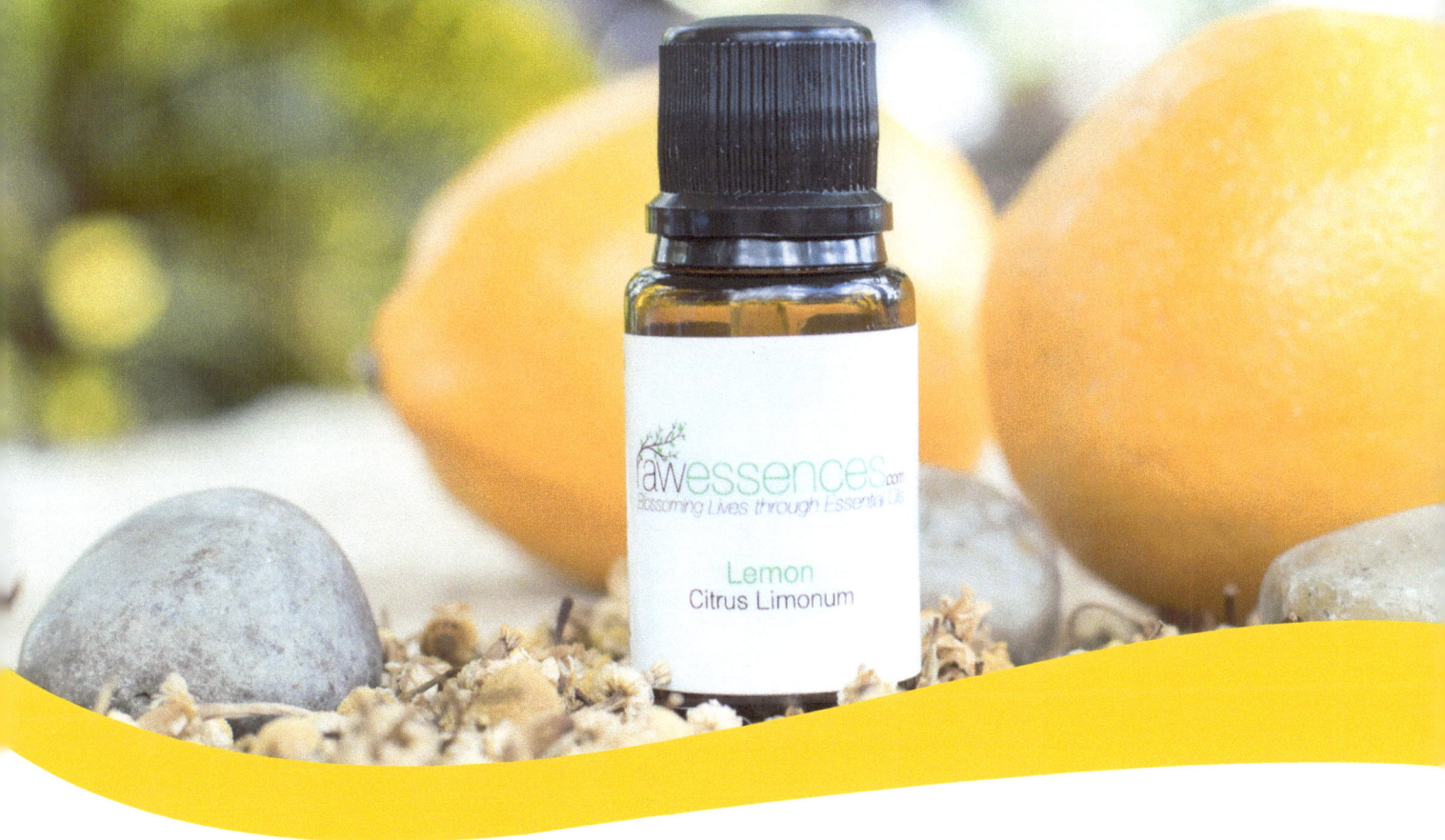

Propiedades:
CUERPO

- **Soporte inmune.** El aceite esencial de limón tiene propiedades que destruyen las bacterias y ayuda al cuerpo a deshacerse de las toxinas.
- Funciona como un antihistamínico natural, alivia el exceso de moco e inflamación.
- Promueve drenaje linfático y mejora la apariencia de celulitis.
- Alivia problemas circulatorios.
- Combate la hipertensión arterial.
- Ayuda a la digestión.
- El aceite de limón puede ayudar a combatir los síntomas de las alergias estacionales y el asma.
- Alivia síntomas de sinusitis.
- Combate la arteriosclerosis.
- Antitumoral.
- Antiséptico.
- Ayuda a combatir sobrepeso y obesidad.
- Ayuda a levantar el ánimo, mejorar la concentración y combatir las tendencias adictivas.

MENTE/ EMOCIONES

- Alivia ansiedad.
- Levanta el ánimo.
- Ayuda a disipar la sensación de odio y rencor.
- Promueve la claridad de pensamientos.

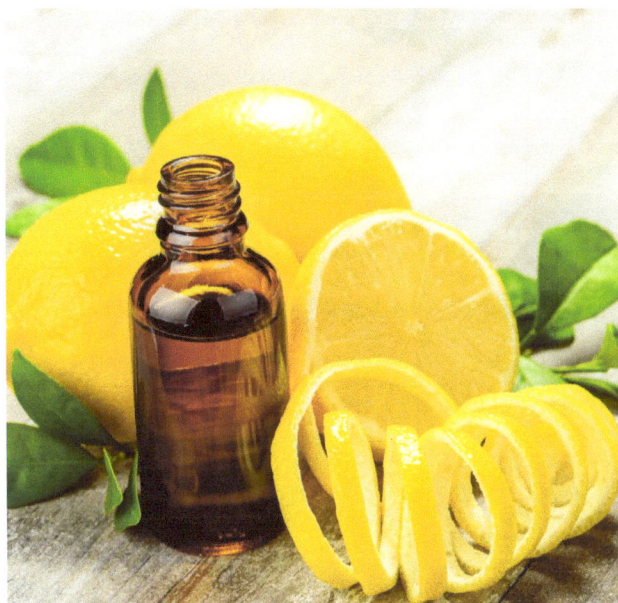

Limón en la práctica
5 Sugerencias

1- Difundir aceite esencial de limón para proteger tu entorno, en temporadas de gripe y resfriados.

2- Si alguna vez dejas la ropa en la lavadora durante mucho tiempo, solo agrega unas gotas de aceite esencial de limón antes de secarlas, para eliminar el olor a humedad.

3- Para sacar sustancias pegajosas como chicle o calcomanías/ stickers, simplemente utiliza entre 3 y 5 gotas de aceite esencial de limón y frota con un paño húmedo.

4- Prepara un quitaesmalte natural, libre de acetona y químicos nocivos. Solo necesitas mezclar 1/3 taza de vinagre de manzana, 10 gotas de aceite esencial de limón y 1/3 taza de alcohol. El limón es ácido y ayuda a eliminar el esmalte pero además contiene d-limoneno, que es un antioxidante que ayuda a mantener las uñas saludables.

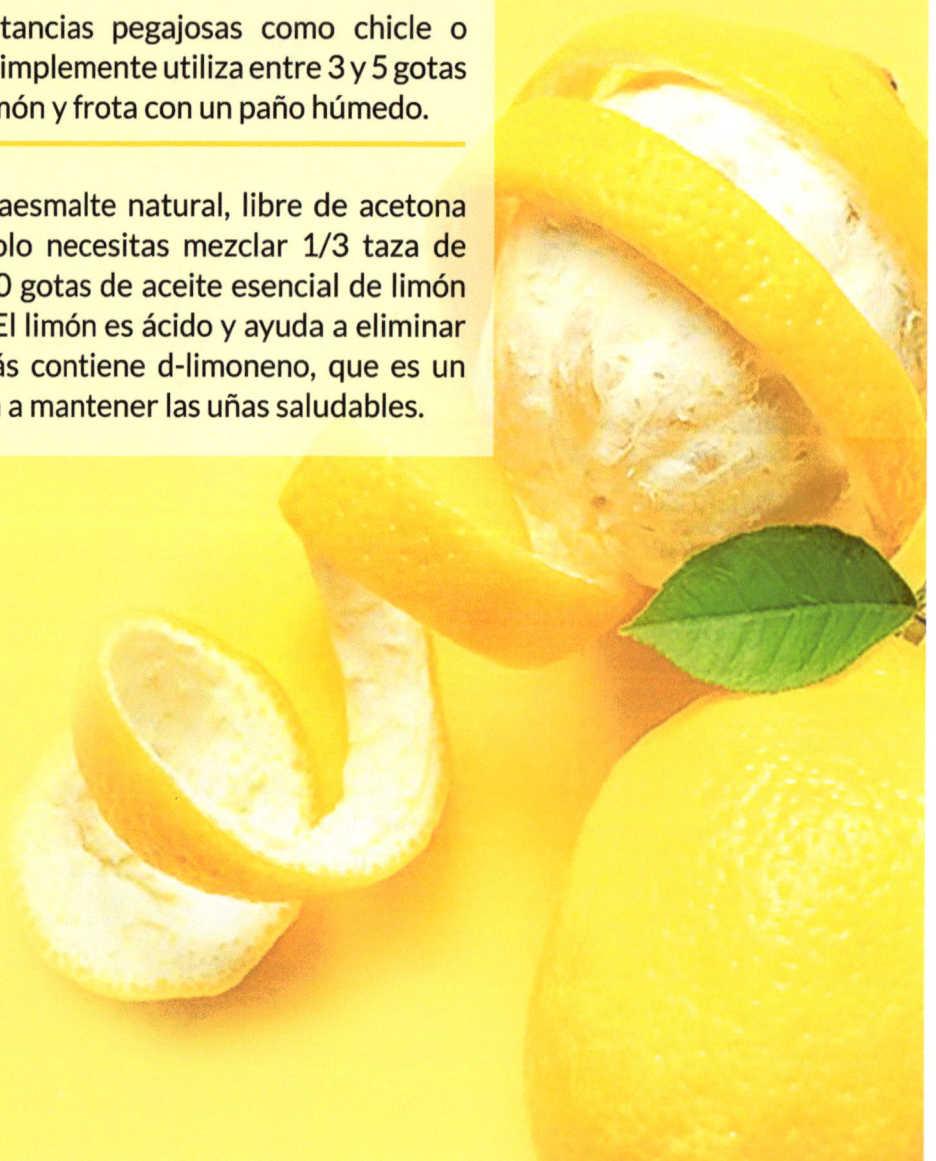

Crea un difusor artesanal!

Ingredientes

- 50 gotas de aceite esencial de limón
- 1 taza de aceite portador a elección. Se sugiere jojoba o uvas, porque no tienen fuerte aroma.
- Un frasco de vidrio.
- Varillas de bambú.

Preparación y uso sugerido:

1- Mezclar el aceite portador con el aceite esencial y verter en el frasco de vidrio.

2- Introducir las varillas dentro del frasco y colocarlo en la habitación que desea aromatizar. Cuanto más pequeño sea el cuello de la botella o frasco que se utilice, se evaporará el líquido de manera más paulatina y mayor será la duración del aroma del difusor.

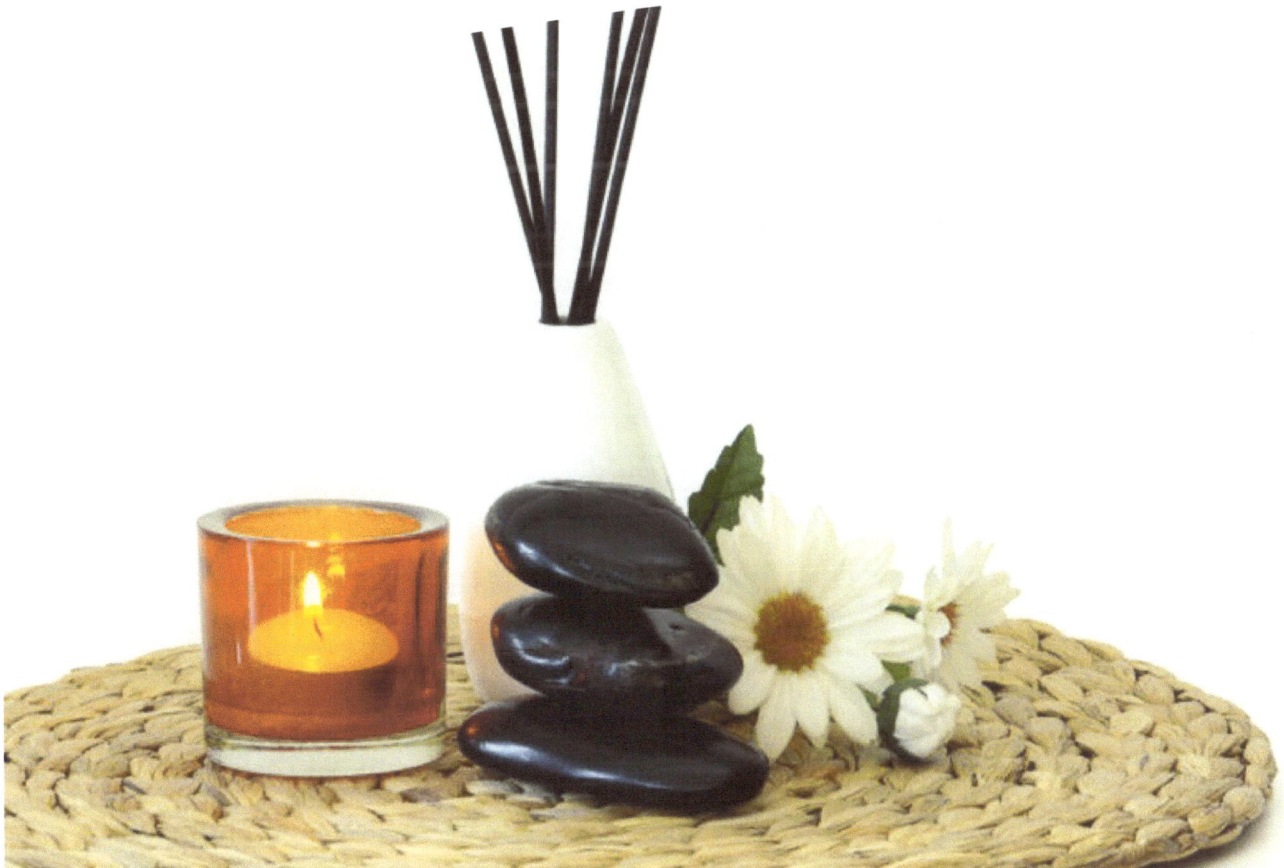

Precauciones

El aceite esencial de limón es un aceite esencial fototóxico. Para prevenir fotosensibilidad, es importante evitar la luz solar directa entre 12 a 24 horas después de la aplicación externa.

Se recomienda la dilución. El efecto fototóxico también se evita utilizando el aceite de limón diluido en un aceite portador. Dosis recomendada: 10 gotas de aceite de limón por 30 ml de aceite portador, como jojoba, coco, almendras, etc.

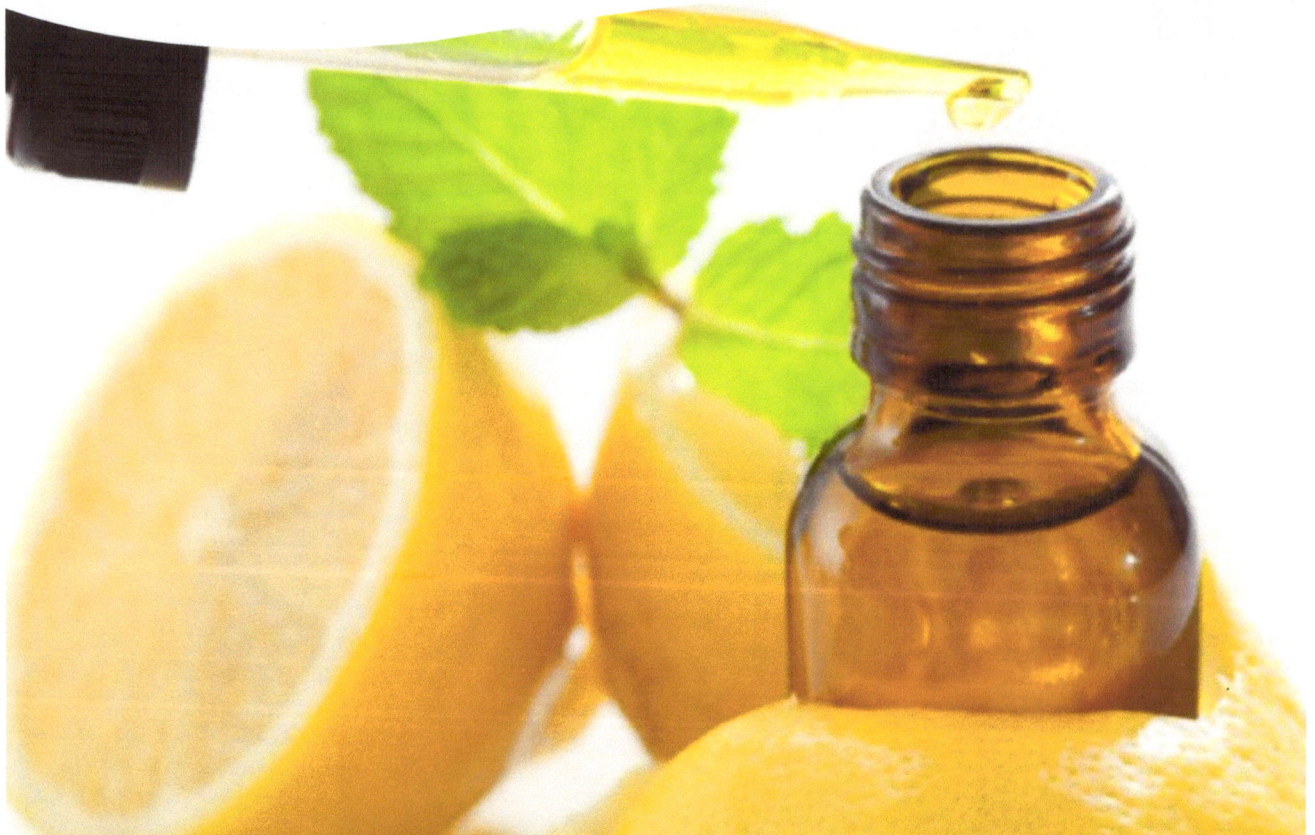

¿Qué significa que un aceite esencial es fototóxico?

Implica que si el aceite esencial se aplica a la piel y luego se sale al sol o se expone a la luz ultravioleta (como una cama solar, por ejemplo), el aceite puede provocar una reacción, ya sea ardor, quemadura, ampolla o decoloración de la piel.

Algunas investigaciones sobre el aceite esencial de limón:

Un estudio de 2014 encontró que la aromaterapia con aceite de limón redujo las náuseas y los vómitos durante el embarazo. La intensidad de náuseas y vómitos en el grupo que había inhalado aceite de limón fue significativamente más baja. (Yavari Kia P, Safajou F, Shahnazi M, Nazemiyeh H. The effect of lemon inhalation aromatherapy on nausea and vomiting of pregnancy: a double-blinded, randomized, controlled clinical trial. Iran Red Crescent Med J. 2014; 16(3):e14360. doi:10.5812/ircmj.14360).

El aceite esencial de limón se muestra prometedor en tener fuertes efectos anti-estrés, según un estudio publicado por Brain Research. (Lemon oil vapor causes an anti-stress effect via modulating the 5-HT and DA activities in mice. Behave Brain Res. Retrieved from https://www.ncbi.nlm.nih.gov/pubmed/16780969)

Según el artículo publicado en Psychogeriatrics en 2009, 28 adultos mayores (incluidas 17 personas con enfermedad de Alzheimer) utilizaron aromaterapia con limón, romero y lavanda durante 28 días. Los resultados del estudio mostraron que la aromaterapia condujo a una mejora significativa en ciertas medidas de la función cognitiva, especialmente entre los pacientes con Alzheimer (Effect of aromatherapy on patients with Alzheimer's desease. Psychogeriatrics 2009; 9: 173–179)

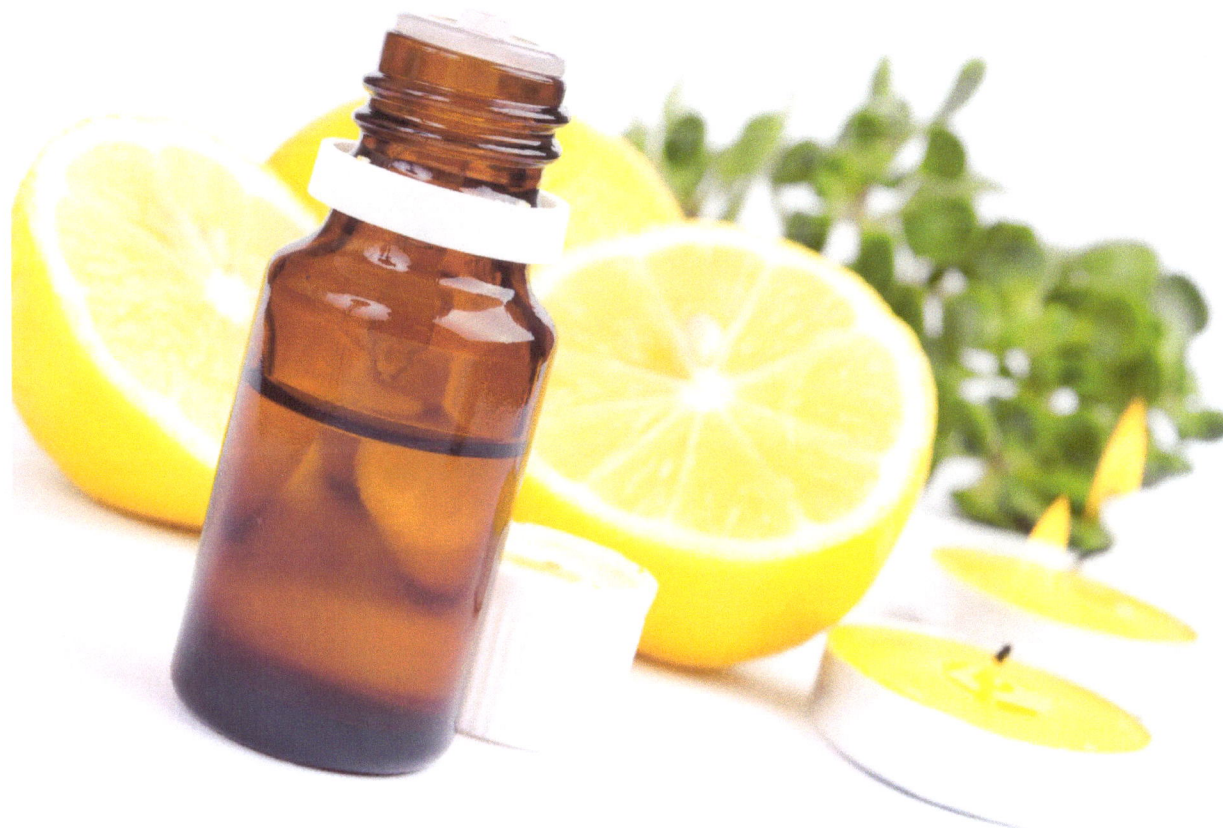

Capítulo II

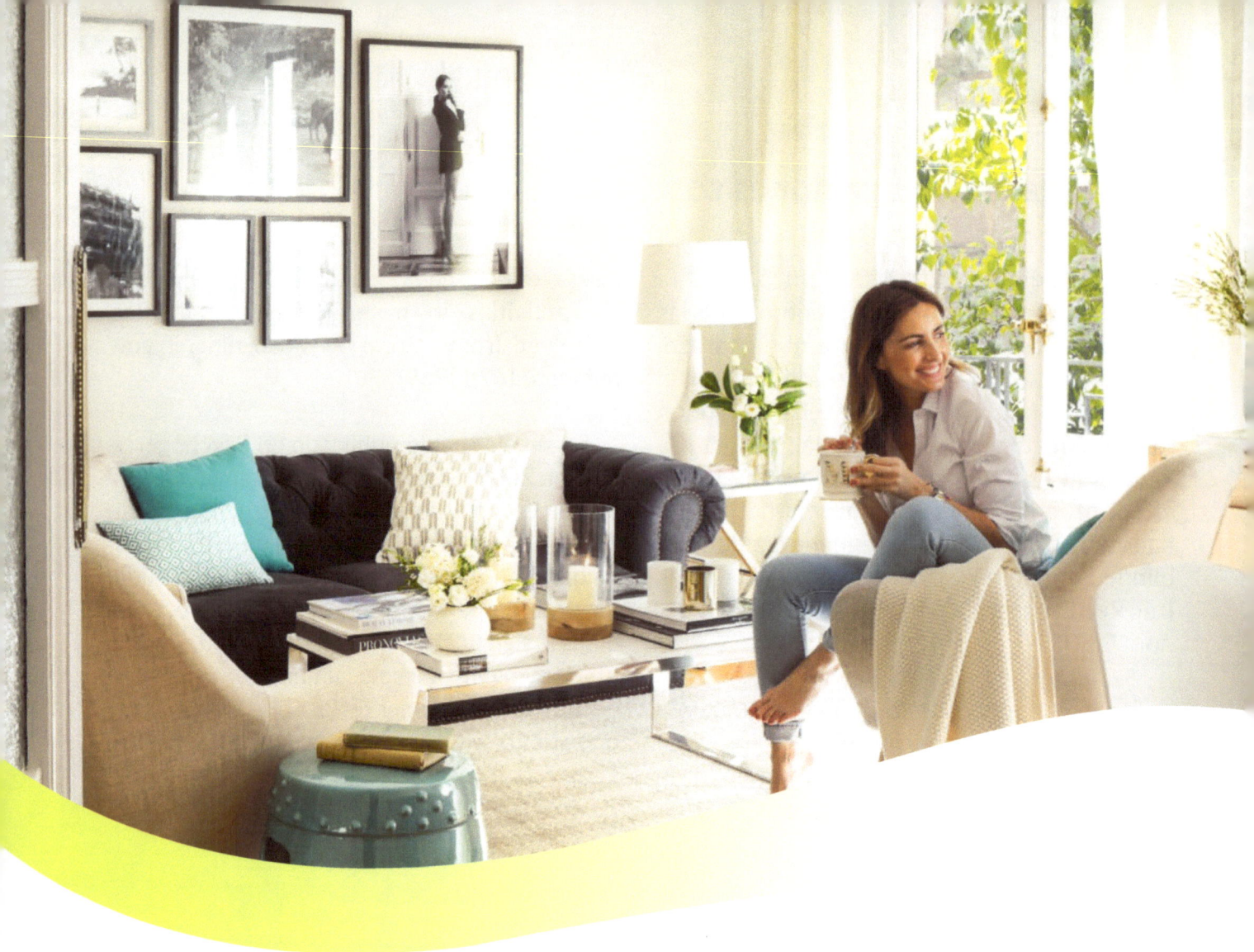

Aromaterapia para armonizar nuestro ambiente

Los aceites esenciales premium y de calidad terapéutica provocan efectos positivos en nuestras emociones. Una manera sencilla y efectiva de aprovecharlos es conociendo sus propiedades y creando atomizadores caseros.

Olvídate de los desodorantes de ambiente que contaminan el aire.

Es hora de empezar a crear tus propios "mist" aromatizadores, que además armonizan tus emociones, combaten gérmenes naturalmente y refuerzan tu sistema inmunológico.

¿Qué necesitas para crear tu aromatizador natural?

1 botella (60 ml) con atomizador (tapa spray) llena de agua destilada o filtrada.

10 a 15 gotas de aceites esenciales combinados.

Sugerimos que la botella sea de vidrio o de plástico PET, ya que los aceites esenciales son tan fuertes y concentrados que desgastan el plástico común, acarreando los químicos tóxicos en el agua.

Atomizadores Sugeridos:

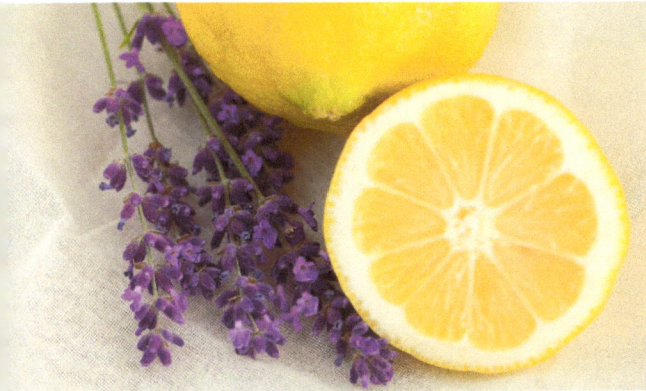

Mist relajante
Lavanda y Limón: usado para aliviar el estrés y la sensación de ansiedad, ayuda a disipar miedos y promueve un descanso tranquilo.

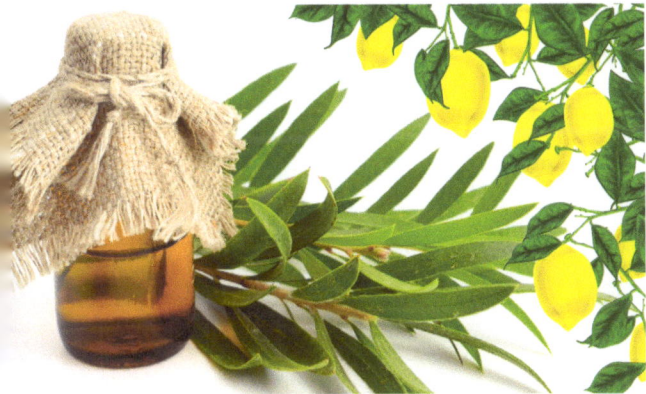

Mist desinfectante
Tea Tree (Aceite de árbol de té) y Limón: ayuda a proteger a tu familia de virus, bacterias y hongos que pueden ser perjudiciales para su salud.

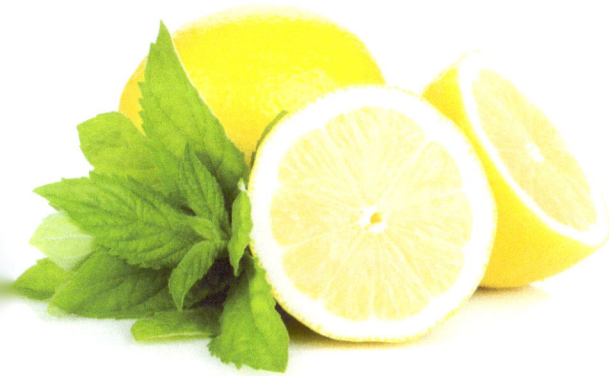

Mist energizante
Menta y Limón: excelente infusión de energía que además promueve la concentración y la claridad mental y estimula a memoria.

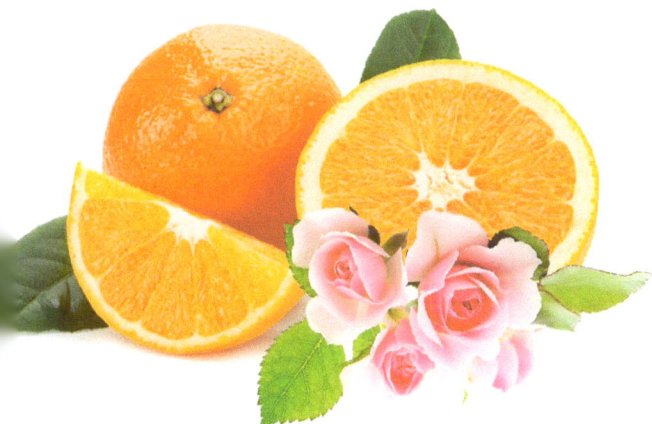

Mist edificante
Rosas y Naranja: ayuda a levantar el ánimo y a balancear las emociones.

Estas combinaciones también son ideales para utilizar en difusores eléctricos y hornitos a vela.

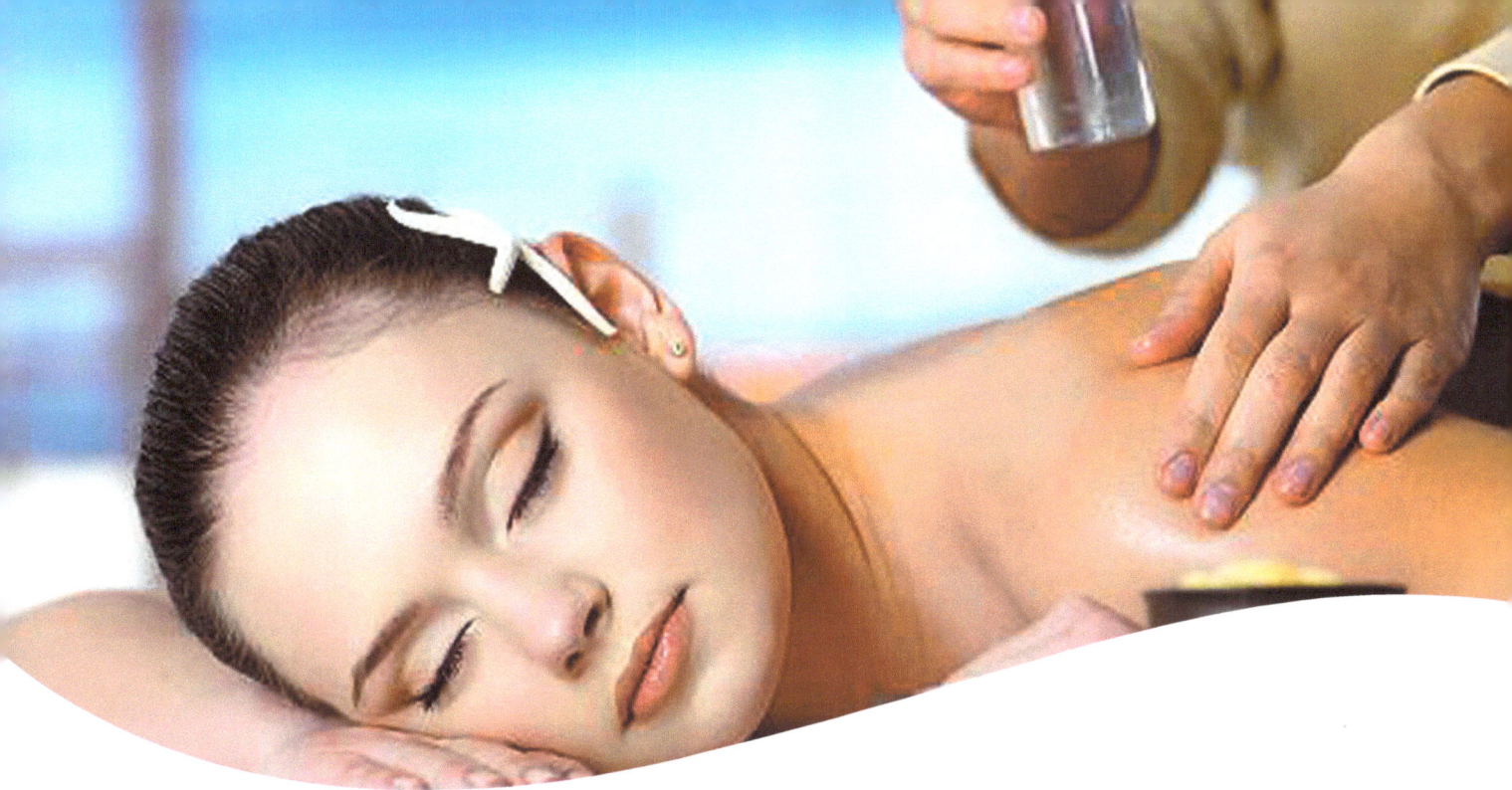

Uso tópico de los aceites esenciales

"La naturaleza no hace
nada incompleto ni nada en vano".

- Avicena

El uso de los aceites esenciales, la preparación y aplicación de las recetas quedan a criterio exclusivo de los usuarios. *RawEssences* y la autora no se responsabiliza por daños causados por negligencia o uso de los aceites esenciales y preparaciones.

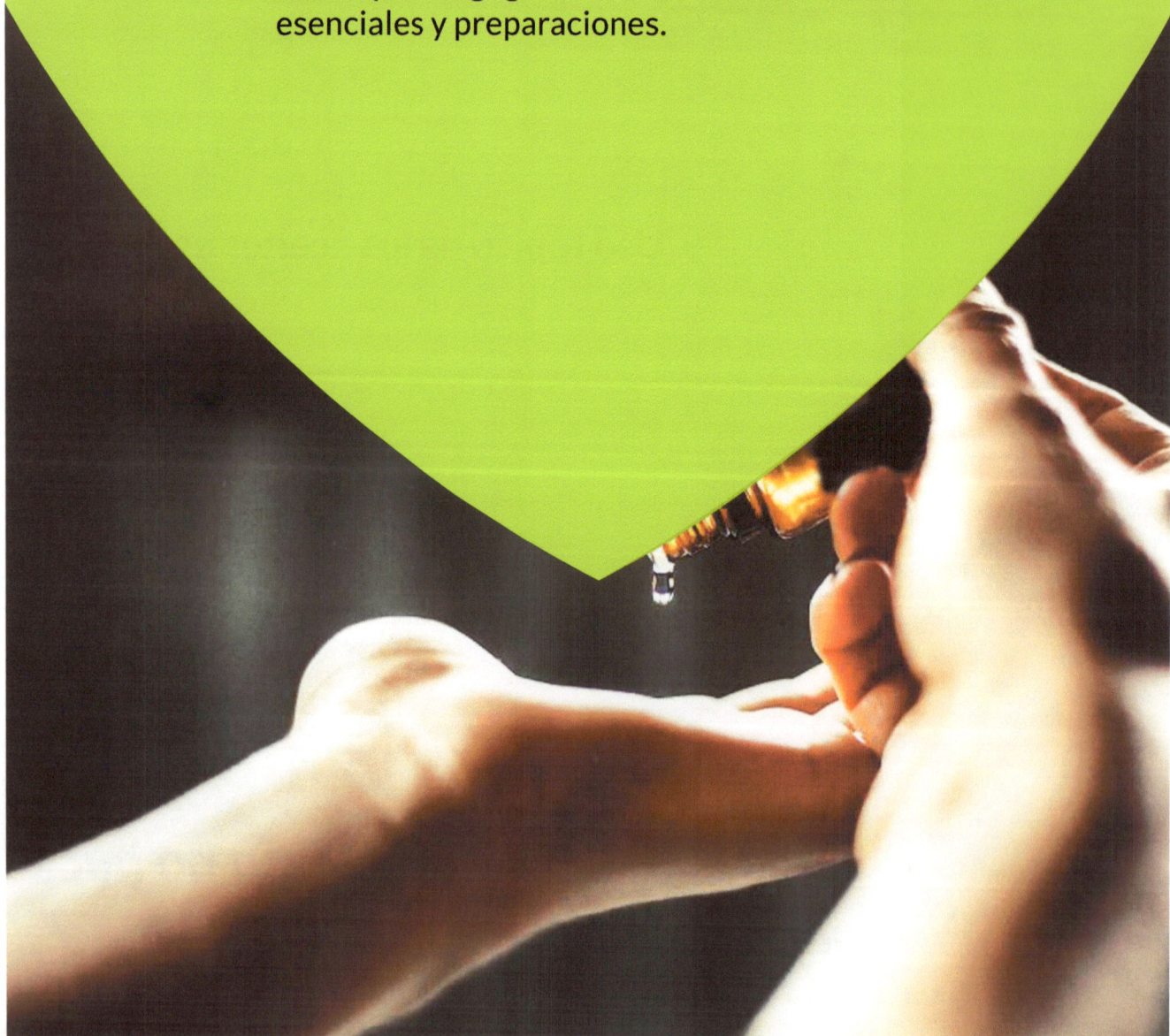

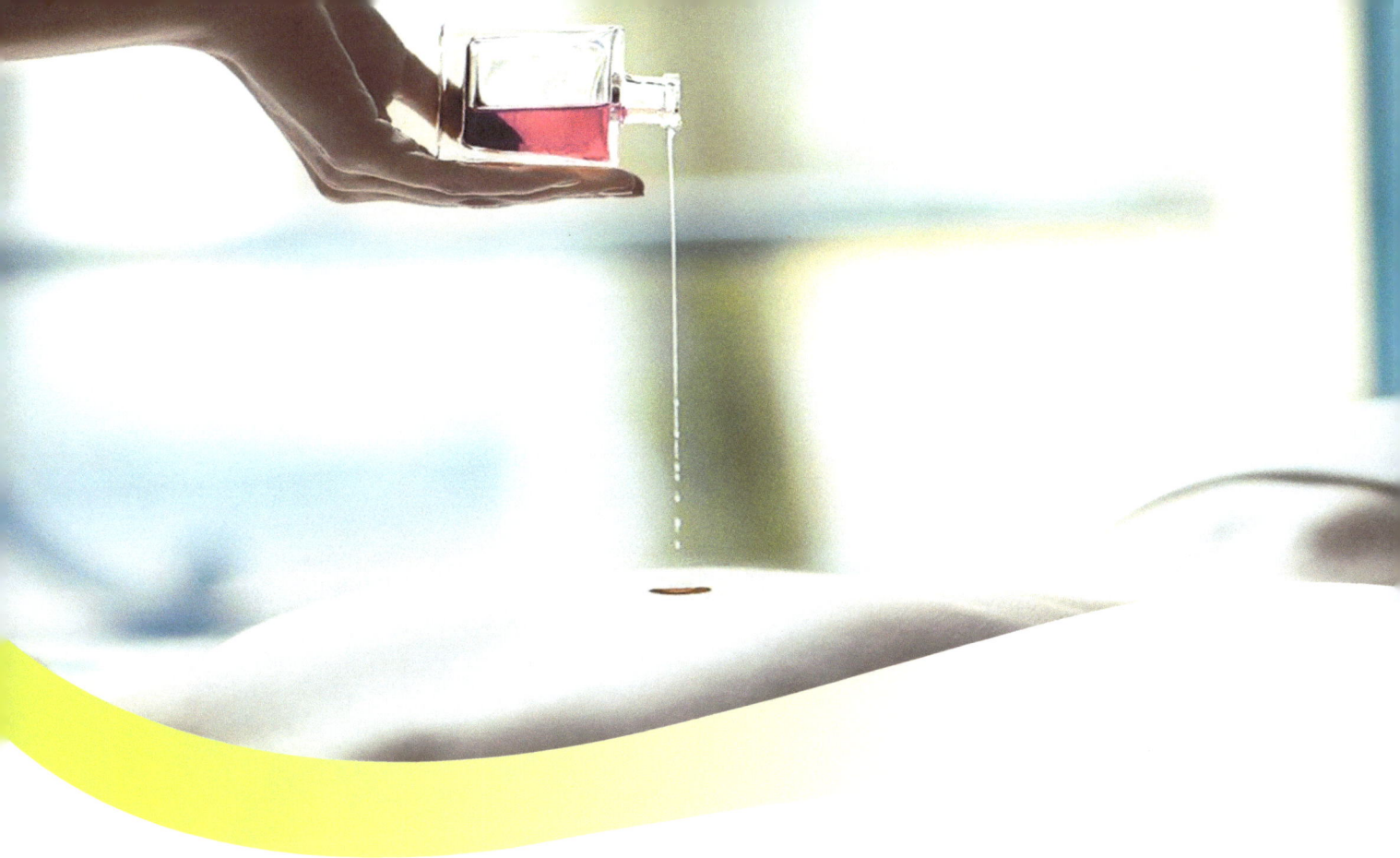

Aplicación tópica de aceites esenciales

En capítulos anteriores profundizamos sobre el uso aromático de los aceites esenciales. Ahora es momento de aprender a usarlos en forma tópica.

Al utilizar los aceites esenciales sobre la piel recibimos los beneficios de la inhalación directa porque los aceites esenciales son livianos y volátiles y el aroma llega en segundos a nuestras fosas nasales, pero además tenemos la oportunidad de aliviar malestares localizados y mejorar la salud de la piel.

Muchos aceites cuentan con propiedades antioxidantes, antibacterianas, purificadoras, antiinflamatorias, regeneradoras y cicatrizantes, entre otras. Las moléculas penetran en segundos por la membrana cutánea, se absorben rápidamente al torrente sanguíneo y son distribuidas por todo el cuerpo. Llegan con sus propiedades terapéuticas a los músculos, la sangre, los huesos, las articulaciones y los órganos.

Para producir una pequeña botella de aceite esencial se necesita una gran cantidad de plantas. Por ejemplo, para obtener 5 ml de aceite esencial de rosas se requieren ¡más de 10 kg de pétalos! Esto significa que son sustancias muy concentradas y que basta muy poca cantidad experimentar sus beneficios.

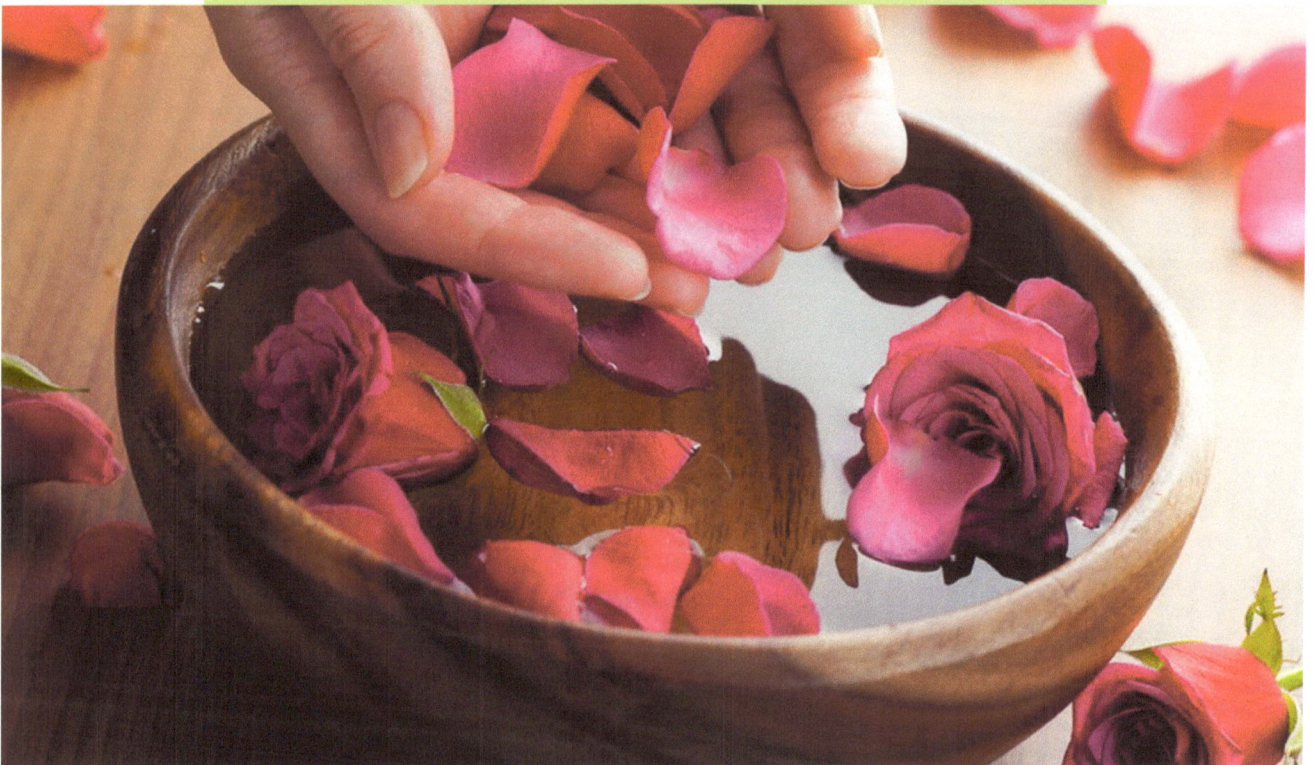

Por tratarse de sustancias muy concentradas y poderosas es importante manejarlas con cuidado. Diluir los aceites esenciales en sustancias más densas que permitan una absorción gradual es la manera ideal de aplicarlos en forma tópica.

Los aceites esenciales son líquidos hidrofóbicos (no se disuelven en agua) y lipofílicos (se mezclan bien en las grasas), esto quiere decir que para que se diluyan correctamente y puedan ser aplicados sobre la piel debemos utilizar aceites vegetales conformados principalmente por ácidos grasos, llamados comúnmente aceites portadores o vehiculares.

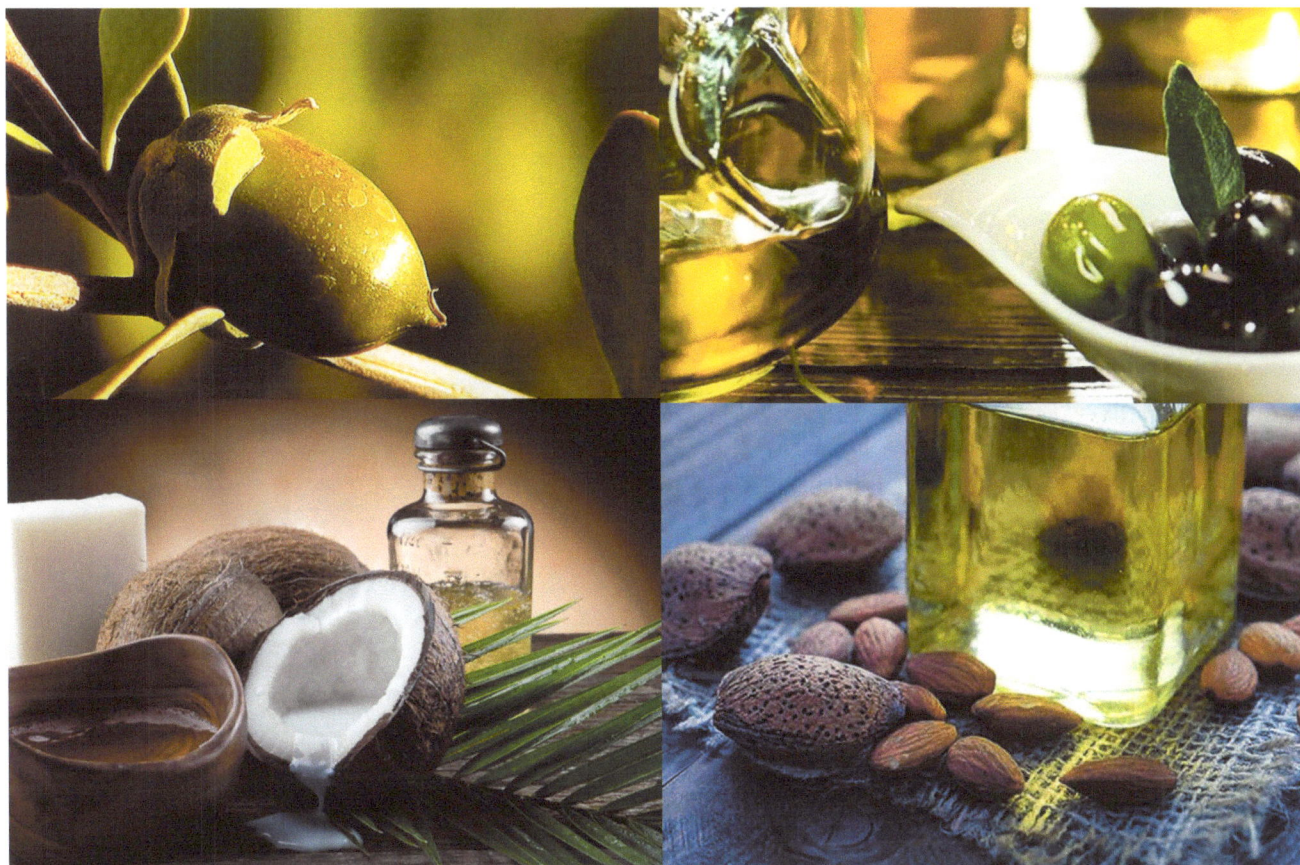

¿Qué son los aceites portadores o vehiculares?

Son sustancias que sirven de vehículo para conducir los aceites esenciales y se obtienen en su mayoría de semillas y frutos. A diferencia de los aceites esenciales, están conformados principalmente por ácidos grasos y casi no tienen aroma. Cuentan con un alto valor nutritivo y propiedades beneficiosas para la piel. Algunos de los más conocidos son jojoba, oliva, coco y almendras.

Los aceites portadores sirven de vehículo para los aceites esenciales. Permiten la absorción de los aceites esenciales en forma más suave y efectiva. Evitan la evaporación, previenen irritaciones y potencian las propiedades de los aceites esenciales, aportando propiedades nutritivas, hidratantes, regeneradoras y antioxidantes, entre otras.

Aceites esenciales y portadores se combinan para preparar brebajes para masaje, ungüentos, cremas, lociones y jabones.

Los aceites vegetales que se emplean como portadores deben obtenerse por prensado en frío y filtrados sin adición de solventes. Al igual que los esenciales, deben estar libres de aditivos sintéticos, colorantes e impurezas. Los aceites minerales no son adecuados, ya que no penetran en la piel, además, pueden inhibir o debilitar la acción de los aceites esenciales.

Beneficios de utilizar aceites portadores

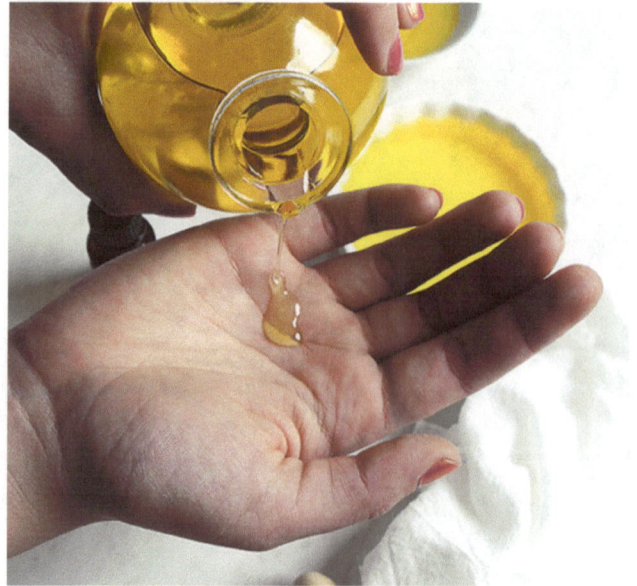

- Ayudan a que los aceites esenciales se absorban en forma gradual y efectiva.
- Evitan la evaporación.
- Previenen irritación.
- Acentúan y potencian las propiedades de los aceites esenciales, aportando propiedades nutritivas, hidratantes, regeneradoras y antioxidantes, entre otras.

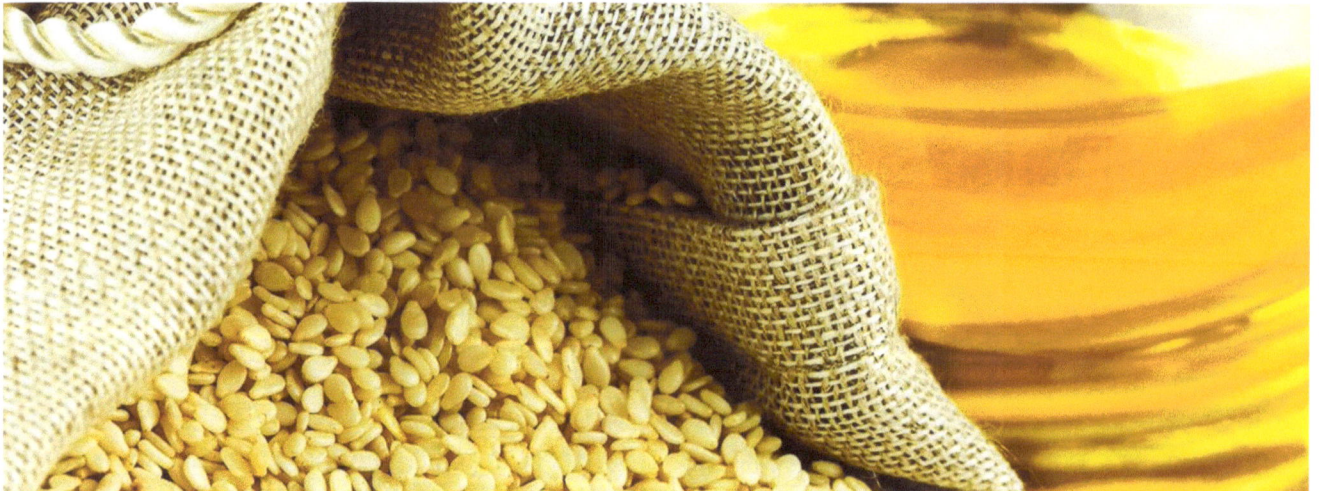

La mayoría de las veces que se han reportado reacciones adversas de la piel, han sido por la aplicación de aceites esenciales puros sin diluir, directamente sobre la membrana cutánea.

No obstante, aun cuando se utilizan aceites esenciales diluidos correctamente en aceites vehiculares, es recomendable hacer una pequeña prueba para observar la reacción, aplicando una pequeña cantidad en las partes de la piel más sensibles, como el interior del brazo. Algunos aceites portadores, como germen de trigo o sésamo, podrían generar reacciones alérgicas en personas propensas.

Dilución sugerida

Uso diario

10 gotas de aceites esenciales en 1 onza (30 ml/ 28 gr) de aceite portador, loción, crema o manteca corporal.

Para aliviar un dolor o como soporte a una condición de salud específica y por corto plazo

Entre 15 y 20 gotas de aceites esenciales en 1 onza (30 ml/ 28 gr) de aceite portador, loción, crema o manteca corporal.

Embarazadas, niños, ancianos y personas con piel sensible

5 gotas de aceites esenciales en 1 onza (30 ml/ 28 gr) de aceite portador, loción, crema o manteca corporal.

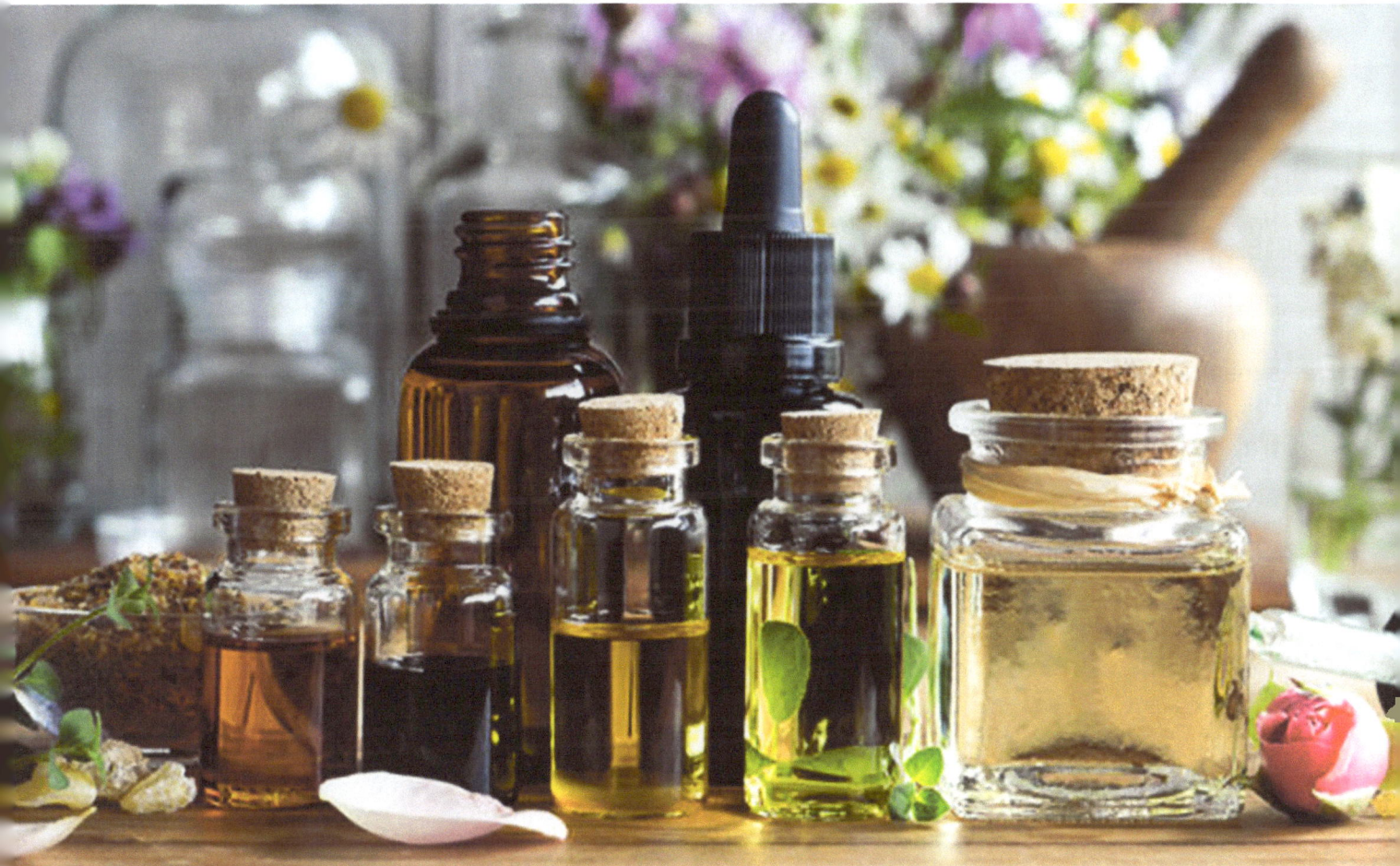

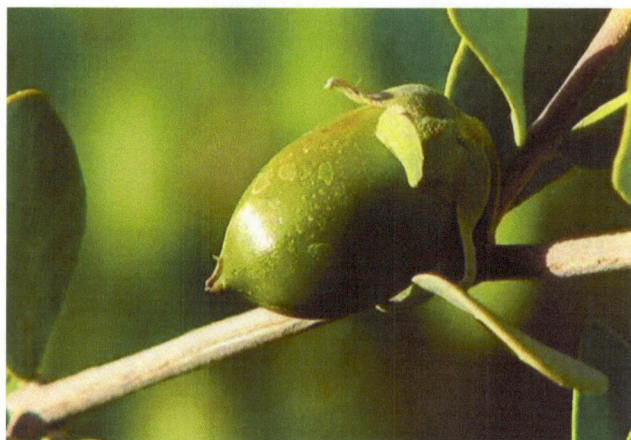

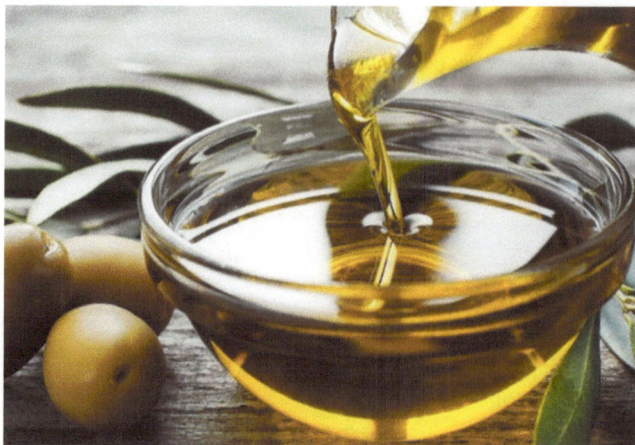

Aceite de jojoba

(Simmondsia chinensis)

Es un arbusto procedente de los desiertos de Sonora (México) y de Mojave en Estados Unidos. Aunque se le llama aceite es en realidad una cera líquida. Tiene una gran estabilidad, no se pone rancio y puede conservarse en buenas condiciones durante un período de tiempo prolongado. Tiene una composición similar al sebo natural de la piel, es por eso que regula la producción de sebo y es muy útil en tratamientos de acné o rosácea.

Se absorbe rápidamente y no deja la piel grasosa. Es anticomedogénico (no tapa los poros), no suele causar reacción alérgica o irritación, es antibacterial, humectante, antioxidante y es rico en vitamina E. Por todas estas características es uno de los aceites portadores más populares.

Aceite de oliva

(Olea europaea)

Extraído de las aceitunas por un proceso de presión en frío, el aceite de oliva es rico en compuestos antiinflamatorios y antioxidantes. Se usa como portador de aceites esenciales y ayuda a hidratar la piel, acelerar la cicatrización de heridas y combatir infecciones. Se conserva alrededor de seis meses.

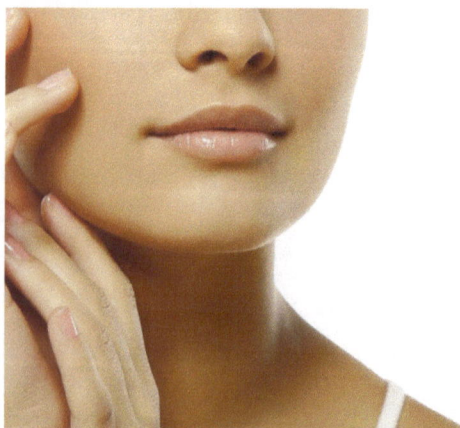

Aceite de coco

(Cocos nucifera)

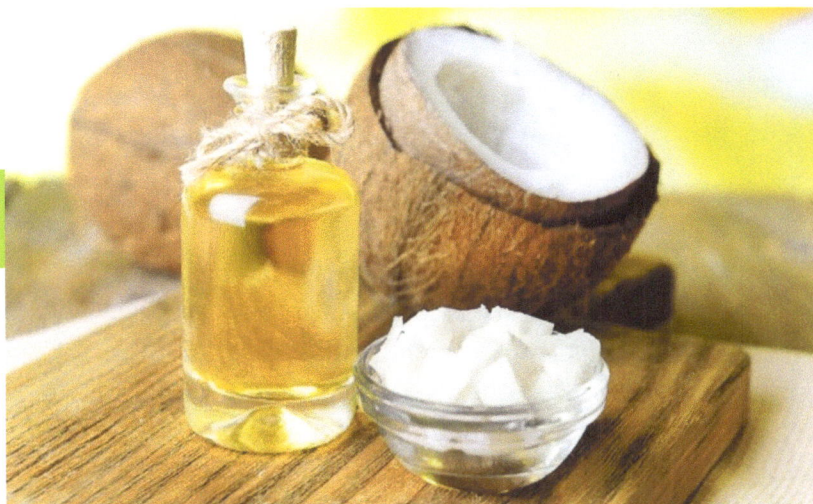

Este aceite se obtiene de la presión en frío de la pulpa blanca del coco. Tiene altos beneficios nutricionales y contiene grasas saturadas que ayudan a la piel a mantenerse hidratada y suave. Cuenta con propiedades antisépticas, antinflamatorias y antimicrobianas. Es refrescante e ideal para piel seca y cabellos dañados. Es un aceite portador eficaz porque tiene un peso molecular bajo, lo que le permite penetrar en la piel en un nivel más profundo. Ayuda a calmar irritación y picazón. Puede durar alrededor de dos años.

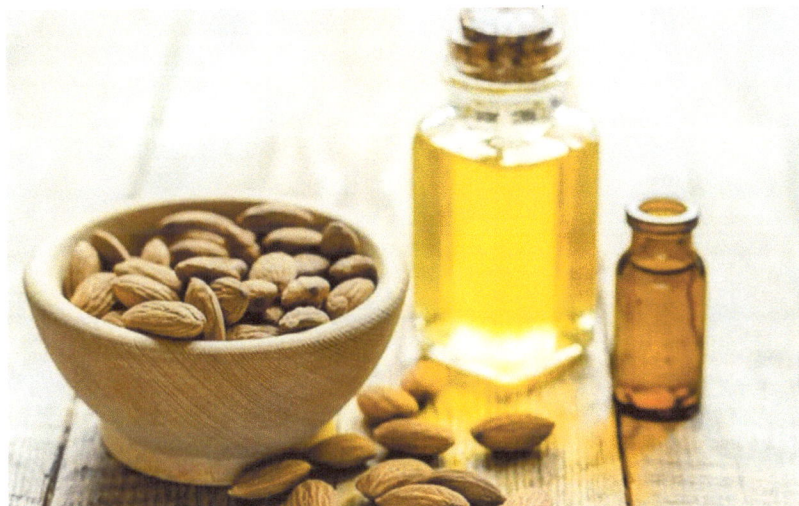

Aceite de almendras

(Prunus dulcis)

Es originaria del suroeste de Asia y Medio Oriente. El aceite vegetal que se obtiene de la almendra dulce es en general apto para piel sensible, incluyendo la piel del bebé. Se usa comúnmente como aceite portador porque contiene antioxidantes y ayuda a mantener la piel suave y tersa. El aceite de almendras ayuda a reducir la apariencia de ojeras e inflamación, combate el envejecimiento prematuro y promueve la renovación de las células de la piel. Se conserva entre seis meses y un año.

Uso de aceites esenciales sin diluir.

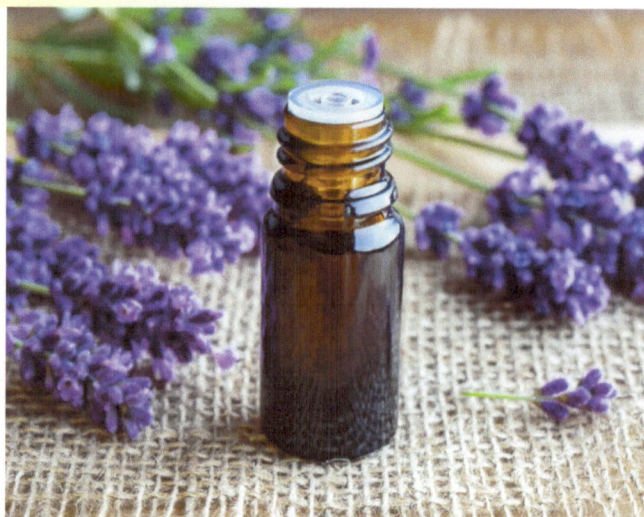

En líneas generales, la dilución es recomendada. No obstante, ciertos aceites esenciales como el aceite de lavanda (lavanda angustifolia) a veces pueden aplicarse en pequeñas cantidades, sin diluir. Por ejemplo, una gotita de aceite de lavanda, para aliviar el malestar de una picadura de insecto.

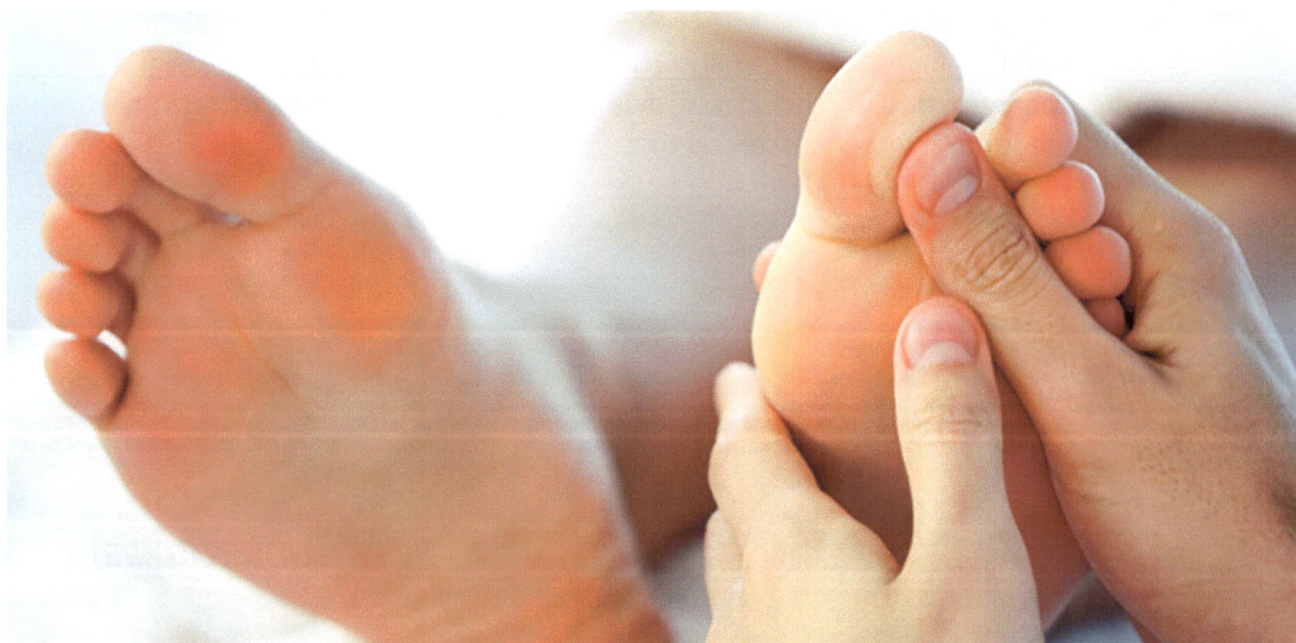

La **planta de los pies** es una de las vías más seguras y efectivas de utilizar la aromaterapia en general y algunos aceites esenciales en forma pura. **Segura,** porque la piel de la planta del pie es más gruesa que el resto del cuerpo, lo que minimiza la posibilidad de irritación. Efectiva, porque los aceites esenciales son muy concentrados y penetran en segundos en la piel.

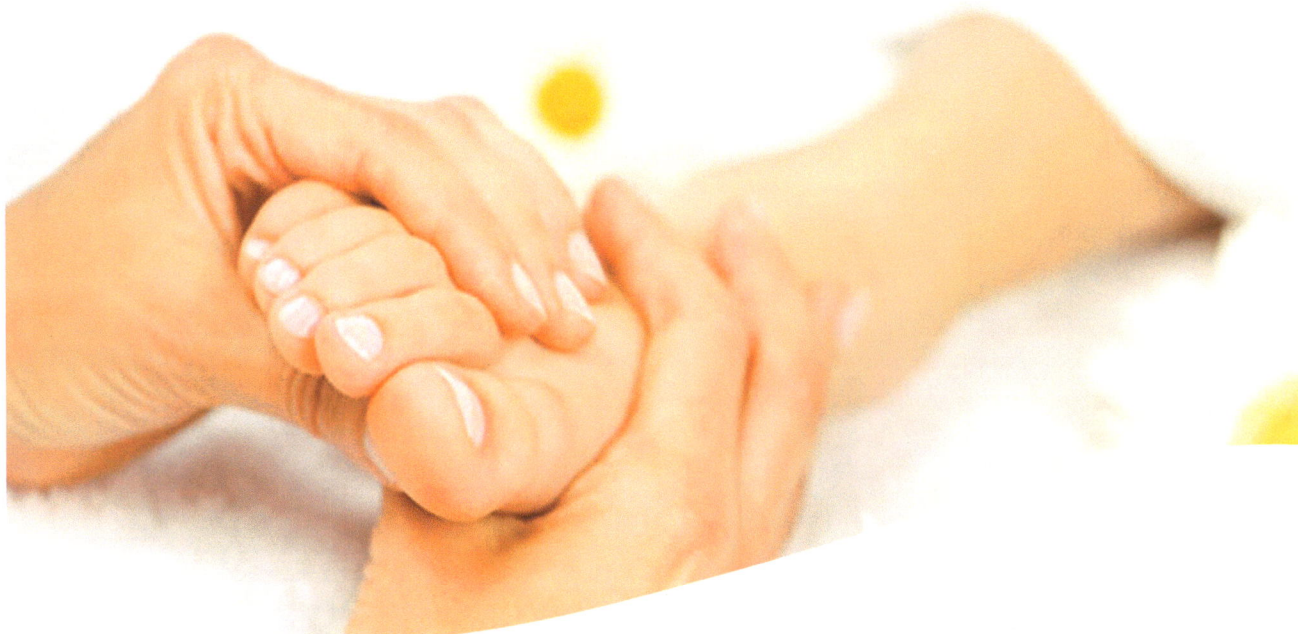

Aceites esenciales y reflexología podal

Definida también como "ciencia de los reflejos", la reflexología podal entiende que los diferentes puntos de las plantas de los pies reflejan determinados órganos del cuerpo. Además de los pies, la cabeza y las manos también conectan con la energía de otros órganos y son zonas de gran concentración de terminaciones nerviosas.

La reflexología propone, mediante el tacto, desbloquear los conductos de energía de cualquier atasco que pueda sufrir, acudiendo a los puntos de reflejo.

El reflejo, es la reacción involuntaria manifestada en determinada zona del cuerpo en respuesta a un estímulo externo o interno, transmitida a la médula espinal a través de las terminaciones nerviosas. Si tenemos en cuenta, que expertos creen que el estrés provoca hasta 90 por ciento de todas las enfermedades, la reflexología puede ayudar a prevenirlas, permitiendo el flujo sanguíneo adecuado y la circulación de la energía, y promover la desintoxicación.

Existen más de 7.200 terminaciones nerviosas en cada pie. Estimular estos nervios tiene un gran impacto en todo el cuerpo.

La forma moderna de reflexología fue revelada por primera vez a principios del siglo XX por un cirujano llamado Dr. William Fitzgerald. Descubrió que ejerciendo presión sobre las puntas de los dedos, podía anestesiar ciertas partes del cuerpo. A partir de esto, Fitzgerald dividió el cuerpo en 10 zonas iguales y al usar bandas elásticas ajustadas en las secciones medias de los dedos o pequeñas pinzas, encontró que ya no era necesario usar anestesia en cirugías menores. Este procedimiento se llamó "terapia de zonas".

Una fisioterapeuta llamada Eunice Ingram, trabajaba en un consultorio médico donde la terapia del Dr. Fitzgerald estaba siendo utilizada en las manos de los pacientes. Ingram pensó entonces, que podría ser más efectiva si se practicaba con los pies, en lugar de las manos. Cuidadosamente, mapeado los pies, dividió las plantas y asignó cada zona a cierta parte del cuerpo.

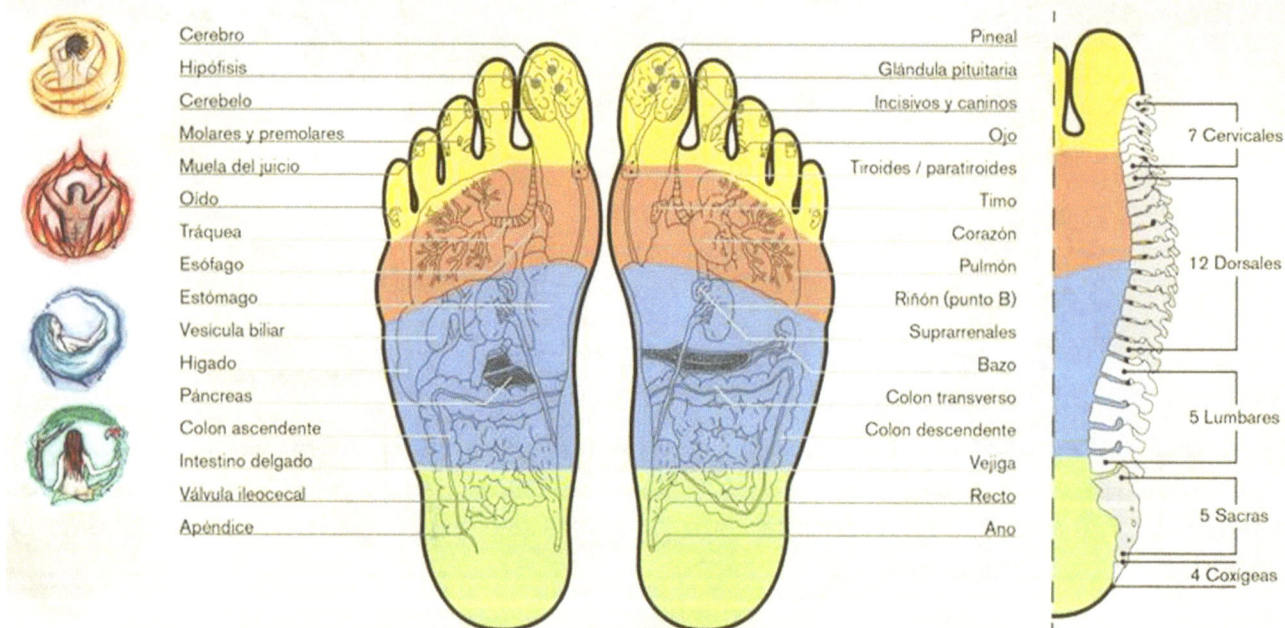

Para potenciar la reflexología, se utilizan generalmente 3 gotas de aceites esenciales sin diluir en los puntos reflejos de las plantas de los pies, según instrucciones del profesional.

Para cada terapia de reflexología, habrá un aceite esencial indicado, para cada momento y estado de ánimo. Despejar la mente, estimular la creatividad, aplacar el estrés y calmar dolores, son algunos de los resultados que surgen de la combinación entre un masaje o presión adecuada y las propiedades del aceite elegido.

Aceite esencial de naranja dulce / Sweet orange
(Citrus sinensis)

Inhala naranja, suelta la tristeza...

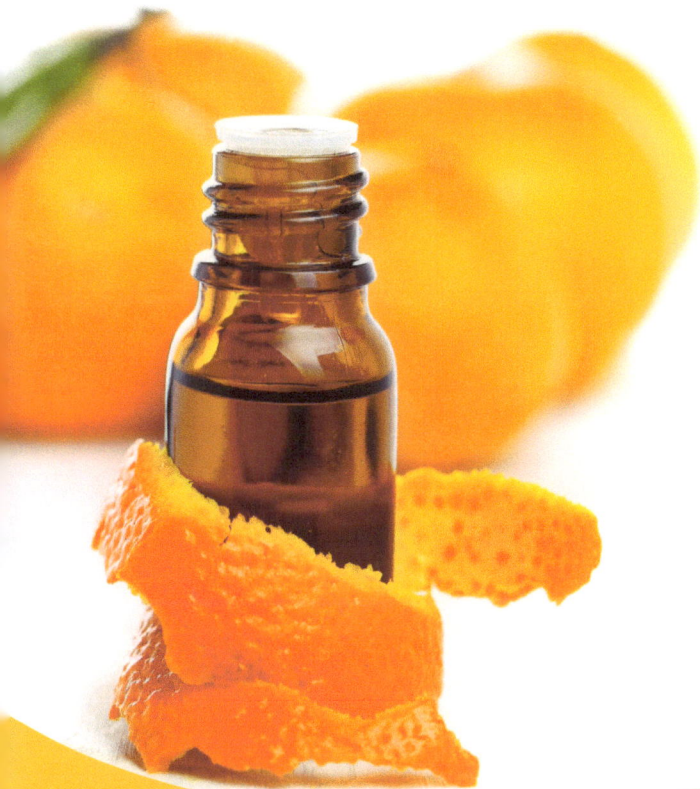

La naranja dulce es el fruto de un árbol de hojas verde claro y brillantes y flores blancas muy perfumadas. Es originario de Asia y el aceite esencial se extrae de la cáscara de la fruta, por un proceso de prensado en frío o por el método de destilación. Es un gran revitalizante de la mente y el cuerpo y fomenta la alegría. Es alto en antioxidantes y favorece el fortalecimiento del sistema inmunológico. El aceite esencial de naranja también es utilizado para estimular la circulación, aliviar la retención de líquidos e incluso es conocido por sus propiedades antitumorales.

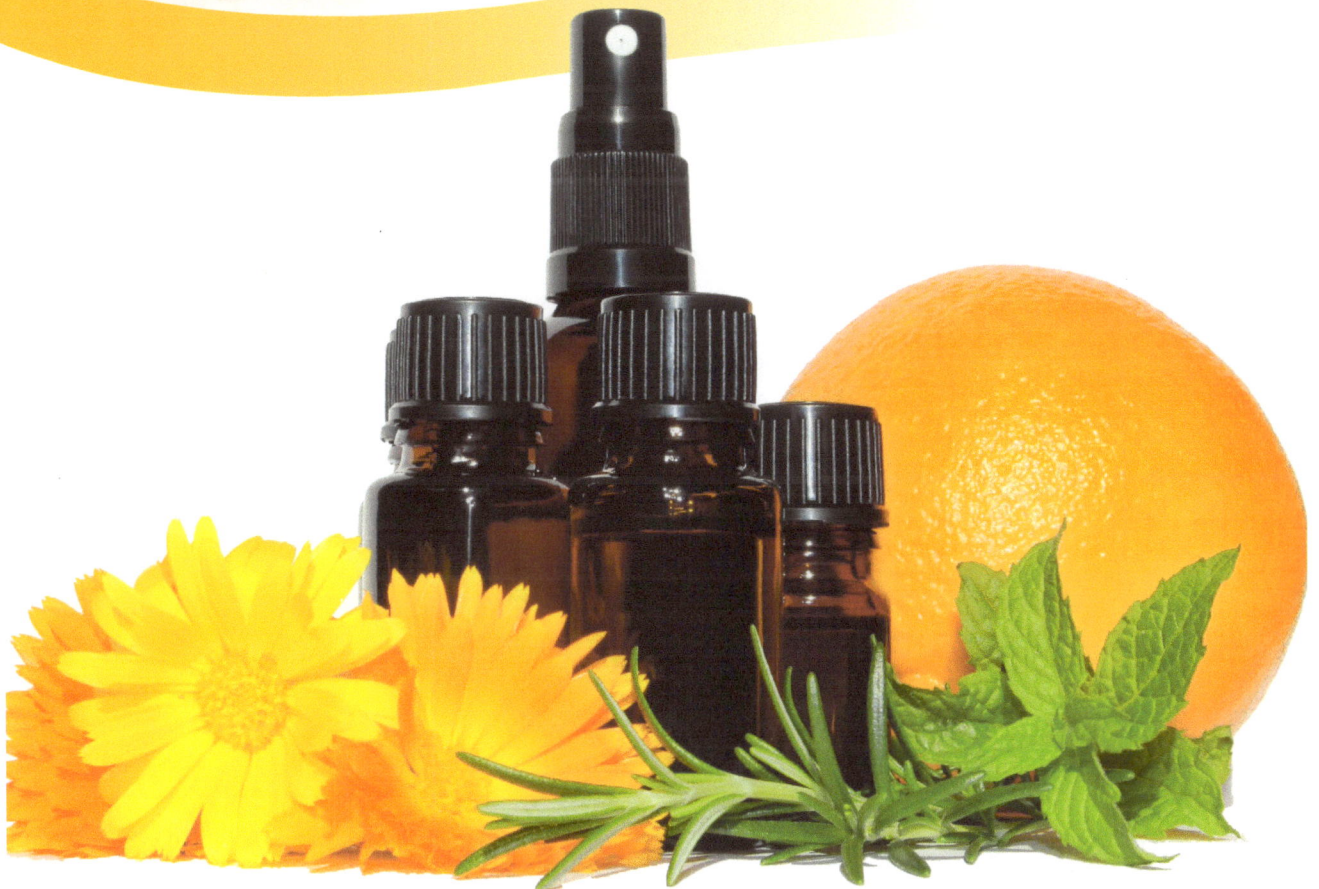

Capítulo III

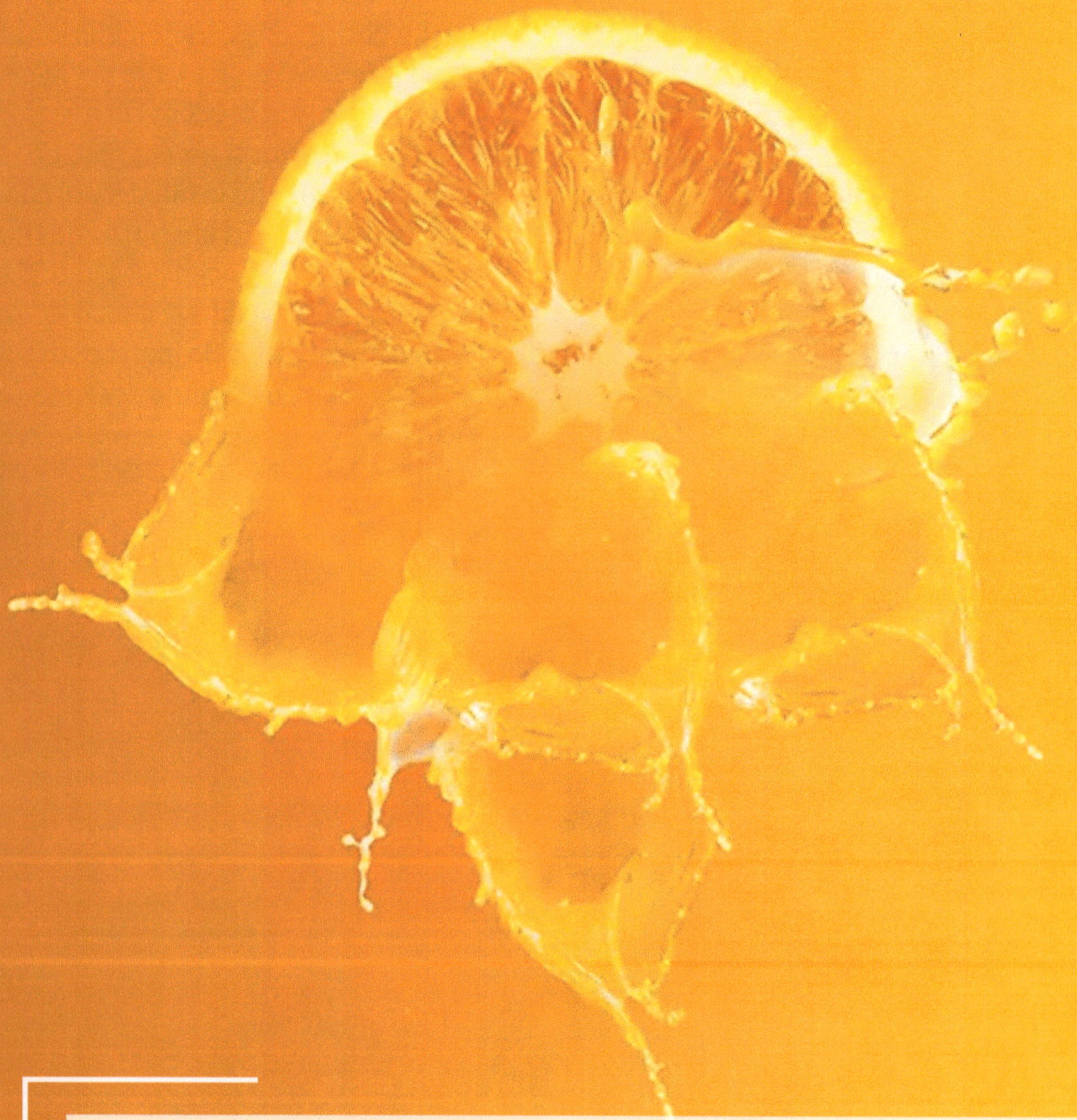

Datos históricos

En el mundo árabe, antiguamente las mujeres usaban naranjas para teñir las canas. Nostradamus escribió sobre cómo usar sus flores y frutas para hacer cosméticos.

Los chinos comen naranjas el segundo día del Año Nuevo, para atraer la buena suerte y también las vinculan con la inmortalidad.

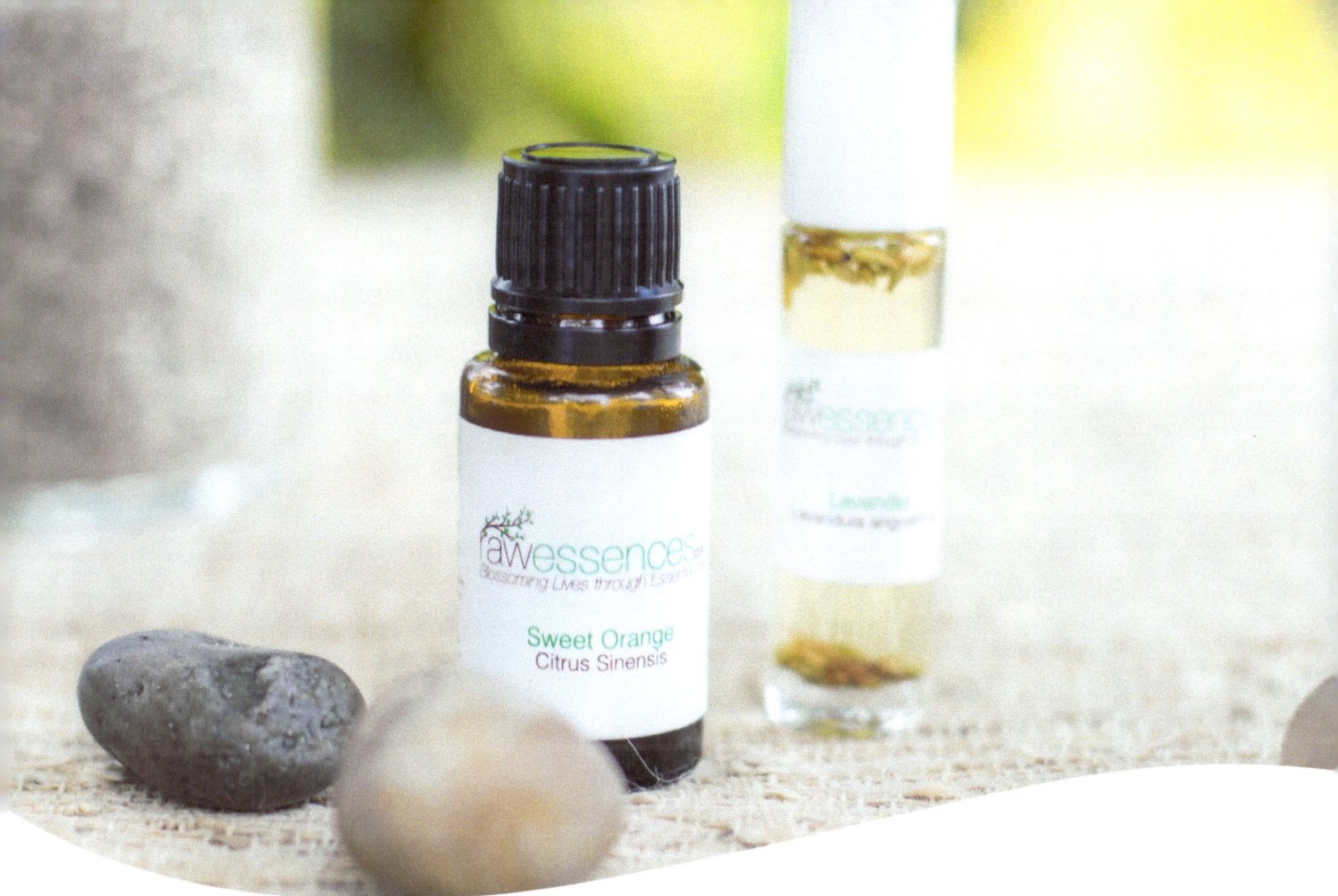

Propiedades

CUERPO

- Antioxidante.
- Promueve la fortaleza del sistema inmunológico.
- Anticancerígeno.
- Anticoagulante.
- Antiséptico.
- Estimulante de la circulación.
- Digestivo.
- Ligero estimulante del apetito.
- Combate arrugas.
- Puede ayudar para aliviar dermatitis.
- Ilumina la piel.

MENTE/ EMOCIONES

- Ayuda a levantar el ánimo.
- Promueve la alegría.
- Combate la ansiedad.
- Alivia tensión nerviosa.
- Revitalizante.

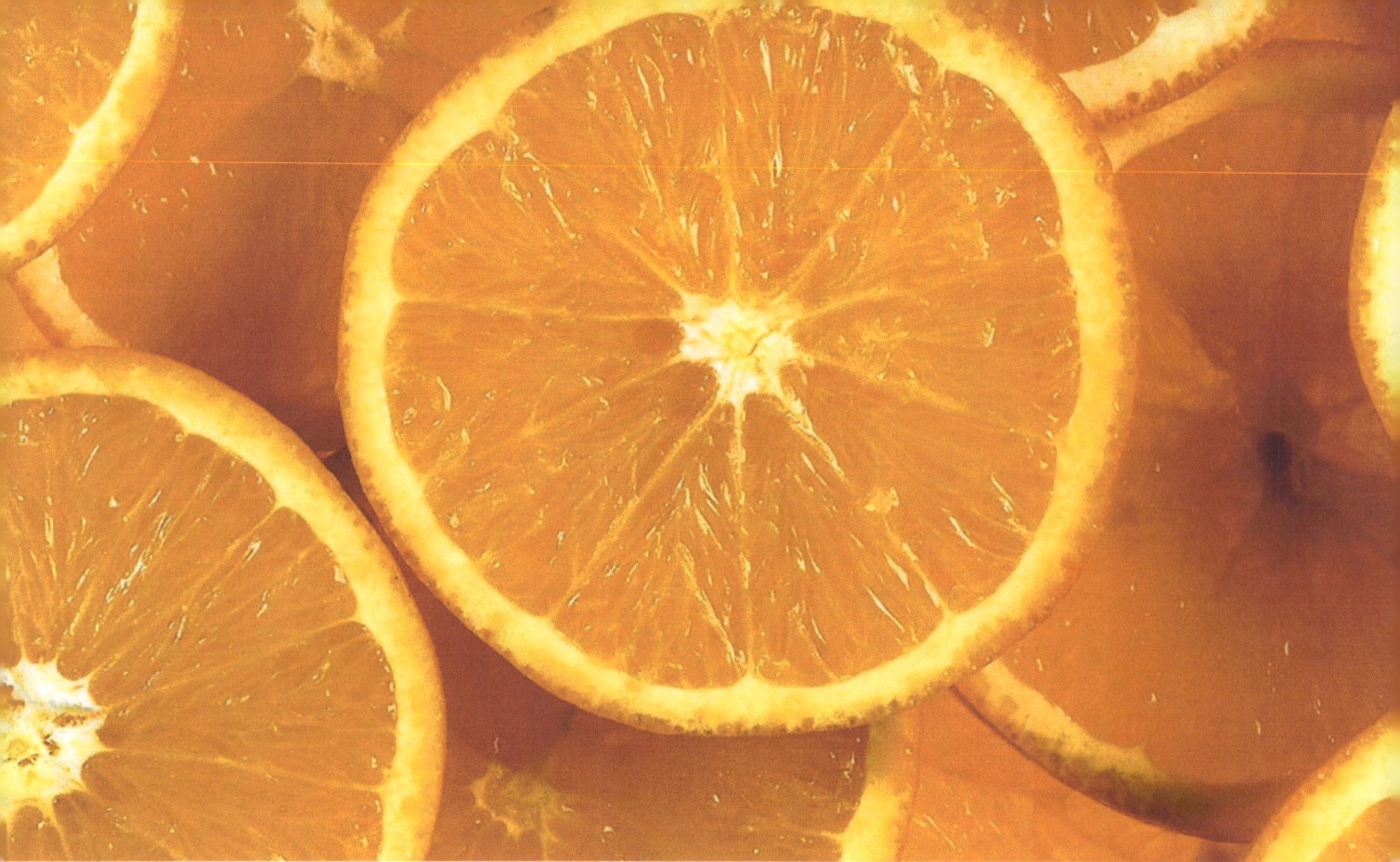

Según el Dr. Joseph Mercola, experto en medicina natural, "la ansiedad es una condición de salud para la cual los aceites esenciales podrían ser particularmente benéficos". Mercola menciona un análisis sistemático de 16 pruebas controladas al azar que examinaron los efectos ansiolíticos (inhibición de la ansiedad) de la aromaterapia entre las personas con síntomas de ansiedad, mostró que la mayoría de los estudios indicaron efectos positivos en la mitigación de la ansiedad y no se reportaron situaciones adversas. (https://www.ncbi.nlm.nih.gov/pubmed/21309711).

Según este médico, el aceite de naranja dulce ha demostrado tener efectos que inhiben la ansiedad en los humanos y es utilizado comúnmente por los aromaterapeutas, como tranquilizante natural.

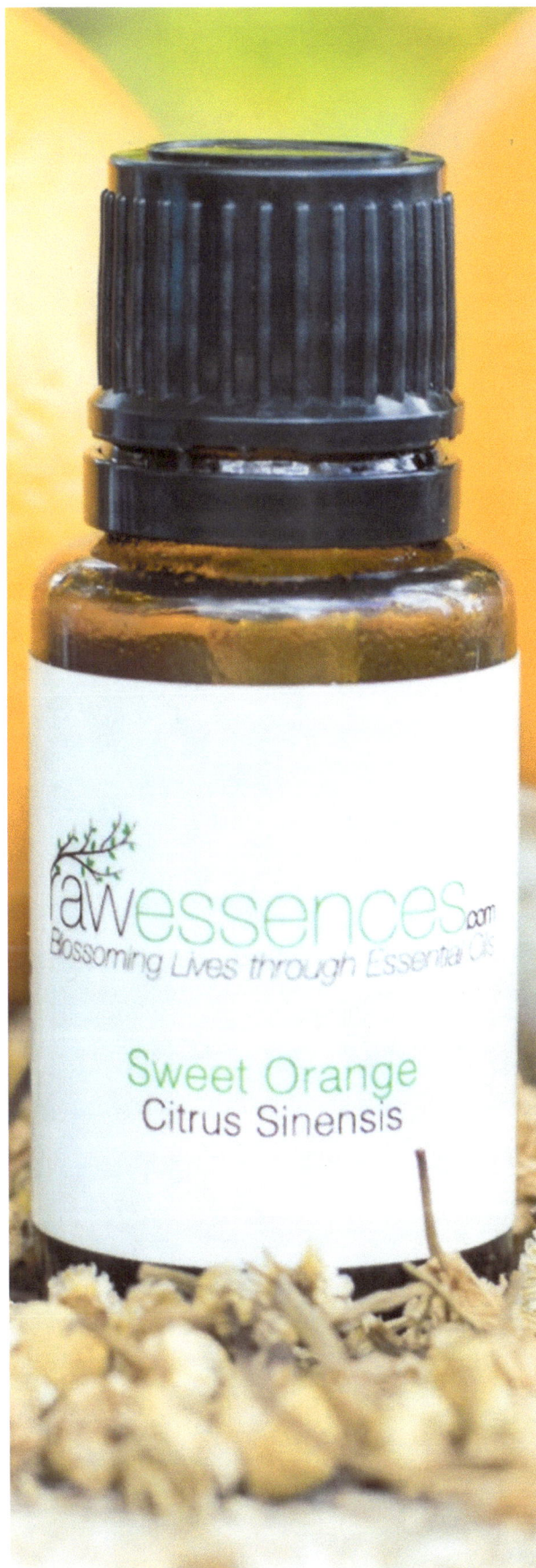

Naranja en la práctica
5 Sugerencias

1- Para aliviar sensación de ansiedad, aplica una gotita de aceite de esencial de naranja en la mano, frota las manos e inhala y exhala profundo por la nariz varias veces. Notarás rápidamente los efectos edificantes y a la vez calmantes de este citrus.

2- Utiliza gotitas de aceite de naranja en el difusor o crea tu propio mist aromatizante agregando unas 15 de gotas en una botella con agua (1 onza).

3- Vierte 2 gotas de aceite de naranja en una cucharada de jojoba, para un masaje en las piernas. Esta mezcla es desintoxicante y ayuda a combatir la celulitis.

4- Agrega una o dos gotas de aceite esencial de naranja en tu crema orgánica, para la cara o el cuerpo. Al igual que otros cítricos, la naranja contiene gran cantidad de vitamina C y más aún en la cáscara, de donde se extrae el aceite. La vitamina C lucha contra el envejecimiento prematuro.

5- El aceite esencial está en la cáscara o piel y es un buen repelente de insectos. Para los días de camping y aire libre, puedes quemar la cáscara de naranja y así ahuyentar moscas y mosquitos.

Precauciones

Evitar la exposición al sol o rayos UV, al menos 24 horas después de su aplicación, para evitar posible sensibilidad.

Si eres alérgico a las naranjas u otras frutas cítricas, no debes usar aceite de naranja, porque puede causar reacciones graves.

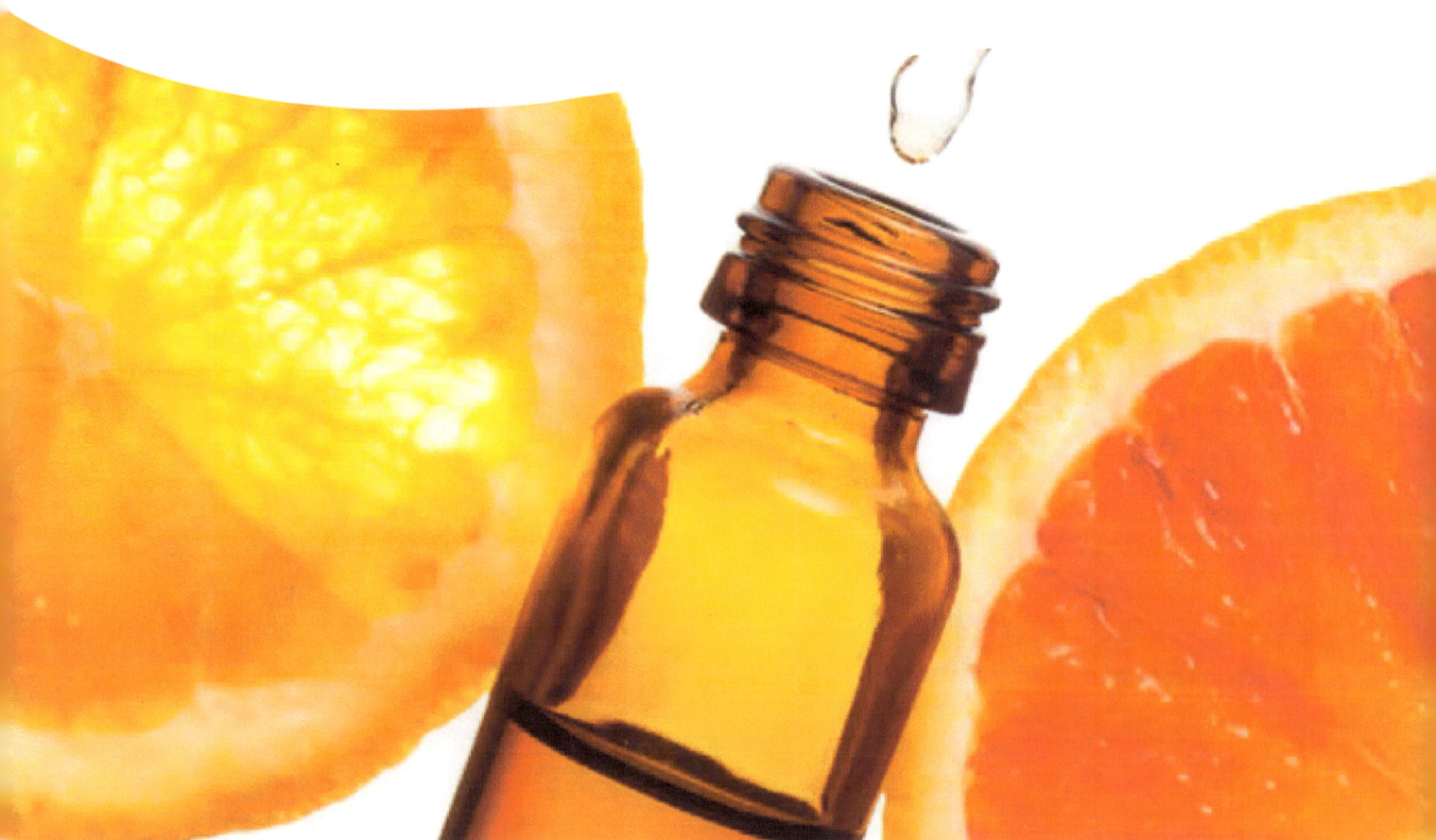

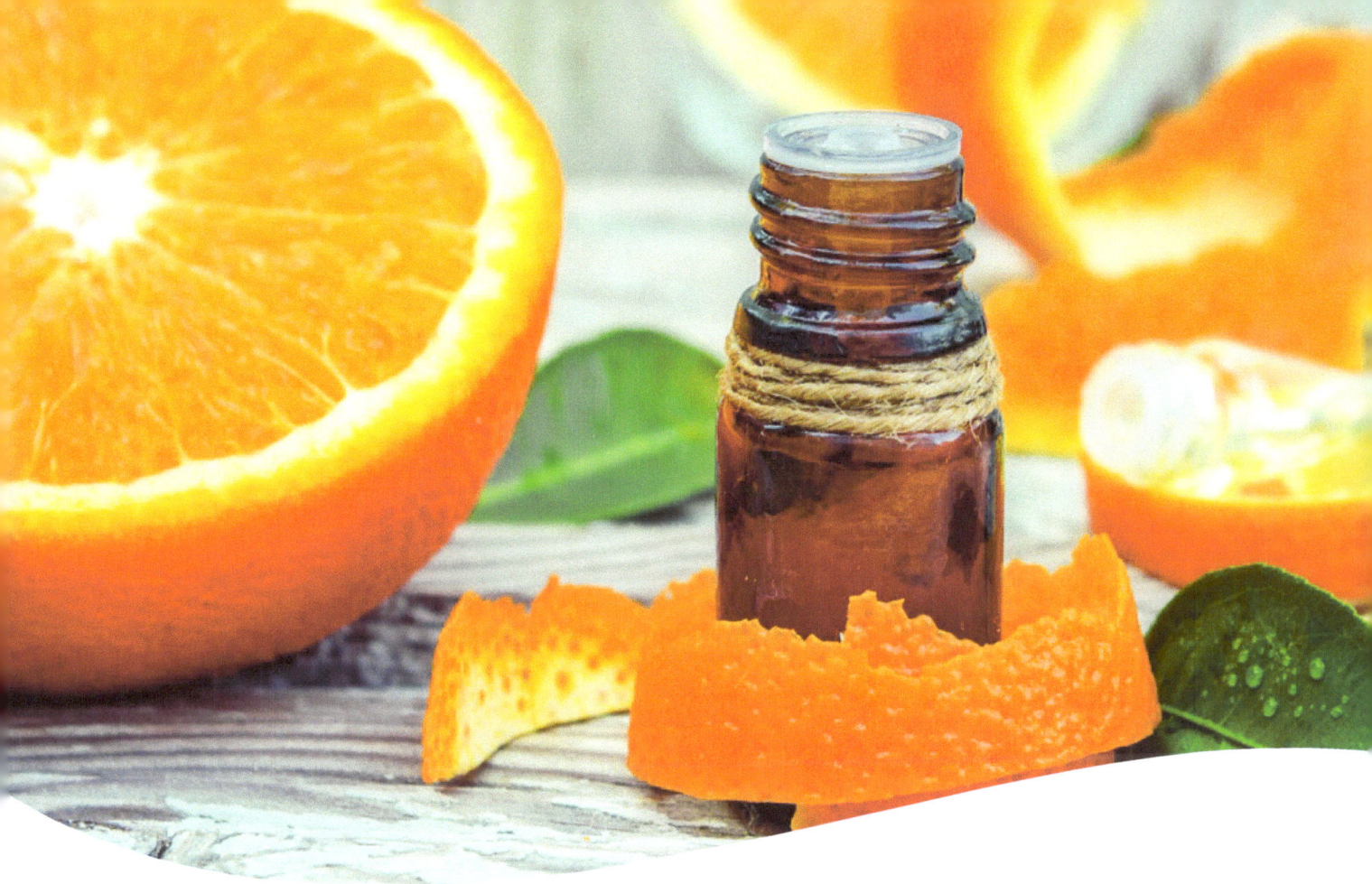

Algunas investigaciones sobre el aceite esencial de naranja

Citrus sinensis tiene un alto contenido de d-limoneno que aumenta la velocidad de síntesis de la glutatión S-transferasa en el hígado. Esta es una enzima importante en las vías de desintoxicación. Tisserand, Robert; Young, Rodney, Essential Oil Safety: A Guide for Health Care Professionals, Elsevier Health Sciences UK 2nd Edition 2014, pages 372-373.

Según un estudio de 2010 publicado en el Journal of Molecular Nutrition and Food Research, el aceite de naranja podría ayudar eficazmente a detener la proliferación de células humanas de cáncer de pulmón y colon. Asmaa I. Owis, Citrus Polymethoxyflavones: Biofunctional Molecules of Therapeutic Interest, 10.1016/B978-0-444-64179-3.00015-3, (509-530).

Se ha demostrado que el aceite de naranja combate eficazmente las bacterias que causan acné. Según un estudio publicado en 2012. (Effectiveness of antimicrobial formulations for acne based on orange (Citrus sinensis) and sweet basil (Ocimum basilicum L) essential oils. https://www.ncbi.nlm.nih.gov/pubmed/23235794)

Un estudio del año 2014 publicado en el Journal of Complimentary Therapies of Medicine, encontró que la estimulación olfatoria con aceites de naranja y rosa induce a la relajación fisiológica y psicológica. (A systematic review on the anxiolytic effects of aromatherapy in people with anxiety symptoms. Igarashi, Ikei, Song, Miyazaki. https://www.ncbi.nlm.nih.gov/pubmed/25453523)

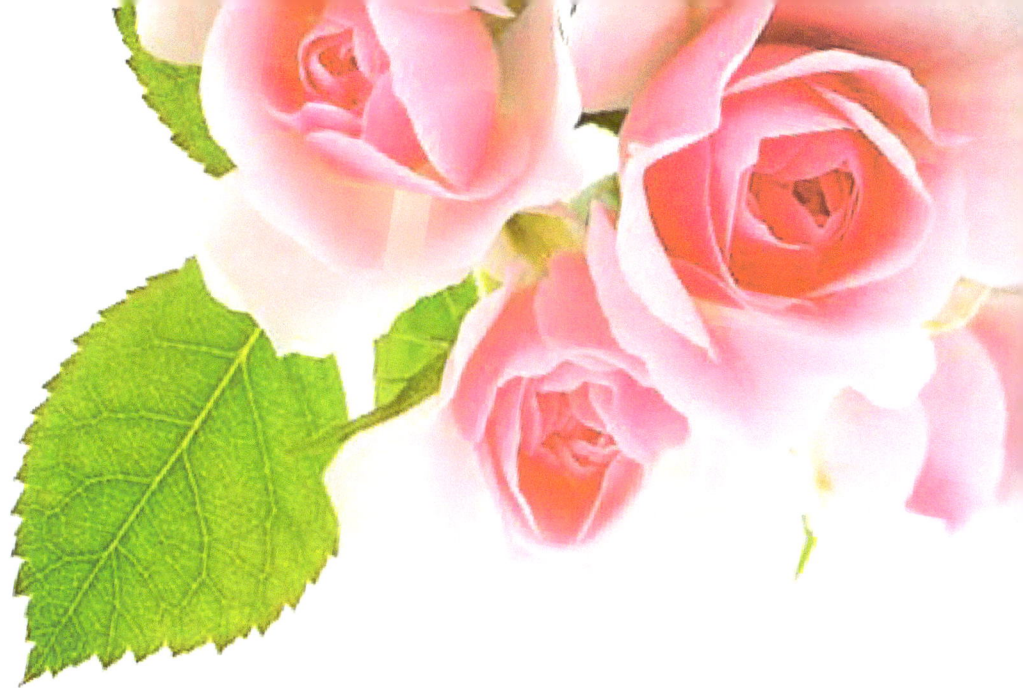

Aceite esencial de rosa /Rose

(Rosa Damascena)

Inhala rosas, suelta las preocupaciones

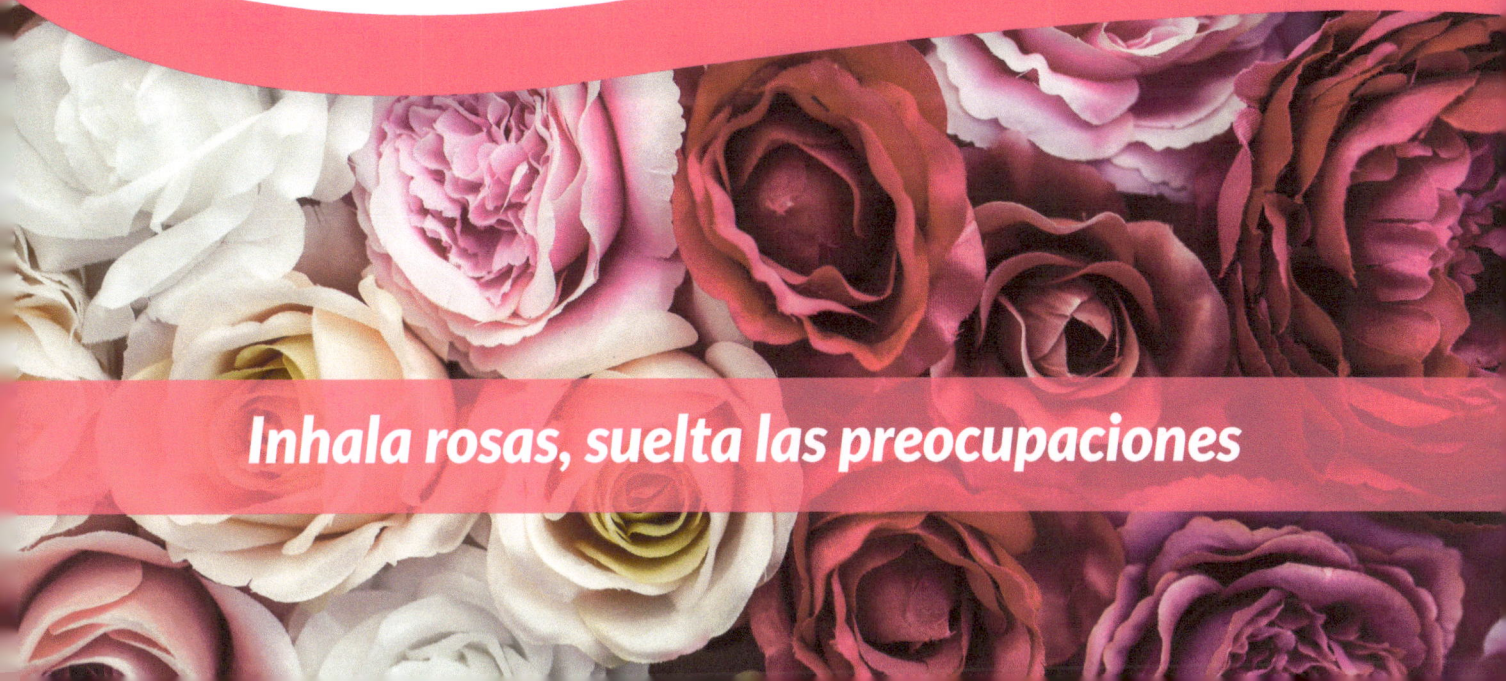

Hay más de 100 especies de rosas. El aceite esencial se obtiene tras un tratamiento de los capullos. Dos especies se utilizan principalmente para su producción: La rosa damascena, una variedad presente en China, India, Irán, Turquía y Bulgaria, y la rosa centifolia (también conocida como rosa de Provenza), que se cultiva en Marruecos, Francia y Egipto.

Es uno de los aceites esenciales más caros disponibles en la actualidad, principalmente debido a la enorme cantidad de pétalos de rosa que se necesitan en el proceso de destilación para producir el aceite. Sin embargo, al ser tan concentrado con tan solo unas pocas gotas se experimentan sus beneficios.

El aroma de las rosas es dulce y floral, promueve una sensación de bienestar general y armonía. Es muy utilizado para aliviar síntomas de depresión, especialmente en mujeres. Además, su aroma se considera afrodisíaco y promueve la sensualidad femenina.

Es uno de los preferidos para tratamientos del sistema reproductor femenino. Tiene un efecto tónico, regulador y limpiador en el útero. Se usa para aliviar cólicos menstruales y síntomas relacionados a la menopausia.

El aceite esencial que desprenden los pétalos de rosa refresca e hidrata la piel. Es rico en antioxidantes que combaten los radicales libres. Tiene un efecto tonificante y es especialmente adecuado para pieles sensibles, secas y maduras.

El hidrosol de rosa, también llamado agua de rosas, es el líquido aromático que queda después de la destilación del aceite esencial. Tiene beneficios similares al aceite, pero es menos concentrado. El agua de rosas es un excelente hidratante y refrescante para el rostro, al tiempo que levanta el ánimo y armoniza nuestras emociones.

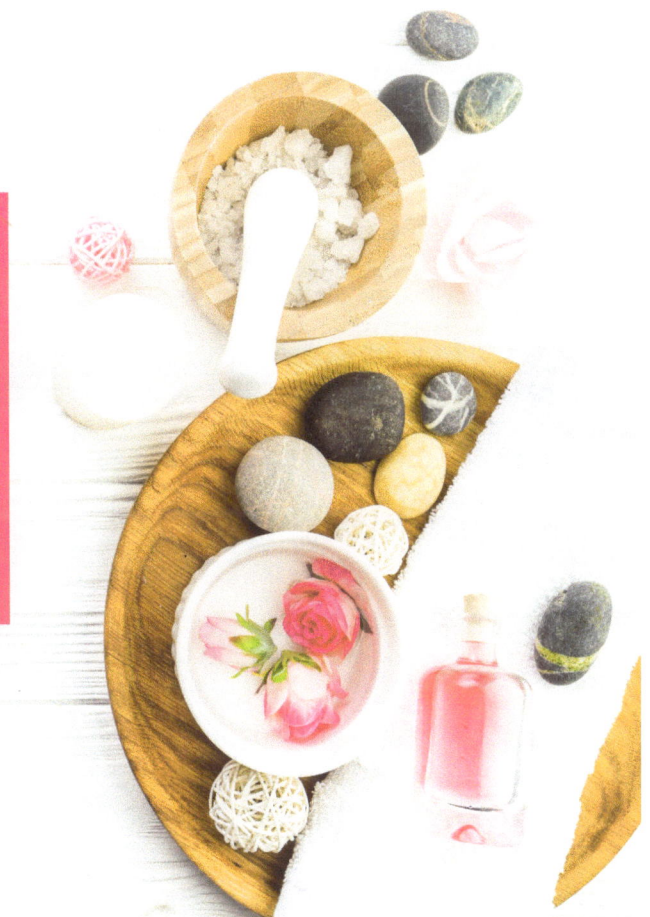

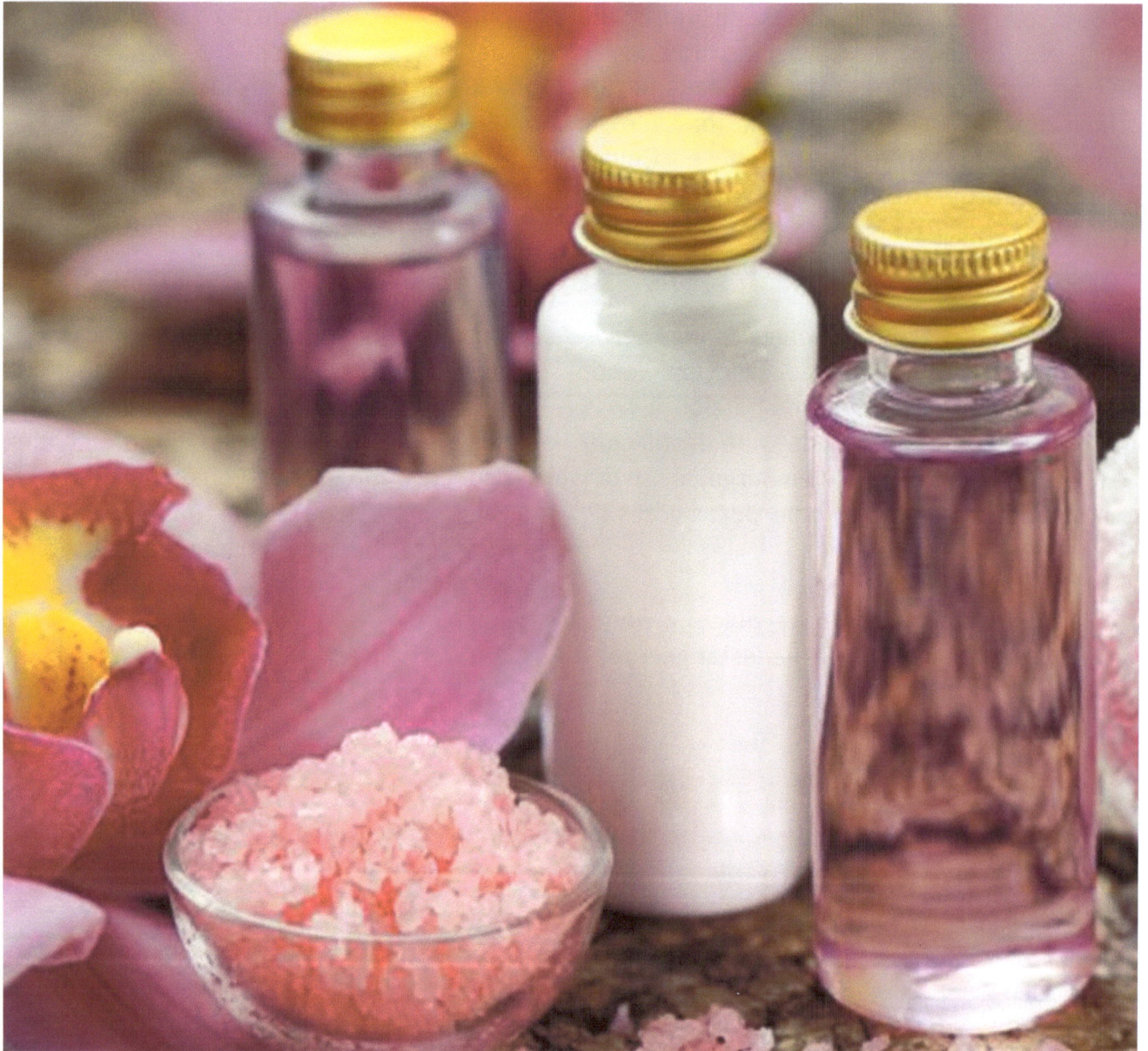

Datos históricos

El famoso médico árabe Avicena (980-1037 d.C.), a quien se le atribuye la invención de la destilación de aceites esenciales, destilaba aceite de rosa y preparaba ungüentos con agua de rosas por sus propiedades astringentes y antiinflamatorias para la piel. En su obra cita los atributos sanadores del agua de rosas. Tradicionalmente, la rosa se asocia al amor y la pasión.

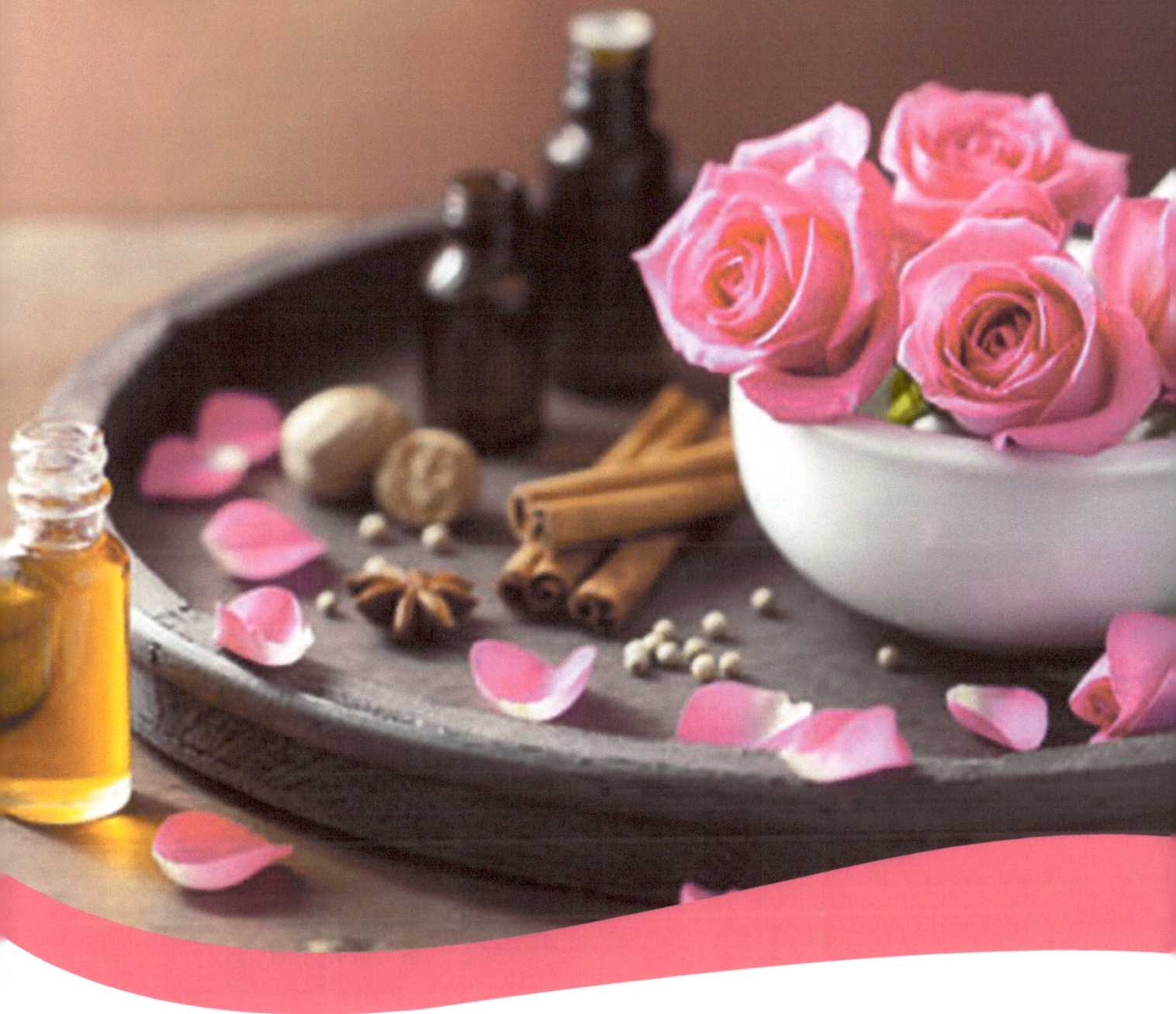

Propiedades:

CUERPO

- Hidrata y nutre piel seca, madura y sensible.
- Combate arrugas.
- Previene cicatrices.
- Alivia cólicos menstruales.
- Calma síntomas de menopausia.

MENTE/ EMOCIONES

- Crea sensación de bienestar general y la armonía.
- Armoniza las emociones.
- Promueve la sensualidad.
- Edifica y relaja.
- Alivia síntomas de depresión.
- Combate el estrés.

Rosa en la práctica

5 Sugerencias

1- Prepara un perfume casero utilizando una botella roll-on de 10 ml. Llena con witch hazel (agua de hamamelis) y 1 gota de aceite de rosa.

2- Prueba un exfoliante suave con arcilla blanca y una sola gota de aceite de rosa.

3- Para aliviar cólicos menstruales, mezcla 1 gota de aceite de rosa en una cucharada de aceite de almendras o jojoba y aplica en la zona abdominal.

4- Difunde aceite de rosa como preludio para una velada romántica.

Crea una Mascarilla para iluminar la piel!

Ingredientes:

- 2 cucharadas de gel de aloe vera.
- 1 gota de aceite de rosa.
- 1 cucharadita de cúrcuma (turmeric) en polvo.

Preparación y uso sugerido:

- Mezcla los ingredientes hasta obtener una pasta suave y aplícalo en una capa uniforme sobre tu piel.
- Déjala 15 minutos y luego lava bien con agua tibia.
- Luego aplica spray de agua de rosas y crema hidratante.

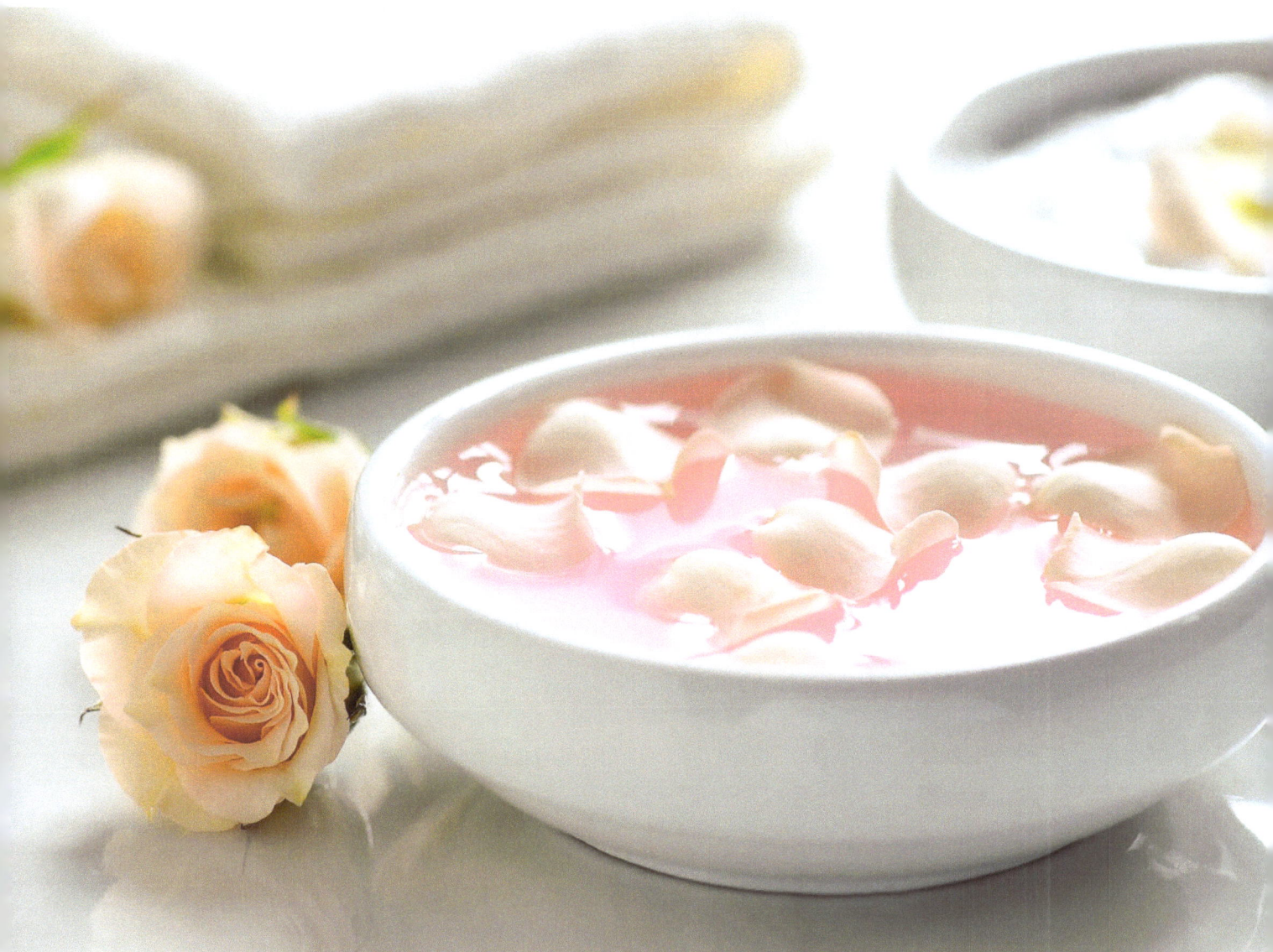

Precauciones:

Gran parte del aceite de rosa disponible en el mercado se produce mediante enfleurage o extracción con solvente y no tiene los efectos terapéuticos del aceite destilado, de pétalos de rosa frescos. Es importante asegurarse de usar aceite de rosas extraído por método de destilación.

El aceite de rosa es muy concentrado y en general una sola gota basta para obtener sus beneficios.

Algunas investigaciones sobre el aceite esencial de rosa

Un estudio del año 2012 revela los efectos del aceite de rosa y lavanda para aliviar depresión post parto. PUBMED, Biblioteca Nacional de Medicina de los EE.UU/ Institutos Nacionales de Salud: http://www.ncbi.nlm.nih.gov/pubmed/22789792

Efectos del aceite esencial de rosa en el aumento de la libido. PUBMED, Biblioteca Nacional de Medicina de los EE.UU/ Institutos Nacionales de Salud: http://www.ncbi.nlm.nih.gov/pmc/articles/PMC4358691/

El aceite de rosa podría potenciar la permeabilidad de la piel, según un estudio publicado en 2010 por PUBMED, Biblioteca Nacional de Medicina de los EE.UU/ Institutos Nacionales de Salud. http://www.ncbi.nlm.nih.gov/pubmed/20225652

Estudio publicado en 2010 cita al aceite esencial de rosa como beneficioso para el tratamiento del acné. PUBMED, Biblioteca Nacional de Medicina de los EE.UU/ Institutos Nacionales de Salud: http://www.mdpi.com/1420-3049/15/5/3200

Aromaterapia y masajes

La combinación de aromaterapia y masajes puede ser ideal para aliviar estrés, tensión, dolores musculares y hasta estados emocionales.

A continuación se proponen algunas mezclas para masajes terapéuticos, con base de aceites portadores y aceites esenciales.

ELIXIR RELAJANTE*

Ideal para aliviar estrés, sensación de ansiedad, disipar miedos y promover un descanso tranquilo.

Ingredientes:
- 1 botella (60 ml) con aceite de jojoba, almendras o aceite vegetal a elección.
- 10 gotas de aceite esencial de lavanda.
- 5 gotas de aceite esencial de limón.
- Agitar antes de usar.

ELIXIR DESINTOXICANTE *

Ayuda a combatir virus, bacterias y eliminar toxinas. Promueve la claridad mental.

Ingredientes:
- 1 botella (60 ml) con aceite de jojoba, almendras o aceite vegetal a elección.
- 10 gotas de aceite esencial de tea tree.
- 5 gotas de aceite esencial de limón.
- Agitar antes de usar.

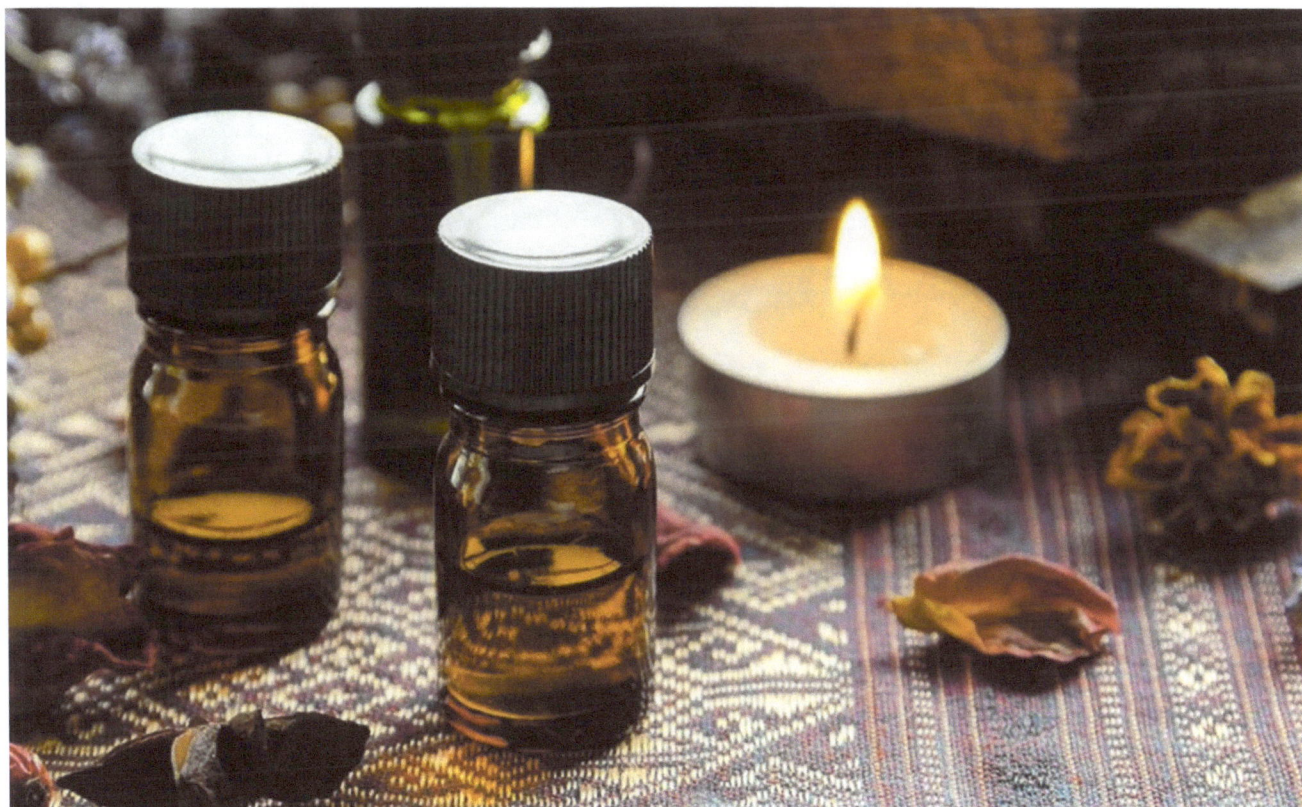

Capítulo III

ELIXIR ENERGIZANTE *

Excelente infusión de energía que además promueve la concentración y estimula a memoria. Alivia dolores musculares, dolor de espalda, dolor de cabeza, golpes y moretones. Beneficia la circulación y mejora la apariencia de las venas varicosas.

Ingredientes:
- 1 botella (60 ml) con aceite de jojoba, almendras o aceite vegetal a elección.
- 10 gotas de aceite esencial de menta/peppermint.
- 5 gotas de aceite esencial de limón.
- Agitar antes de usar.

ELIXIR EDIFICANTE *

Ayuda a levantar el ánimo y a balancear las emociones. Promueve la sensualidad. Buen hidratante para la piel.

Ingredientes:
- 1 botella (60 ml) con aceite de jojoba, almendras o aceite vegetal a elección.
- 1 gota de aceite esencial de rosa.
- 10 gotas de aceite esencial de naranja.
- Agitar antes de usar.

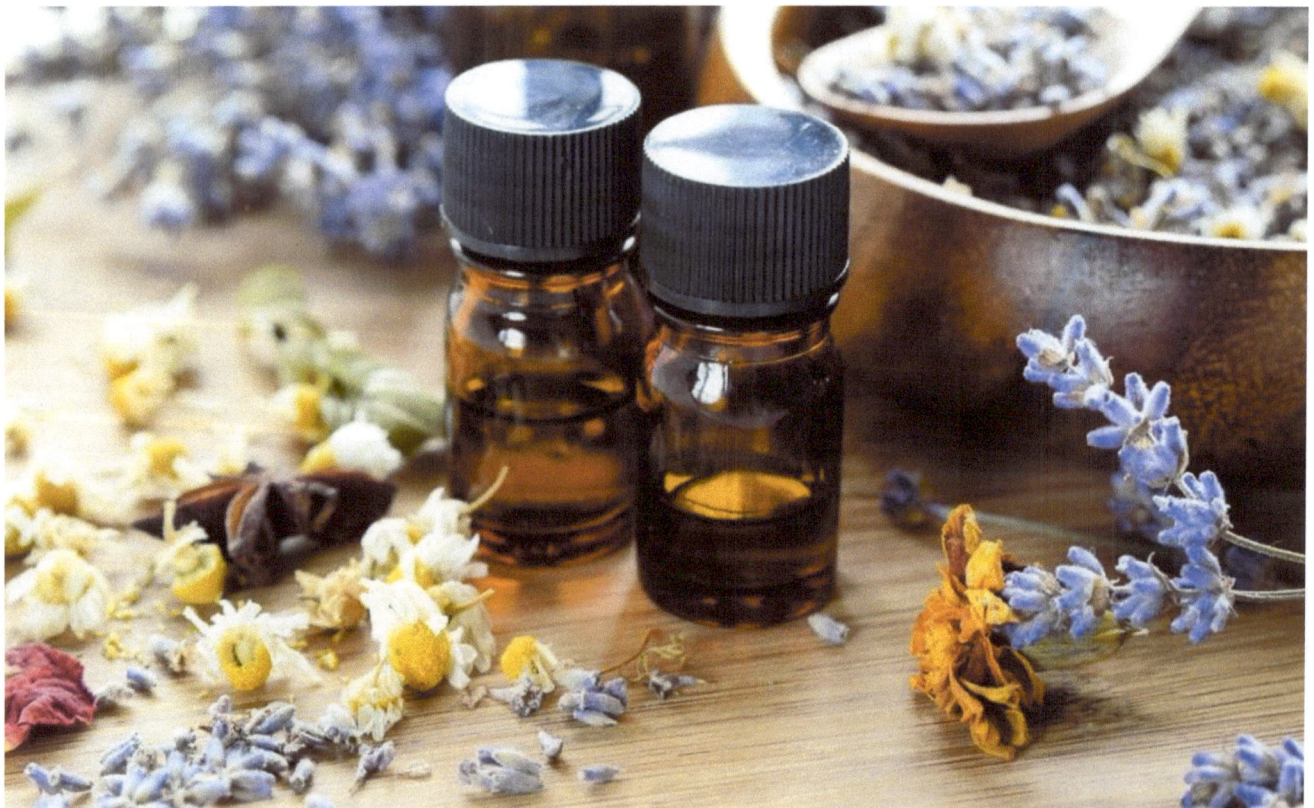

Nota: Los aceites esenciales derivados de los cítricos como el limón y la naranja son fotosensibilizantes o fototóxicos. Esto quiere decir que no es recomendable exponer la piel al sol tras su aplicación, ya que podrían provocar manchas o quemaduras. Se recomienda esperar 24 horas antes de exponerse al sol.

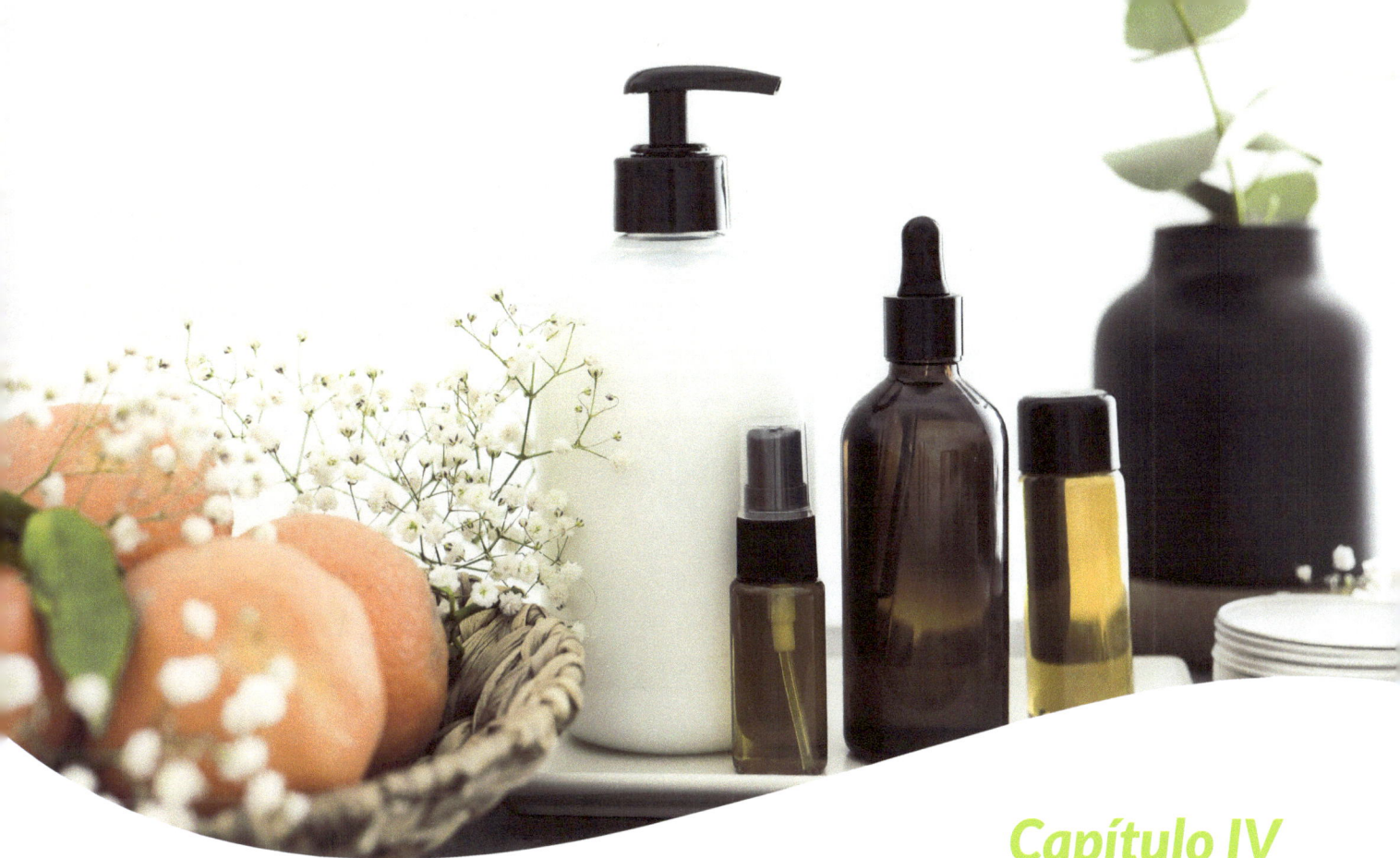

**Prepara tus productos
de belleza y cuidado personal**

"Lo primero es no hacer daño".
-Hipócrates

El uso de los aceites esenciales, la preparación y aplicación de las recetas quedan a criterio exclusivo de los usuarios. *RawEssences* y la autora no se responsabiliza por daños causados por negligencia o uso de los aceites esenciales y preparaciones.

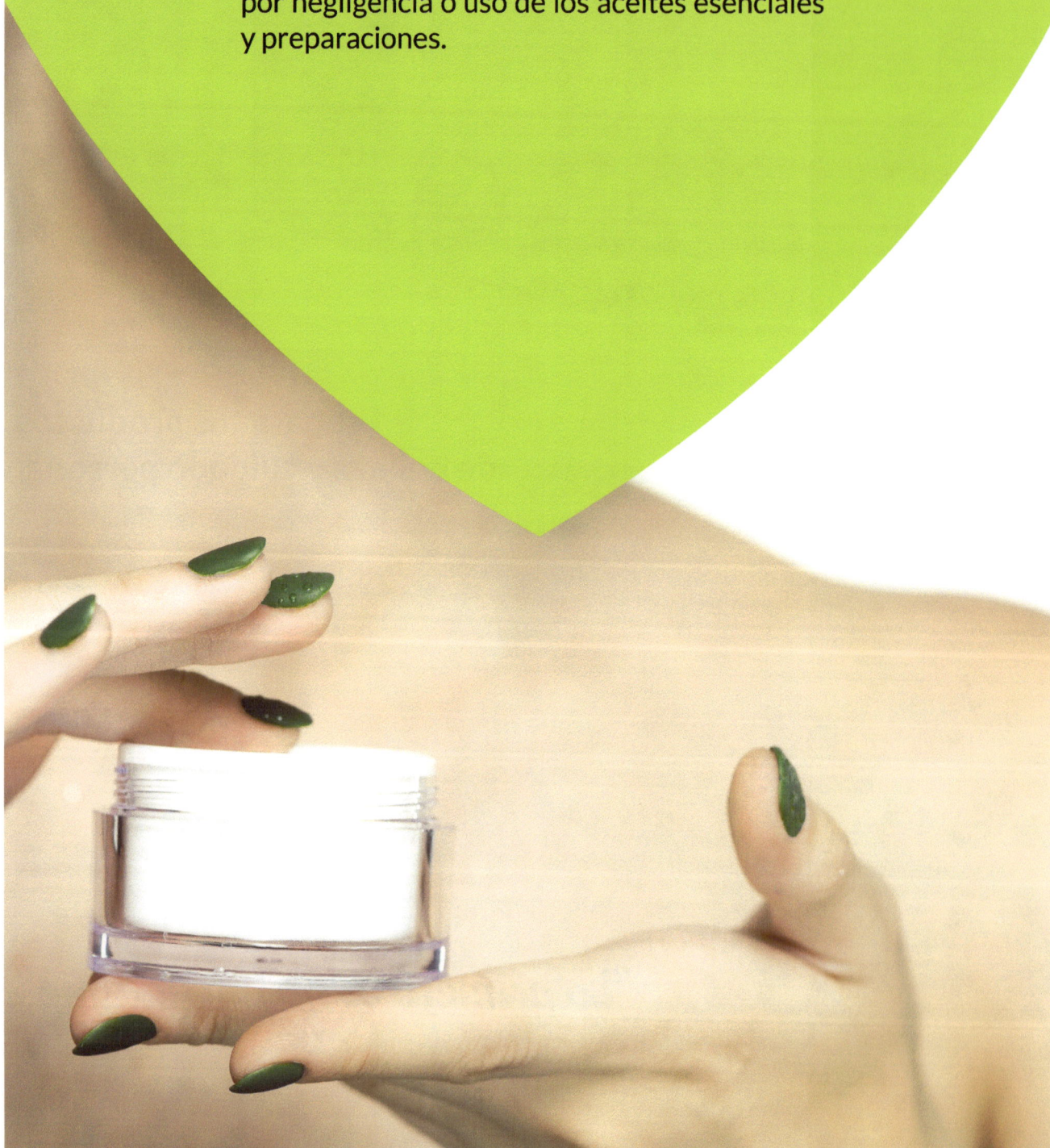

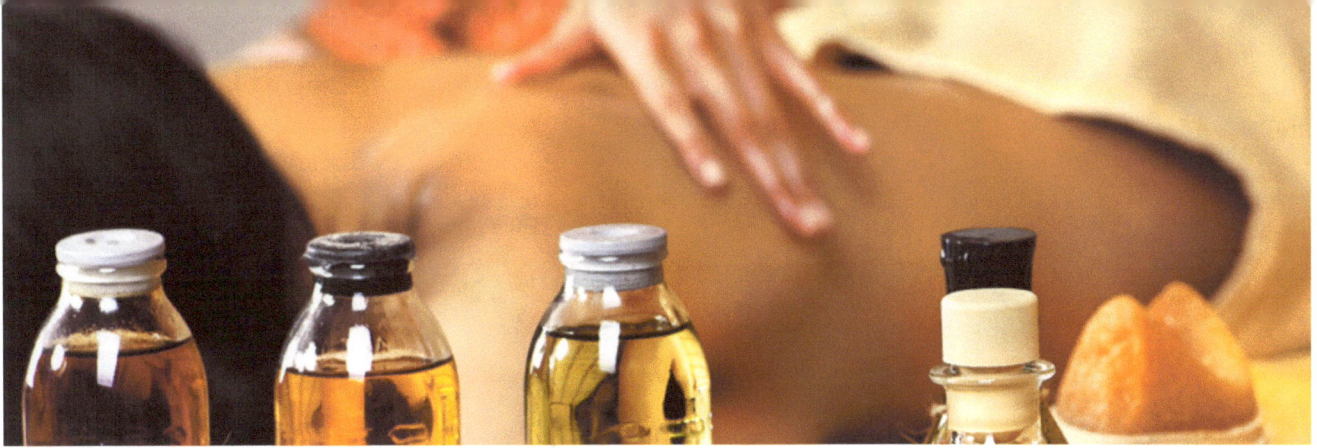

La piel

La piel es nuestro órgano más grande y fino. Es sumamente permeable y absorbe las sustancias aplicadas permitiendo que penetren en el torrente sanguíneo y por lo tanto, en el resto del cuerpo.

El principio del famoso médico griego Hipócrates, postula que "lo primero es no dañar" y es el concepto más apropiado a la hora de elegir los productos, para la piel, ya que indirectamente podemos estar aplicando componentes tóxicos y dañinos para la salud en general.

Joseph Mercola, médico referente en medicina natural en los Estados Unidos, recomienda EVITAR todo cosmético que contenga los siguientes ingredientes:

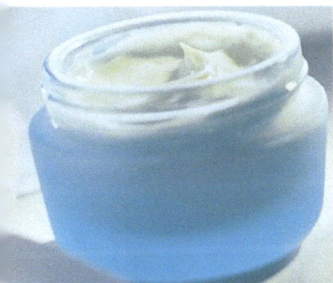

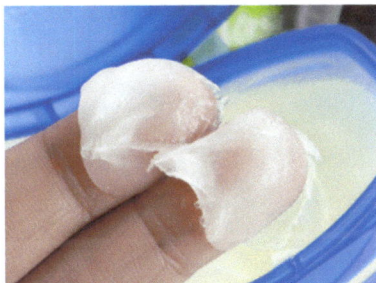

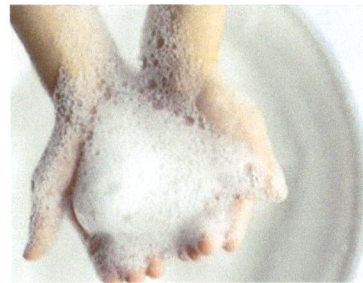

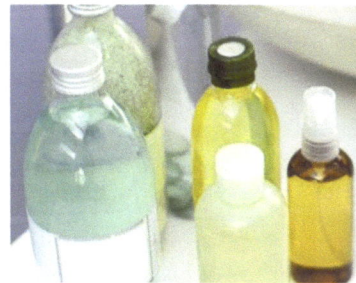

Parabenos. Tienen cualidades que interrumpen las hormonas que imitan al estrógeno y podrían alterar el sistema endocrino.

Aceite mineral, parafina y vaselina. Estos derivados del petróleo recubren la piel como plástico, obstruyendo los poros y creando una acumulación de toxinas. Pueden interrumpir la actividad hormonal.

Laurel de sodio o lauril sulfato, también conocido como laurel sulfato de sodio (SLS). Se encuentra en más del 90% de los productos para el cuidado personal. Este componente rompe la barrera de humedad de la piel, lo que promueve la sequedad y facilita la absorción de otros químicos. Según Mercola, el SLS combinado con otros productos químicos puede convertirse en "nitrosamina", un potente carcinógeno.

Propilenglicol. Se usa como hidratante y como portador de aceites esenciales y fragancias sintéticas, pero puede causar dermatitis e irritación de la piel.

Dioxano. Muchas veces oculto en otros ingredientes, es altamente volátil y cancerígeno. Se absorbe rápidamente por la piel y por los pasajes nasales.

Para tener una piel lisa y radiante, el doctor Mercola sugiere algunas estrategias básicas:

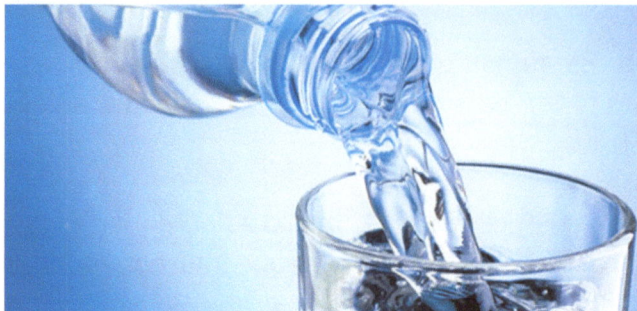

Tomar mucha agua. Una piel saludable requiere un cuerpo hidratado.

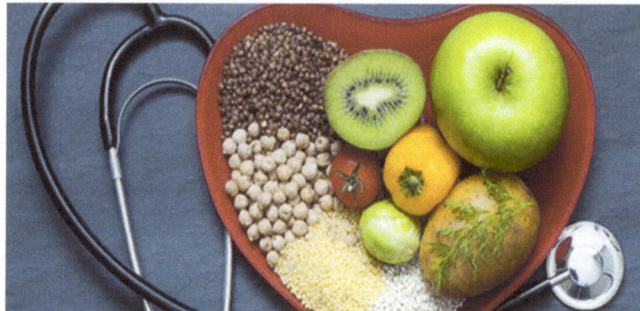

Mantener una dieta saludable compuesta principalmente por vegetales crudos y alimentos ricos en ácidos grasos omega-3, que producen un efecto hidratante desde adentro hacia afuera.

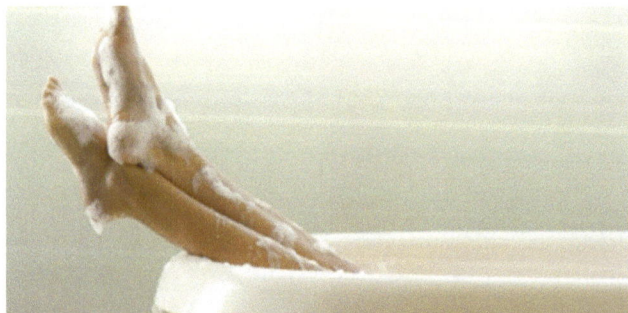

Tomar baños revitalizantes de agua tibia (no caliente) y en lo posible sin cloro. También son recomendables los baños de sal del Himalaya, ya que son rejuvenecedores y ayudan a revertir la sequedad de la piel.

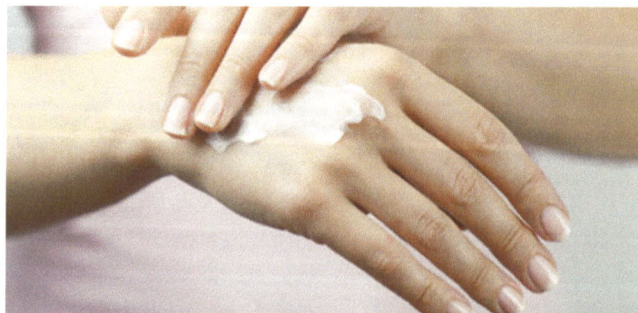

Humectar diariamente con productos puros y orgánicos que no obstruyan los poros y hagan que la piel se vea saludable, bella y radiante.

Los aceites esenciales para el cuidado de la piel

Los aceites esenciales 100% puros y de calidad terapéutica pueden ser beneficiosos para la piel ya que cuentan con propiedades antibacterianas, antioxidantes, antiinflamatorias, desintoxicantes y nutritivas, entre otras.

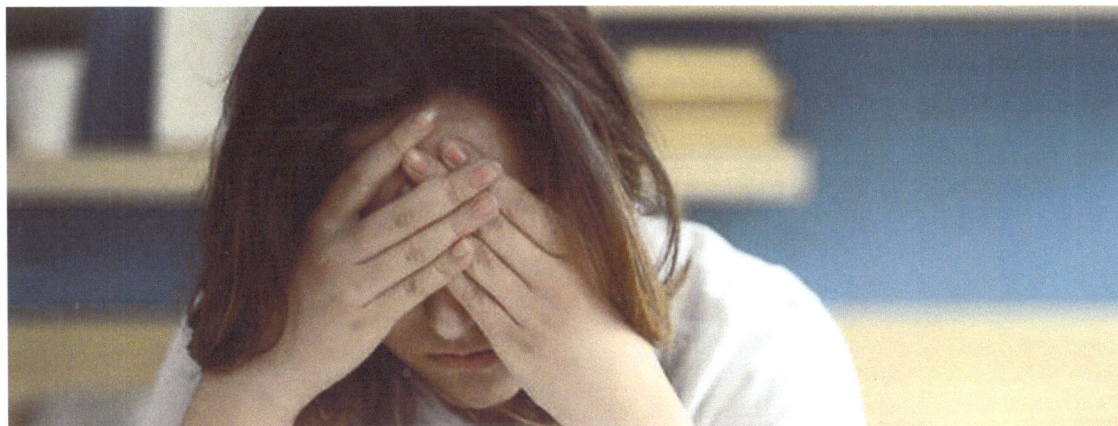

Usados en forma aromática y/o tópica también pueden ayudar a combatir desequilibrios hormonales y algunos problemas emocionales, como estrés, ansiedad e insomnio, que contribuyen a provocar acné, envejecimiento prematuro y otras afecciones.

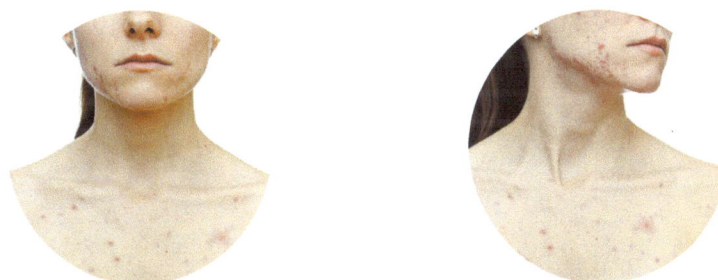

Existe una disciplina llamada "Psicodermatología" que se ocupa precisamente de la interacción entre la mente y la piel. Esta disciplina reconoce la compleja interacción entre la piel y los sistemas neuroendócrino e inmunológico.* (Jafferany, M.(2007) Psychdermatology: A Guide to Understanding Common Psychocutaneous Disorders. Prim Care Companion. J Clin Psychiatry.

La piel y las emociones están íntimamente relacionadas. Tanto, que cuando las emociones son positivas nuestra piel luce más radiante, tersa y luminosa; mientras que las emociones negativas afectan su apariencia y pueden causar incluso alteraciones como dermatitis, irritaciones, sequedad y acné.

La aromaterapia tiene mucho que ofrecer en este campo y hay todo un camino fascinante por descubrir y desarrollar. Los aceites esenciales pueden agregarse a lociones, cremas, champú, tónicos y otros productos, para impactar positivamente no solo en la piel, sino otras funciones fisiológicas, la mente y las emociones.

Algunos aceites esenciales sugeridos para uso tópico

Lavanda: Alivia inflamación, quemaduras solares, suaviza, ayuda a producir antioxidantes y a reducir las manchas y cicatrices. Ideal para todo tipo de piel.

Tea tree (aceite de árbol de té) o melaleuca: Recomendado para cutis propenso al acné. Las propiedades antibacterianas ayudan a combatir bacterias que causan el acné, regular la producción de grasa y asistir en la sanación de heridas.

Rosa: Especial para cutis maduro y/o seco. Hidrata, suaviza y promueve la elasticidad de la piel.

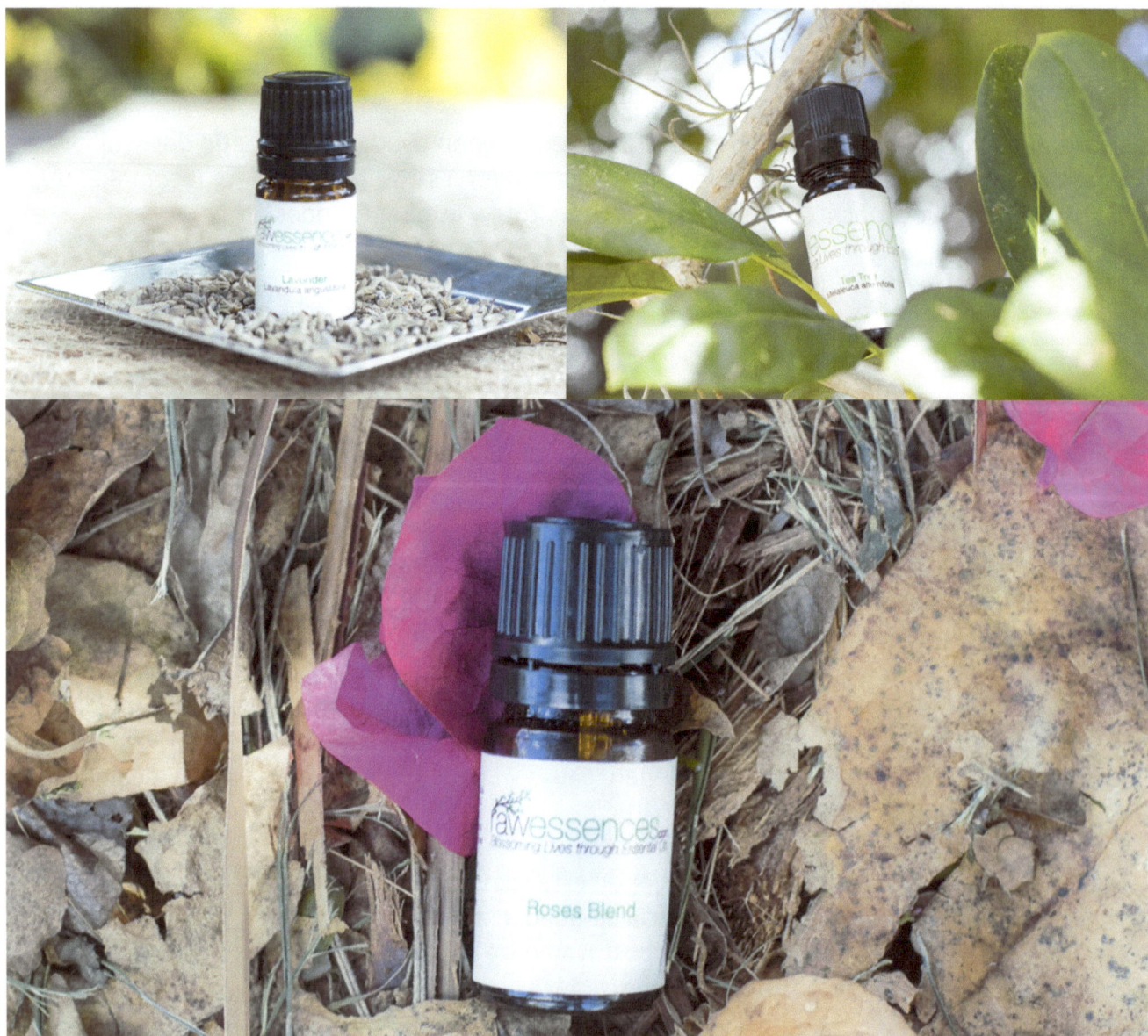

Beneficios de preparar los productos para el cuidado de la piel

Uso de ingredientes naturales, orgánicos y de alta calidad.

Sin agregado de parabenos, propilenglicol, SLS, derivados de petróleo y otras sustancias tóxicas.

Los beneficios de la aromaterapia comienzan a experimentarse desde la etapa de preparación de los productos, a través de la inhalación directa.

Ahorro de dinero.

Algunos ingredientes básicos para preparar productos naturales para el cuidado de la piel

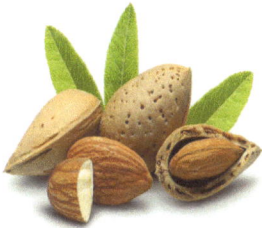

Aceite de almendras: Es originario del suroeste de Asia y Medio Oriente y su nombre botánico es prunus dulcis. El aceite vegetal que se obtiene de la almendra dulce se considera en general para todo tipo de piel, incluyendo piel sensible y piel de bebé.

Un estudio realizado en el año 2007 por los Departamentos de Farmacéutica en la Universidad de Hamdard en la India, encontró que el aceite de almendra protege y retarda los efectos de los daños producidos por la radiación ultravioleta (UV).

El aceite de almendras ayuda a reducir la apariencia de ojeras e inflamación, combate el envejecimiento prematuro y promueve la renovación de las células de la piel. Se utiliza como removedor de maquillaje y acondicionador para el cabello (leave in).

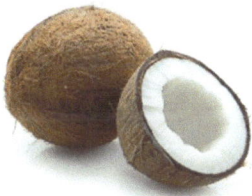

Aceite de coco: Se obtiene de la presión en frío de la pulpa blanca del coco (cocos nucifera). Tiene altos beneficios nutricionales y usado a nivel tópico es refrescante, emoliente e ideal para piel seca y cabellos dañados.

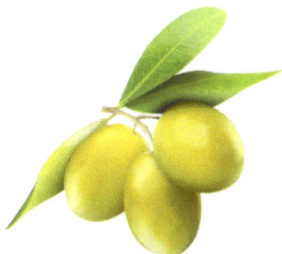

Aceite de oliva: Extraído de las aceitunas por un proceso de presión en frío, el aceite de oliva es rico en compuestos antinflamatorios y antioxidantes. Se usa como portador de aceites esenciales y ayuda a hidratar la piel, acelerar la cicatrización de heridas y combatir infecciones. Es un buen limpiador y emoliente (suaviza, lubrica, nutre y protege la piel). Ideal para piel seca y para aliviar los efectos del sol. También se usa para promover la elasticidad de la piel y los músculos.

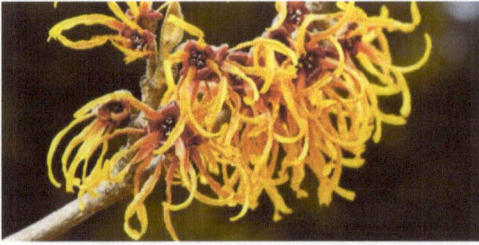

Agua de hamamelis (witch hazel): Se produce con las hojas y tallos del árbol de hamamelis (Hamamelis virginiana L.) oriundo de Norteamérica. Es antiséptico, astringente, antioxidante, antinflamatorio, antibacteriano e indicado para acné y cutis graso.

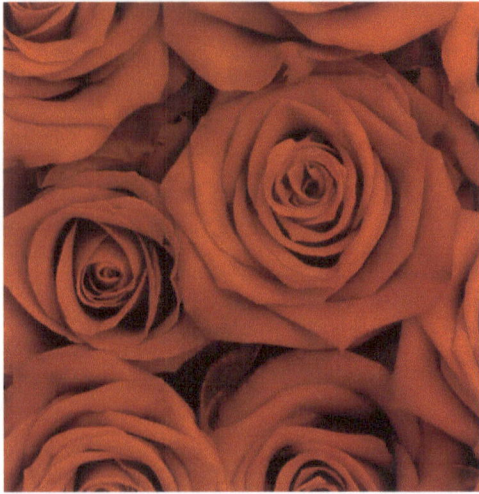

Agua de rosas: También llamada hidrosol de rosas, es el agua aromática que queda después de la producción de aceite esencial, a través de destilación al vapor. Es calmante, suavizante, nutritiva, astringente e ideal para piel grasa, normal y seca, madura, sensible o desvitalizada. Según la aromaterapeuta y educadora Jade Shutes, el hidrosol de rosas se usa además como tónico femenino, para calambres, síndrome premenstrual, flashes de calor y síntomas relacionados a la menopausia. Shutes, lo recomienda además, para aquellas personas que están pasando por momentos de mucha tristeza o necesitan apoyo emocional.

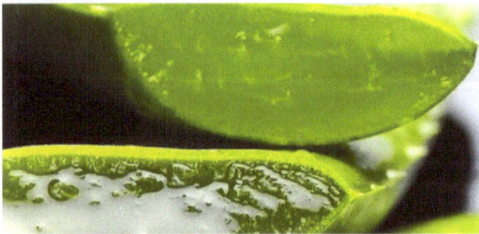

Aloe vera: También conocido como sábila, es una planta de hojas dentadas que contiene un gel con numerosas propiedades terapéuticas. Es antinflamatorio, regenerador celular, astringente, hidratante y antibacteriano.

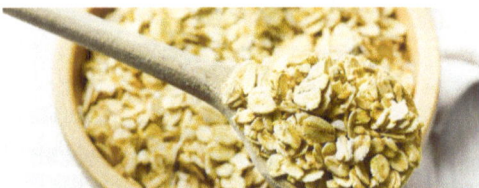

Avena: Su nombre botánico es avena sativa y cuando se usa molida en cremas y lociones es un excelente exfoliante y un agente calmante para aliviar picazón e irritación.

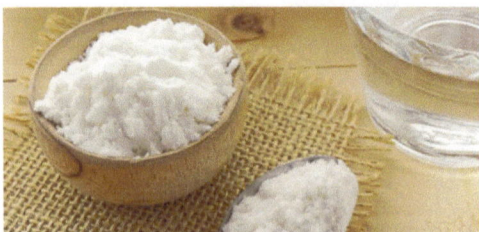

Bicarbonato de sodio (baking soda): Ayuda a absorber el exceso de humedad del cuerpo cuando transpira. Actúa como un desodorante natural a la vez que mata las bacterias.

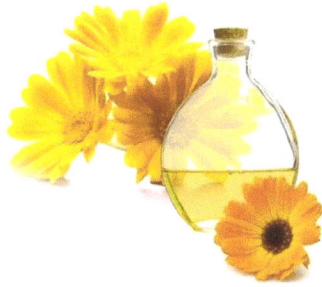

Extracto de caléndula: El nombre botánico de la caléndula es, caléndula officinalis. Se trata de una planta de jardín que tiene hojas oblongas y flores amarillas, rojas o naranja que se cierran por la noche. Su extracto tiene propiedades regenerativas, suavizantes y promueve la curación de heridas.

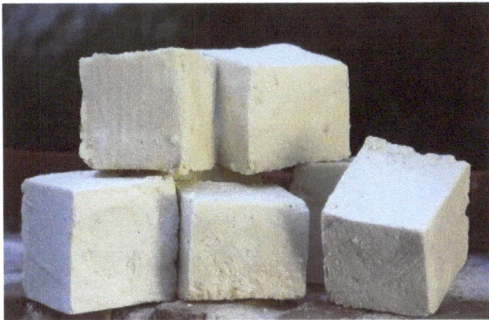

Jabón de Castilla: Hecho de aceites vegetales, principalmente de aceite de oliva. A diferencia de la mayoría de los jabones comerciales, es un producto totalmente natural que no incluye sustancias sintéticas o grasas de animales. Actúa como surfactante que hace espuma y limpia la piel.

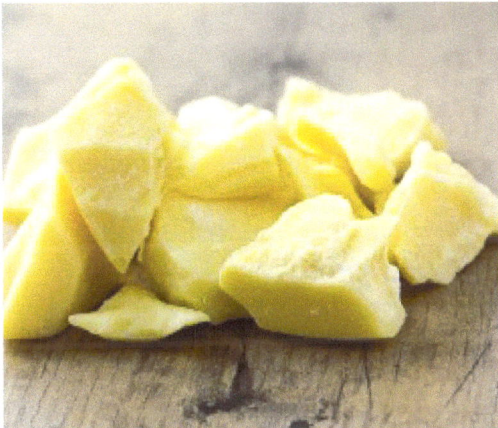

Jojoba: Es un aceite portador que se extrae de las semillas de la planta conocida científicamente como simmondsia chinensis, originaria del sur de Estados Unidos y el norte de México. Es ideal para usar como vehículo de aceites esenciales porque se absorbe rápidamente y no deja la piel grasosa. Se utiliza para combatir acné, disolver los poros tapados y promover el equilibrio natural de la piel. Es antibacterial y humectante, tiene vitamina E y antioxidantes y deja la piel suave. También se usa para el cuidado del cabello.

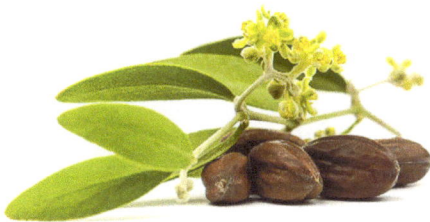

Manteca de cacao: Se extrae de las semillas del árbol de cacao (theobroma cacao). Rica en antioxidantes que combaten los radicales libres, causantes del envejecimiento prematuro de la piel. Es emoliente, suavizante, combate la sequedad y es oclusiva, previene la pérdida de agua transepidérmica.

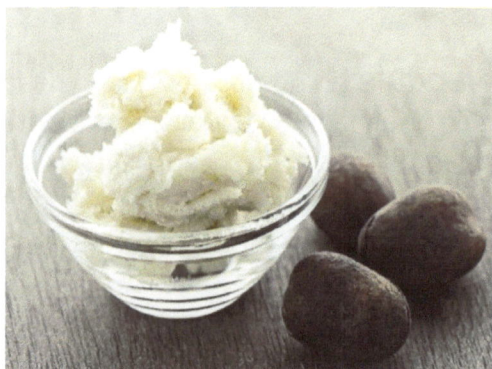

Manteca de karité (shea butter): Proviene del árbol de karité (vitellaria paradoxa), oriundo de África. El nombre significa árbol de mantequilla y se extrae por medio de un proceso de ebullición y triturado de sus frutos. La manteca es muy nutritiva, emoliente y antiinflamatoria. Protege la piel del calor, los rayos ultravioleta, el viento, el frío y otros agentes externos. Previene la sequedad y promueve la elasticidad de la piel.

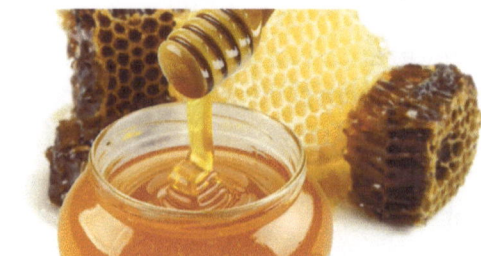

Miel: Humectante por excelencia, atrae el agua a la piel (se puede usar glicerina vegetal como opción vegana). La miel además tiene propiedades calmantes, anti bacterianas y contiene antioxidantes que ayudan a retrasar el envejecimiento de la piel.

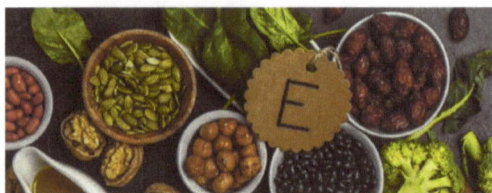

Vitamina E: antioxidante natural que se extrae de mayormente de frutos y semillas como el girasol, las nueces, el sésamo o las avellanas.

Los recipientes de vidrio son los más indicados para envasar preparaciones que contengan aceites esenciales, ya que estos son fuertes y concentrados y suelen desgastar el plástico común, acarreando sus químicos tóxicos en los líquidos y preparaciones.

Si no disponemos de frascos o botellas de vidrio, se pueden utilizar recipientes libres de BPA o plástico tipo PET.

¿Qué es BPA?

BPA significa bisfenol A. Es un producto químico industrial que se ha utilizado para fabricar ciertos plásticos que almacenan alimentos, bebidas y cosméticos. Algunas investigaciones han demostrado que el BPA puede filtrarse en los líquidos y sustancias que contienen los recipientes hechos con BPA y ocasionar daños en la salud, especialmente de los bebés y niños. Es por eso que se recomienda utilizar frascos y botellas que no están hechas con BPA.

¿Qué es el plástico PET?

PET es un acrónimo de tereftalato de polietileno y es un producto a base de petróleo, reconocido mundialmente como un material seguro y 100% reciclable. Cuando los recipientes están hechos de plástico PET tienen un símbolo con el número "1", rodeado por las tres flechas que indican la reciclabilidad.

Loción limpiadora facial

Las lociones o jabones faciales ayudan a eliminar las células muertas, la suciedad, el maquillaje, las bacterias y el exceso de sebo.

Generalmente, estos jabones (cleansers) constituyen el primer paso en una rutina de cuidado de la piel o la acción preliminar, para tratamientos de exfoliación, máscaras, etc.

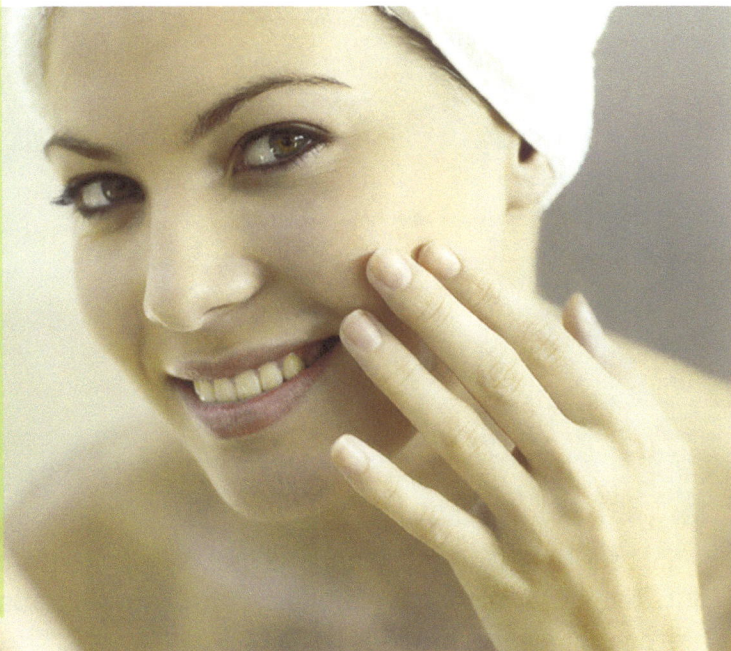

Ingredientes y sus funciones:

Cantidad	Ingredientes	Beneficios terapéuticos básicos
2 onzas	Jabón líquido de Castilla	Limpia y enjabona
2 cucharadas	Gel aloe vera- se puede extraer directo de la planta	Antibacteriano, antiinflamatorio y suavizante
2 cucharadas	Agua de rosas	Calmante, nutritiva, hidratante, astringente
1 cucharada	Aceite de oliva o jojoba	Hidratante, suavizante y antioxidante **Para piel grasa o normal:** jojoba **Para piel seca o normal:** oliva
1 cucharada	Miel o glicerina	Humectante
14 gotas	Aceites esenciales	**Para piel normal:** lavanda **Para piel grasa:** tea tree **Para piel seca:** rosa

Modo de uso sugerido:

Verter todos los ingredientes en una botella y agitar antes de usar.
Expertos recomiendan limpiar la cara por la mañana y por la noche.
Utilizar unas gotas a modo de jabón, masajeando con movimientos circulares hacia arriba.
Limpiar la cara utilizando un paño suave; enjuagar con agua tibia y luego fría para terminar.

Capítulo IV

Tónico facial

Los tónicos ayudan a limpiar la piel, cerrar los poros y preparar la cara para recibir productos nutritivos e hidratantes. Además, estimulan la circulación y ayudan a nivelar el pH (potencial de hidrógeno) nivel ácido de la piel.

Ingredientes y sus funciones:

Cantidad	Ingredientes	Beneficios terapéuticos básicos
15 ml	Agua de hamamelis o witch hazel	Astringente, antioxidante, antiinflamatorio
15 ml	Agua de rosas	Calmante, nutritiva, hidratante
3 ml	Extracto de hierbas de caléndula	Refrescante, antimicrobiano, antiinflamatorio, promueve la cicatrización de heridas
½ cucharadita	Miel o glicerina	Humectante
5 gotas	Aceites esenciales	**Piel normal:** lavanda **Piel grasa:** tea tree **Piel seca:** rosa

Preparación y uso sugerido:

Verter todos los ingredientes en la botella con tapa spray y agitar para mezclar.
Los tónicos se aplican generalmente luego de la loción limpiadora.
Agitar el tónico, aplicar en una bola de algodón y pasar suavemente por el rostro con movimientos circulares y hacia arriba, evitando los ojos.
Luego de tonificar, aplicar serum facial, loción o crema hidratante.

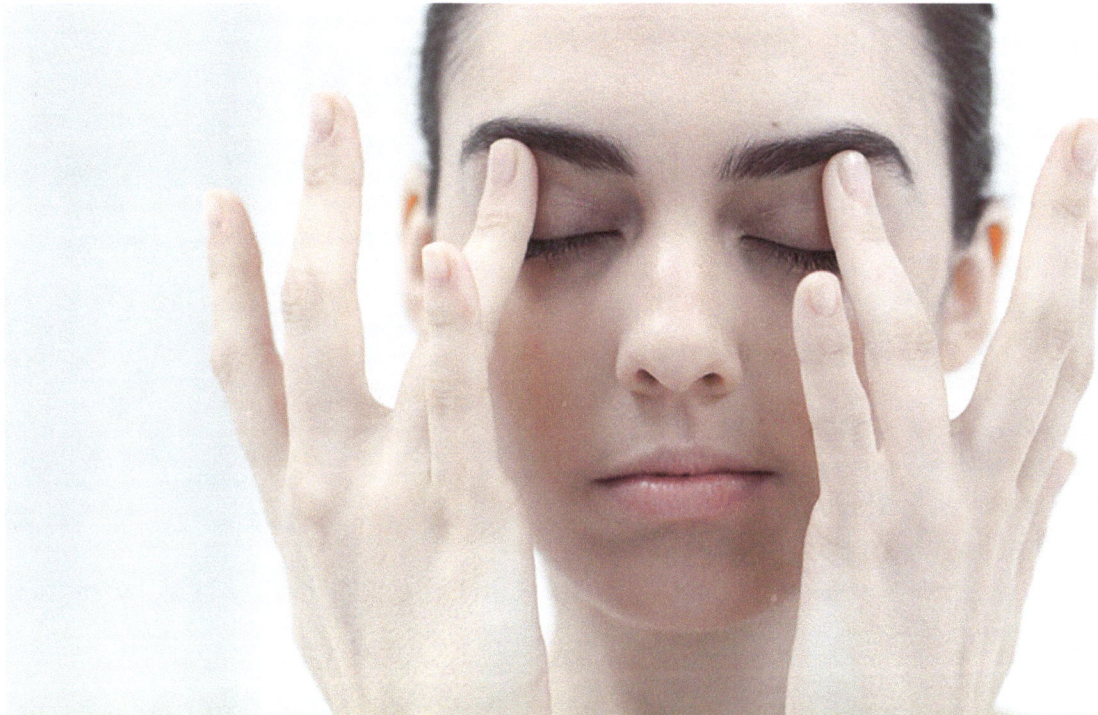

Serum facial suavizante y antiinflamatorio

Los serum o sueros faciales, también llamados elixires, están diseñados específicamente para nutrir, revitalizar y mejorar la integridad y la salud de la piel.

Ingredientes y sus funciones:

Cantidad	Ingredientes	Beneficios terapéuticos básicos
15 ml	Aceite de jojoba	Hidratante, suavizante, antioxidante
15 ml	Aceite de almendras	Antiinflamatorio, nutritivo, antioxidante
1 ml	Vitamina E	Antioxidante
15 gotas	Aceite esencial de lavanda	Calmante, suavizante, antibacteriana. Ideal para todo tipo de piel.

Preparación y uso sugerido:

Mezclar los ingredientes en una botella de vidrio (preferiblemente color ámbar o azul para evitar la luz y prevenir la oxidación) y mantener a la temperatura ambiente.

Típicamente un suero facial se aplica dos veces al día, luego de limpiar, tonificar y exfoliar (si es el caso) la piel.

¿Cómo secar los pétalos de rosas?

Simplemente ubica los pétalos en una bandeja o superficie plana y déjalos secar por varios días en un lugar donde circule el aire y que esté lejos de la luz directa del sol.

Mascarilla exfoliante e hidratante

Los exfoliantes sirven para eliminar la piel muerta y otros residuos de la superficie de la piel. Tienen muchos beneficios, entre ellos: estimular la circulación sanguínea y el sistema linfático; promover el rejuvenecimiento celular; ayudar a desbloquear poros y recibir nutrientes; dar brillo a la piel y reducir la apariencia de arrugas.

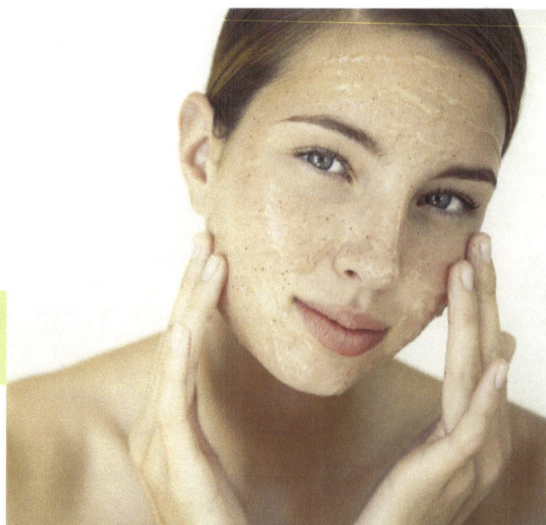

Generalmente contienen ingredientes naturales como azúcar, sal, avena, flores secas o café, entre otros, para permitir la exfoliación. Estos ingredientes son elegidos estratégicamente según el propósito terapéutico.

La mascarilla exfoliante propuesta a continuación es ideal para todo tipo de piel.

Ingredientes y sus funciones:

Cantidad	Ingredientes	Beneficios terapéuticos básicos
¼ taza	Pétalos de rosas secos o avena (se pueden combinar los ingredientes)	**Rosas:** refrescante, hidratante. Rica en vitamina c y antioxidantes. **Avena:** suavizante. Calma picazón e irritación.
2 cucharadas	Miel (si es cruda mejor)	Hidratante
1 - 2 gotas	Aceite esencial de rosas o lavanda	Suavizantes, nutritivos, antibacterianos, calmantes

Preparación y uso sugerido:

Licuar los pétalos de rosas o/y la avena hasta formar una especie de harina. Mezclar con la miel y agregar las gotas de aceite esencial.

Aplicar esta pasta sobre el rostro. Esperar 15 minutos para que la máscara penetre profundamente en los poros de la piel.

Masajear con movimientos circulares asegurando la exfoliación.

Enjuagar con agua tibia y secar suavemente.

¡La piel lucirá más saludable, suave y brillante!

Expertos recomiendan la aplicación de máscaras exfoliantes 1 o 2 veces por semana.

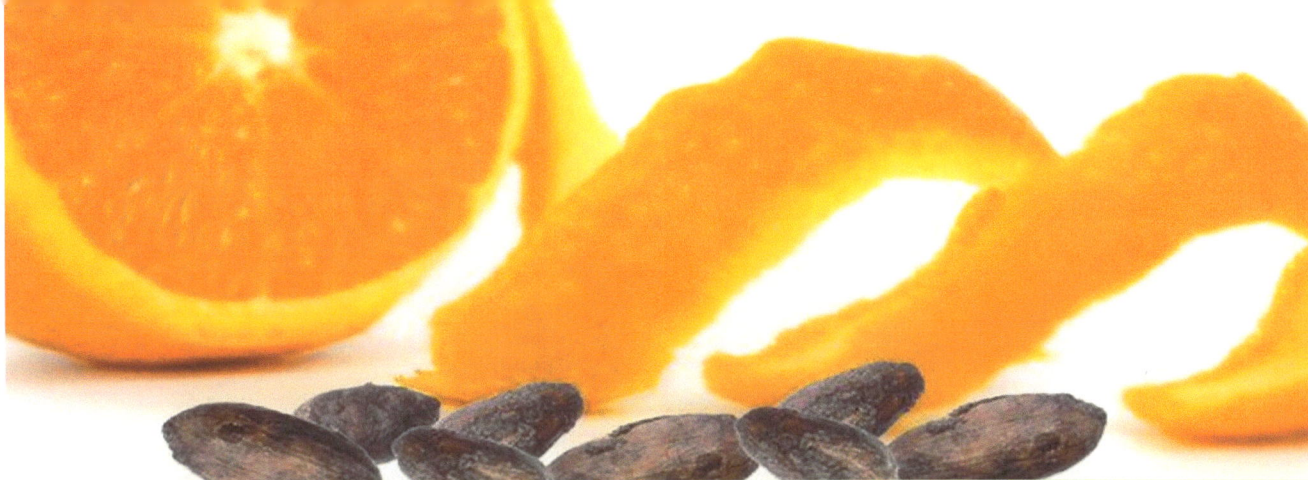

Manteca corporal de cacao y naranja

Las mantecas corporales son excelentes hidratantes y emolientes (suavizan), soportan y protegen la salud de la piel, ofrecen propiedades antiinflamatorias y antioxidantes.

Se preparan combinando mantecas, aceites vegetales o herbales, antioxidantes (vitamina E) y aceites esenciales. Algunas contienen cera de abeja. Cuando se les agrega agua en su justa medida se convierten en cremas o lociones.

Son excelentes para piel seca y madura. Podrían ser contraindicadas para cutis graso.

Ingredientes y sus funciones:

Cantidad	Ingredientes	Beneficios terapéuticos básicos
90 grs.	Manteca de karité (shea butter)	Nutritiva, antiinflamatoria
35 grs.	Manteca de cacao	Antioxidante, suavizante. Previene la deshidratación de la piel
100 ml	Jojoba	Suavizante, antibacteriana, antioxidante
3 ml	Vitamina E	Antioxidante
80 gotas	Aceite esencial de naranja dulce	Refrescante, desintoxicante

Preparación y uso sugerido:

Rinde aproximadamente 225 gramos/ 8 onzas

Derretir las mantecas de karité y cacao a baño María. Una vez derretidas, sacar la olla del fuego y agregar el aceite de jojoba.
Mezclar bien con un tenedor.
Llevar la olla al refrigerador por 15 minutos.
Mezclar nuevamente con un tenedor.
Agregar la vitamina E y el aceite esencial de naranja.
Mezclar nuevamente hasta obtener la textura deseada.

Verter la mezcla en uno o varios frascos.
Conservar en temperatura de ambiente o dejarla unas horas en el refrigerador para obtener una consistencia más dura.
Se recomienda aplicar diariamente en el cuerpo como crema humectante y nutritiva.

Capítulo IV

Aceite de Tea Tree
/Melaleuca o Árbol de Té

Inhala tea tree, suelta la debilidad

El aceite de esencial de tea tree se destila de las hojas del árbol melaleuca alternifolia. Originario de Australia, posee numerosas propiedades terapéuticas que desde hace cientos de años los nativos de esta región han sabido aprovechar, tanto para tratar males comunes y leves o dolencias graves.

El tea tree ha sido valorado durante mucho tiempo por sus propiedades antifúngicas, antibacterianas y antivirales. En la década de 1920, se utilizaba mucho en odontología y cirugía para limpiar heridas y prevenir infecciones.

Hoy es uno de los aceites esenciales más investigados y versátiles, empleado como componente en soluciones para limpieza del hogar y productos para la piel y el cabello.

También es usado para aliviar congestión e infecciones del tracto respiratorio. Conocido por ser un poderoso fungicida y muy efectivo prevenir y combatir piojos, liendres y otros parásitos. Es beneficioso para cutis graso y uno de los favoritos para aliviar problemas de acné.

Este aceite esencial es generalmente bien tolerado por los niños pequeños y las mascotas.

Datos históricos:

- Utilizado para fines espirituales y usos medicinales por los aborígenes australianos.

- Empleado como antiséptico por odontólogos y cirujanos en la década de los años 20.

- Tradicionalmente, las hojas de tea tree se empapaban para hacer una infusión para calmar el dolor de garganta.

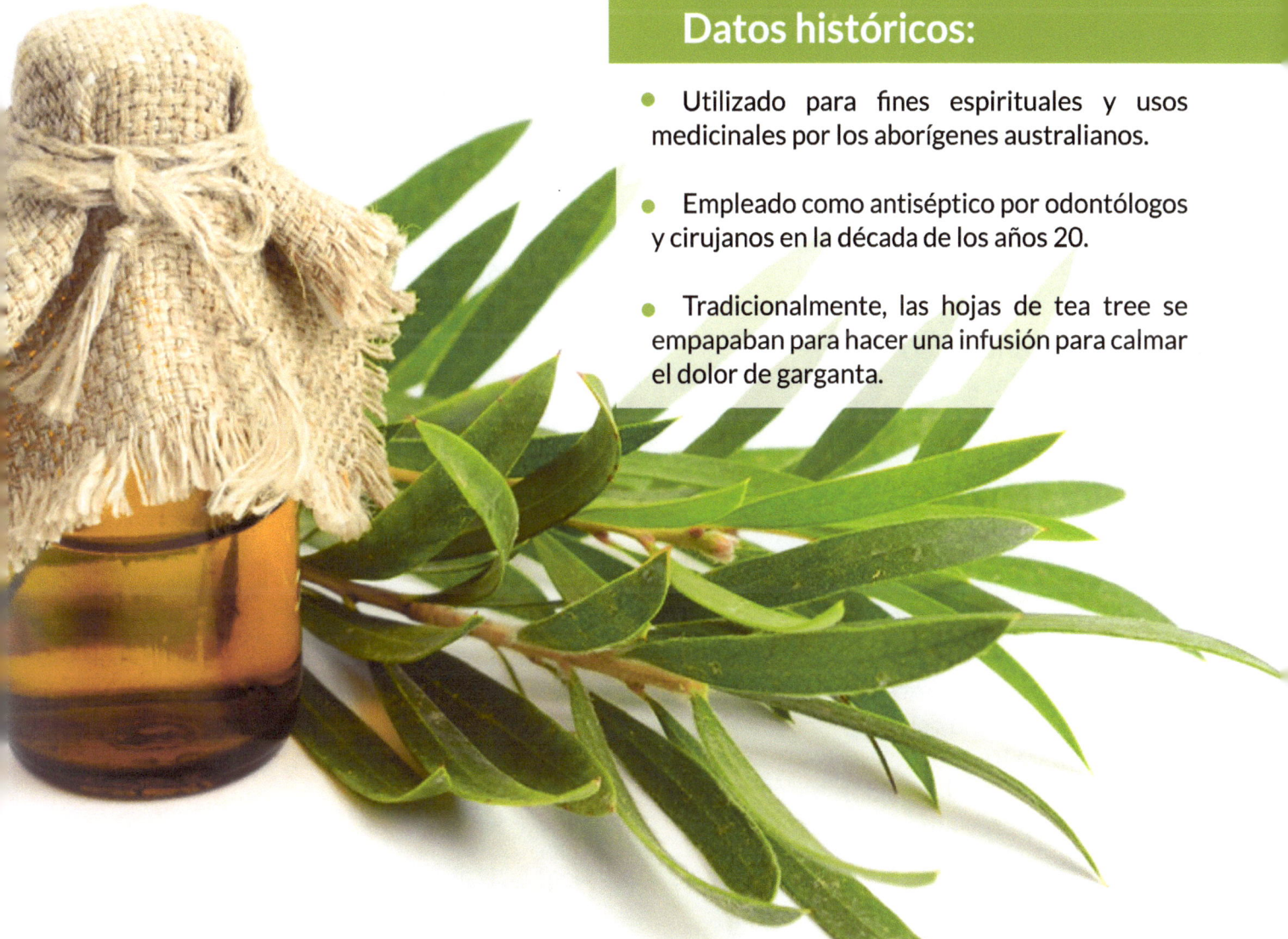

Capítulo IV

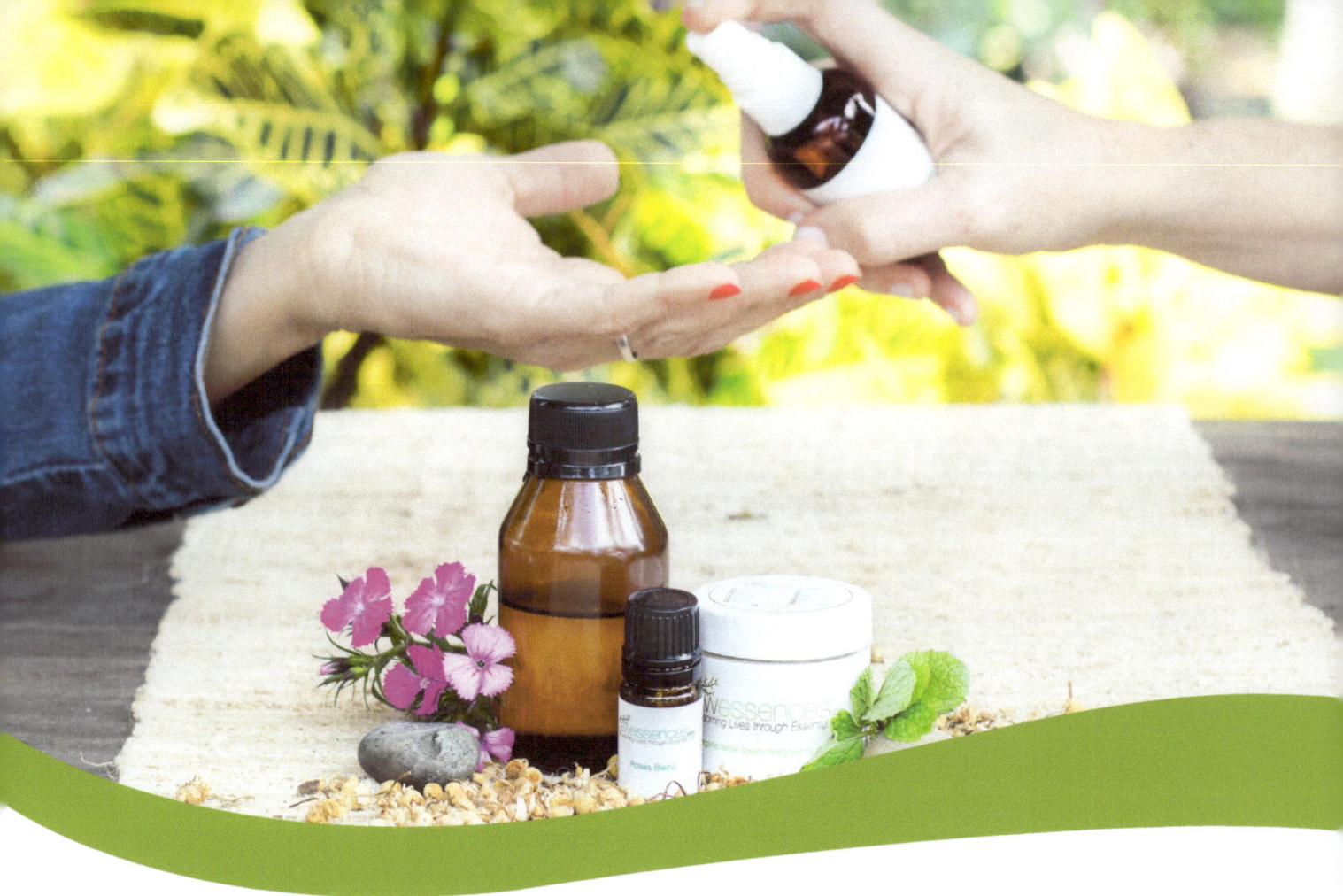

Propiedades
CUERPO

- Antiséptico.
- Antihongos/fungicida.
- Antibacteriano.
- Antivirus.
- Antiparasitario.
- Antiinflamatorio
- Desodorante
- Ayuda a sanar heridas
- Alivia picaduras de insecto
- Alivia congestión e infecciones respiratorias y alergias.
- Combate el acné y exceso de sebo en la piel.
- Favorece la salud dental.
- Bueno para las encías.
- Alivia retención de líquidos.
- Combate y previene piojos y liendres.
- Anticaspa.

MENTE/ EMOCIONES

- Purificante.
- Energizante.
- Alivia fatiga mental.
- Promueve fortaleza y coraje en tiempos difíciles.
- Ayuda a estabilizar las emociones de las personas con frecuentes cambios de humor.

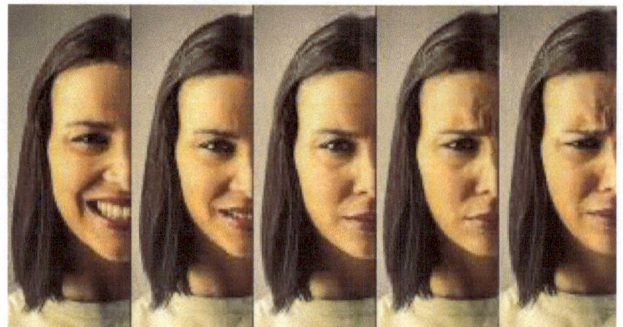

Prepara tus productos de belleza y cuidado personal

Tea tree en la práctica
5 Sugerencias

1. Limpiador de cepillo de dientes. Una gota de aceite de tea tree puede desinfectar el cepillo de dientes y evitar que se convierta en un criadero de moho y bacterias.

2. Pasta de dientes natural para la salud bucal. Por su doble capacidad de eliminar bacterias y calmar la inflamación, el tea tree es muy usado en las pastas de dientes y enjuagues bucales. Para obtener una pasta de dientes casera, simplemente mezclar unas gotas de este aceite en una cucharada de aceite de coco y una cucharada de bicarbonato de sodio. Esta mezcla además ayuda a blanquear los dientes.

3. Tratamiento contra el moho. Mezclar una gota con una taza de agua y rociar en las áreas con moho. Luego limpiar con un trapo.

4. Aromatizante de ropa. Añadir unas cuantas gotas de tea tree durante el ciclo del lavarropas para que la ropa tenga un aroma más fresco.

5. Prevención y tratamiento contra piojos y liendres. Para prevención se recomienda agregar unas gotas de aceite de tea tree al champú o preparar un champú natural combinando 5 gotas de tea tree con una cucharada de gel de aloe vera y una cucharada de leche de coco. Para combatir liendres y piojos, mezclar 2 gotas de tea tree en una cucharada de aceite de oliva, pasar peine fino y enjuagar con vinagre.

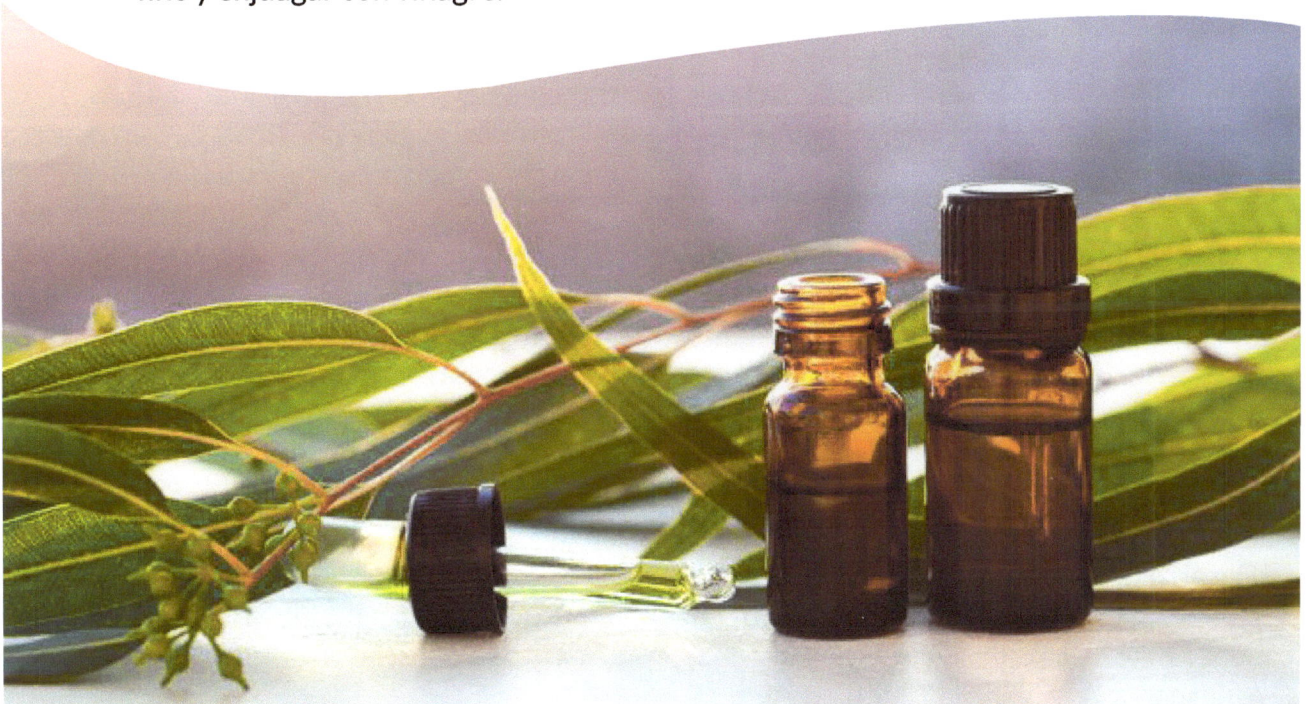

Precauciones:

- NO usar en forma interna. Según el Centro Nacional de Envenenamiento de los Estados Unidos el aceite Tea Tree es venenoso si se ingiere. NO debe tomarse por la boca por ningún motivo. Si se utiliza para combatir el mal aliento o para preparaciones de la salud bucal hay que escupirlo para evitar posibles efectos secundarios como problemas digestivos, urticaria o mareos.

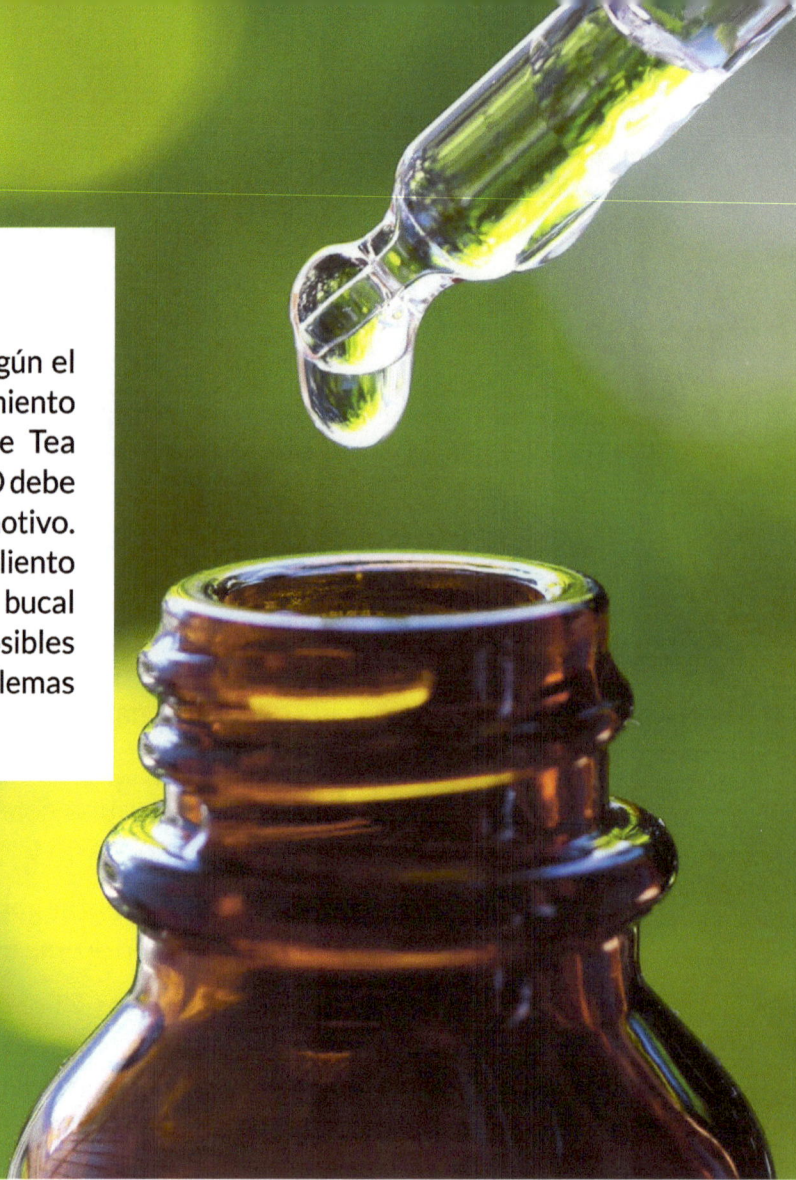

Algunas Investigaciones:

Algunas investigaciones científicas sobre el aceite esencial de tea tree, árbol de té o Melaleuca Alternifolia:

Las investigaciones en University of Western Australia (UWA) han demostrado que el aceite del árbol del té tiene una actividad antimicrobiana de amplio espectro y efectos anticancerígenos.

Actividad antifúngica del aceite esencial de melaleuca alternifolia (aceite de árbol de té) contra hongos patógenos in vitro. Skin Pharmacol 1996; 9 (6): 388 - 394.

Desarrollo de un champú con aceite de tea tree para la eliminación de piojos de cabeza. McCage, C.M., Ward, S.M., Paling, C.A., Fisher, D.A., Flynn, P.J., y McLaughlin, J.L..

Phytomedicine 2002; 9 (8): 743 - 748.

Tratamiento tópico exitoso de verrugas de mano en un paciente pediátrico con aceite de árbol de té (Melaleuca alternifolia). Millar, B.C. y Moore, J. E.. Complemento Ther.Clin.Pract. 2008; 14 (4): 225 - 227.

Aceite de Melaleuca alternifolia. Su uso para la vaginitis tricomonal y otras infecciones vaginales. Peña EF Obstet Gynecol 1962; 19 (6): 793-795.

Un estudio publicado por PUBMED, Biblioteca Nacional de Medicina de los EE.UU/ Institutos Nacionales de Salud, ha sugerido la eficacia del aceite de árbol de té en el tratamiento del acné vulgaris.

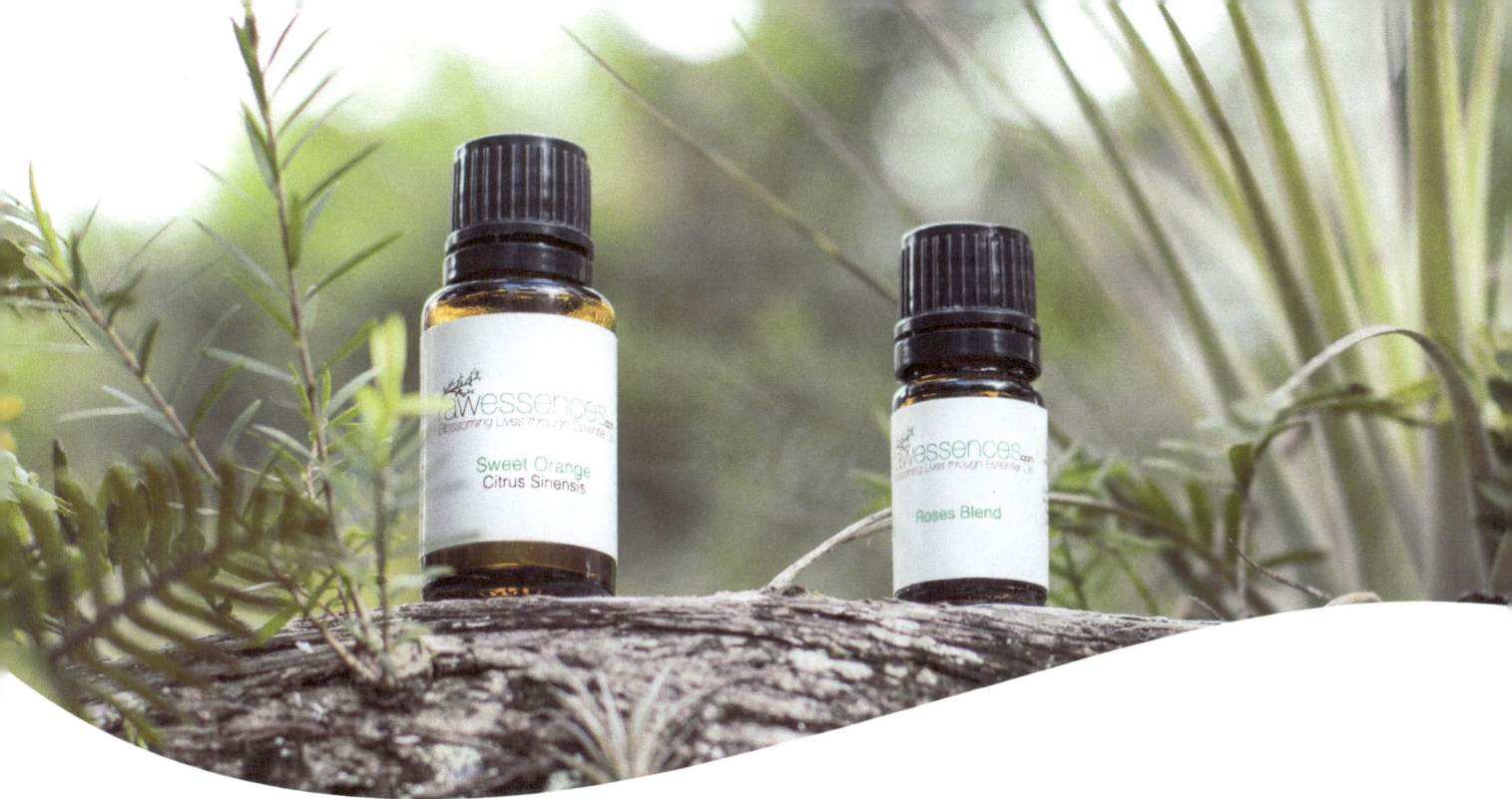

Capítulos V

Aceites esenciales para limpieza del hogar

"La naturaleza se complace con la simplicidad".

- Isaac Newton

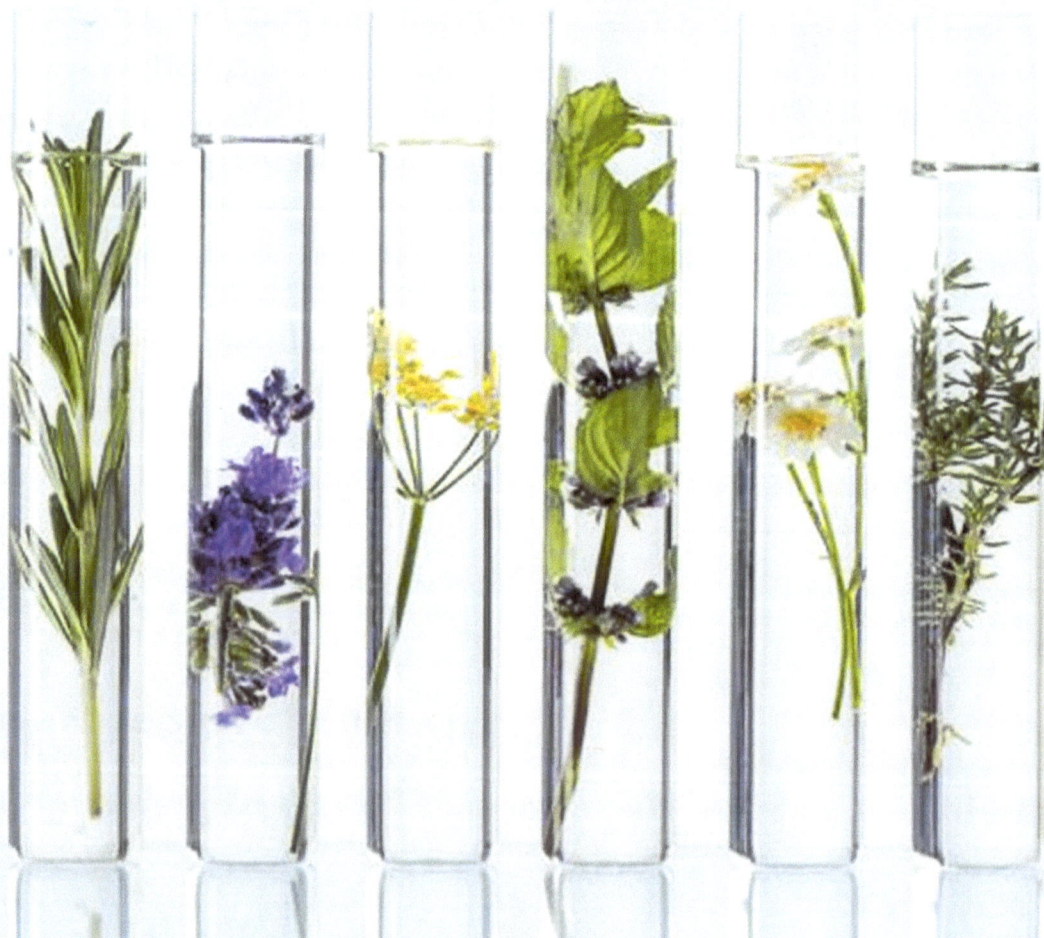

rawessences
Instituo Internacional de Aromaterapia

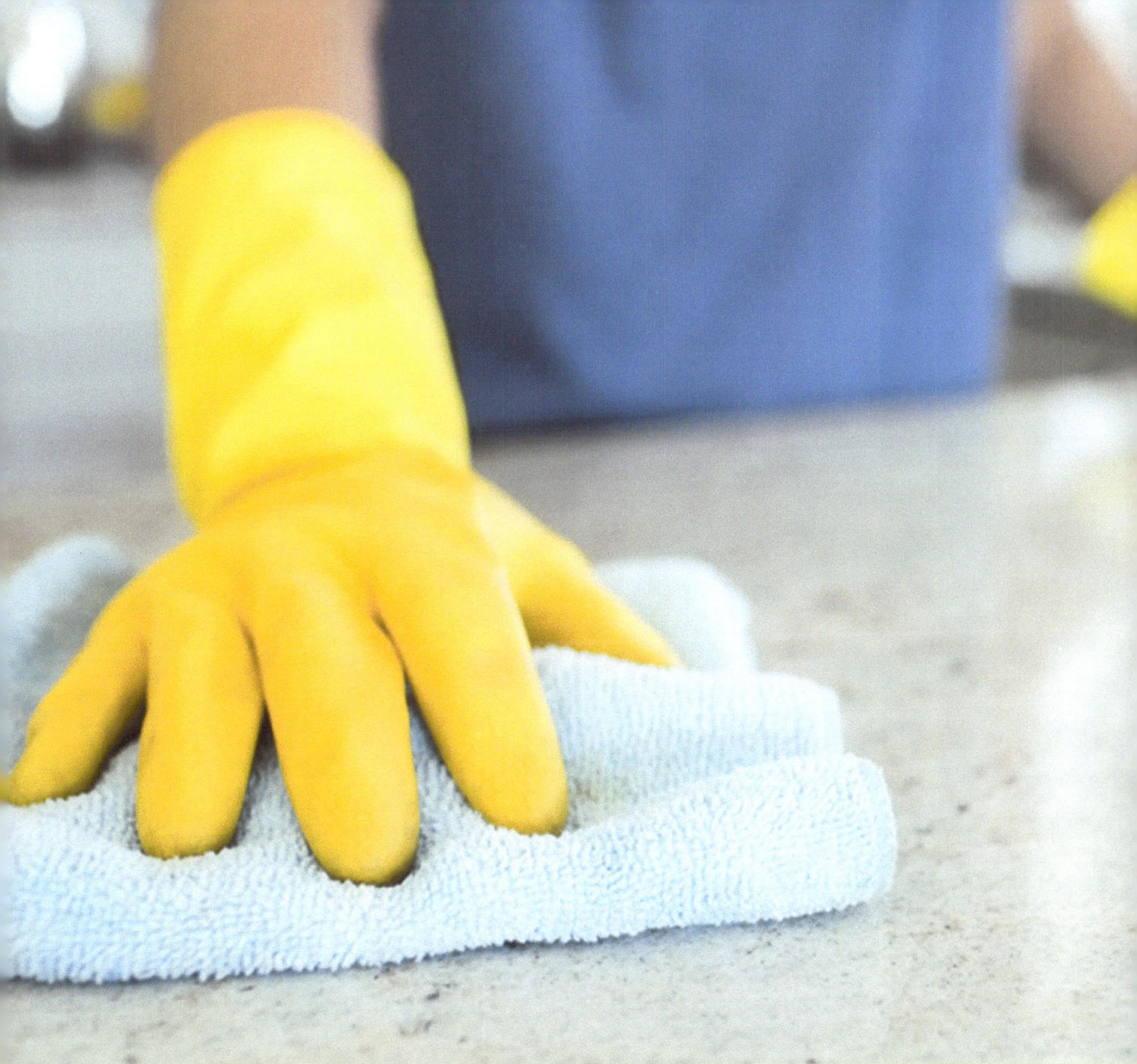

Aceites esenciales para la limpieza del hogar

La limpieza del hogar, tal vez, no es la actividad más divertida, aunque, sin dudas, con la aromaterapia se vuelve interesante. Los aceites esenciales tienen el poder de desinfectar, refrescar y aromatizar nuestros espacios y, además, son una alternativa natural y libre de ingredientes tóxicos para la salud de la familia y las mascotas.

Si incorporamos los aceites esenciales a la hora de cuidar la casa, los beneficios son muchos. Mientras limpiamos, podemos inhalar sus aromas purificadores y, al mismo tiempo, aliviar la ansiedad, despejando la mente de pensamientos tóxicos y fortaleciendo nuestro sistema inmunológico.

Riesgos de utilizar productos de limpieza convencionales

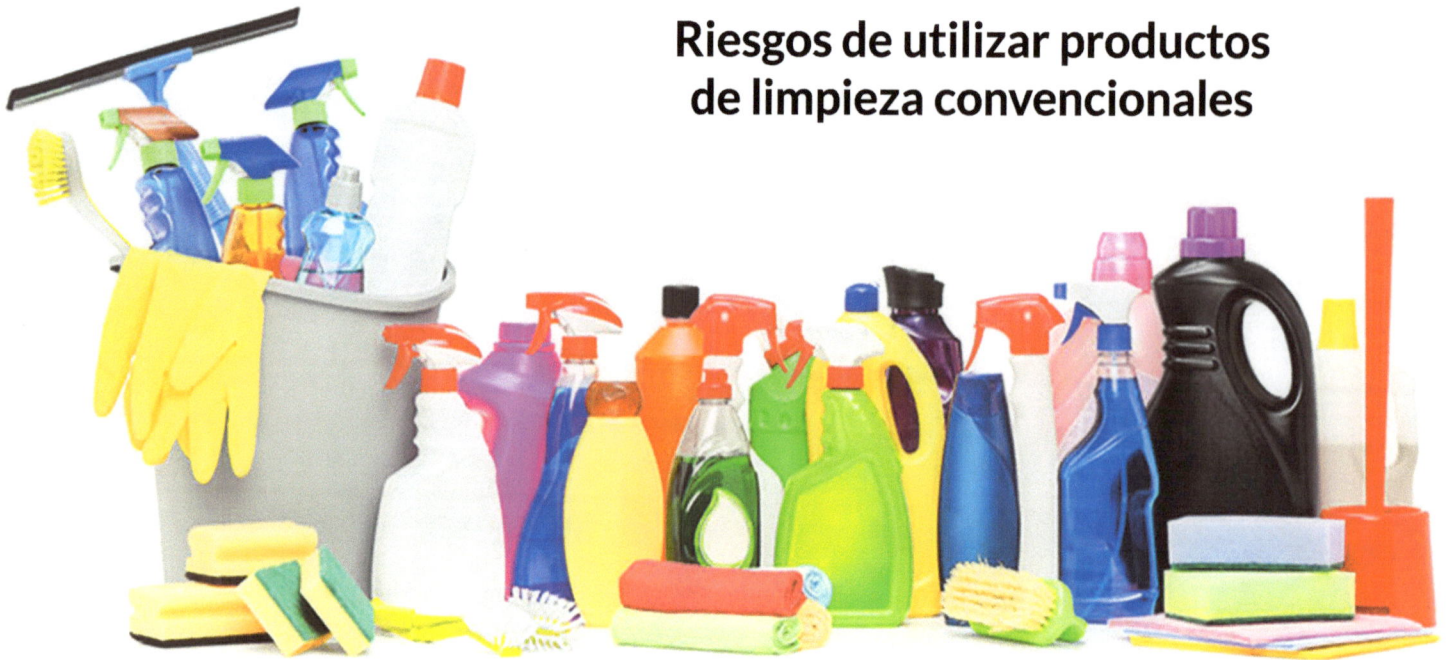

La Asociación Americana del Pulmón (*American Lung Association*) afirma que muchos productos de limpieza o productos para el hogar pueden irritar los ojos o la garganta, causar dolores de cabeza y otros problemas de salud, incluyendo al cáncer.

Según esta organización, algunos productos liberan sustancias químicas peligrosas e ingredientes dañinos, como el amoníaco y el cloro, que contribuyen a generar problemas respiratorios crónicos, reacciones alérgicas y dolores de cabeza.(https://www.lung.org/our-initiatives/healthy-air/indoor/indoor-air-pollutants/cleaning-supplies-household-chem.html)

La buena noticia es que es posible preparar productos de limpieza libres de químicos nocivos. Con los aceites esenciales, se pueden recrear los mismos aromas de los productos convencionales, sumando beneficios terapéuticos e inclusive, ahorrando dinero.

Diferencia entre fragancia sintética y aceites esenciales

Las fragancias sintéticas son creadas en laboratorios y aunque suelen tener aromas agradables no tienen las propiedades terapéuticas de los aceites esenciales. Por el contrario, muchas ocasionan alergias e irritación.

Los aceites esenciales de calidad terapéutica provienen de plantas silvestres o cultivadas en forma orgánica, son extraídos por medio de cuidadosos procesos de destilación o prensado (dependiendo de la planta) y no tienen agregados de químicos u otras sustancias.

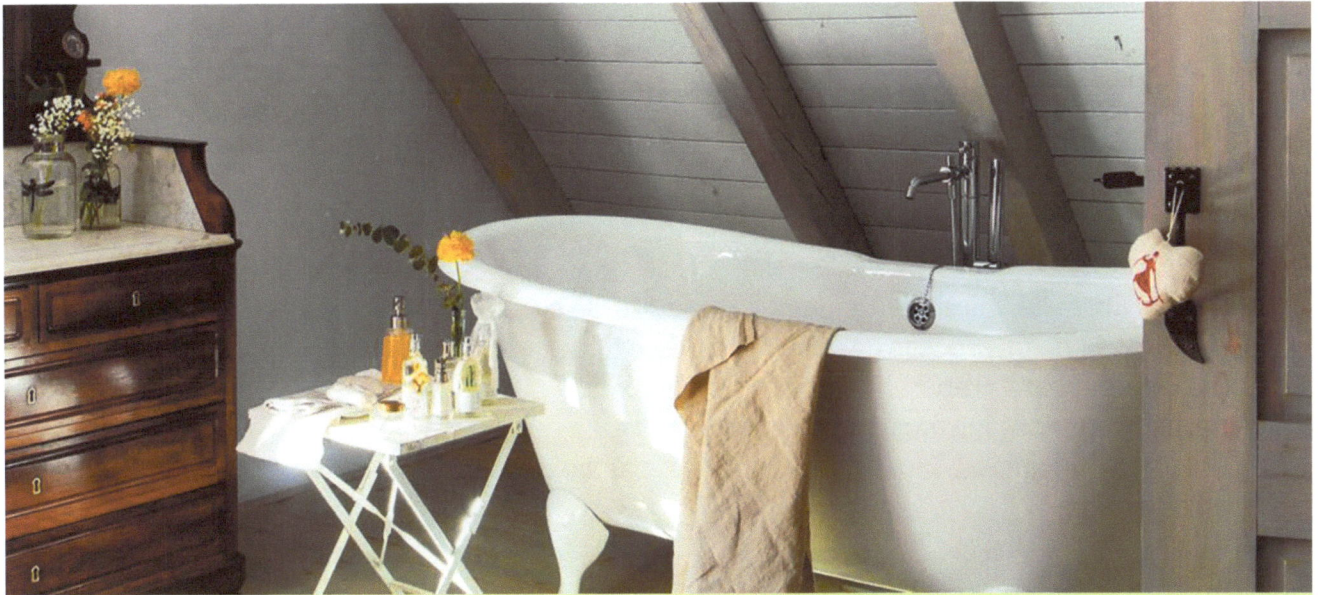

¿Por qué hacer tus propios productos para la limpieza del hogar?

Son naturales y no tóxicos.

Son potentes limpiadores, desengrasantes y desinfectantes.

Eliminan el moho.

Eliminan olores desagradables.

Dejan las superficies brillantes.

Son económicos, fáciles de preparar y necesitan muy pocos ingredientes.

Aromatizan el ambiente.

Armonizan y renuevan la energía del hogar.

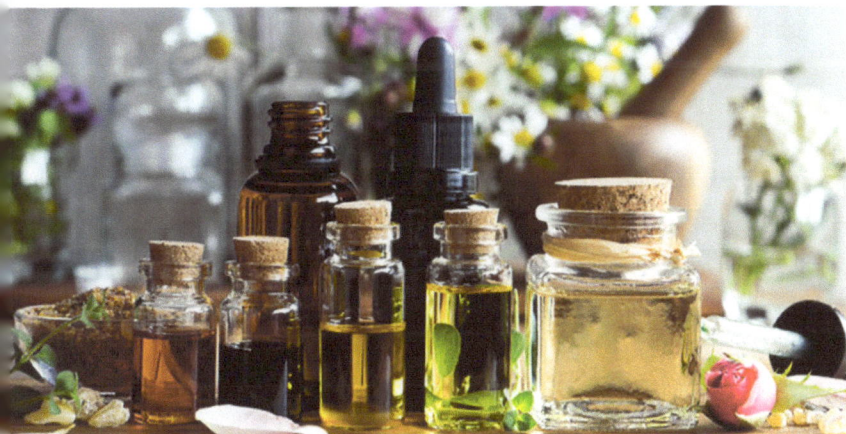

Aceites recomendados para limpiar:

- Lemongrass
- Limón
- Tea tree
- Menta
- Lavanda
- Naranja

Otros materiales recomendados
para preparar productos de limpieza:

Agua destilada:

Es agua libre de minerales e impurezas, que se obtiene a través de un proceso de destilación. Este tipo de agua es ideal para preparar soluciones de limpieza porque al no tener organismos contaminantes alarga la vida útil de los productos. También se puede usar agua filtrada o hervida.

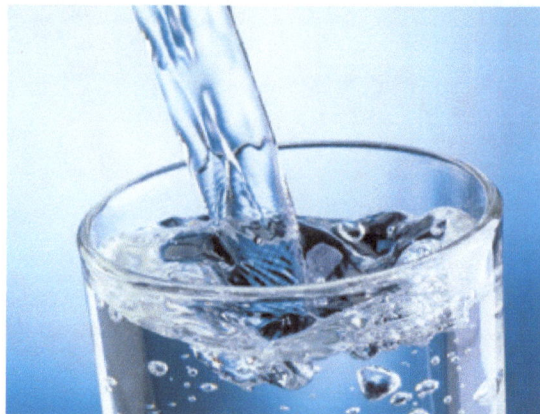

Vinagre blanco:

Desengrasante, limpiador y anti moho. Por su alto nivel de acidez, favorece a que no proliferen los gérmenes y microbios.

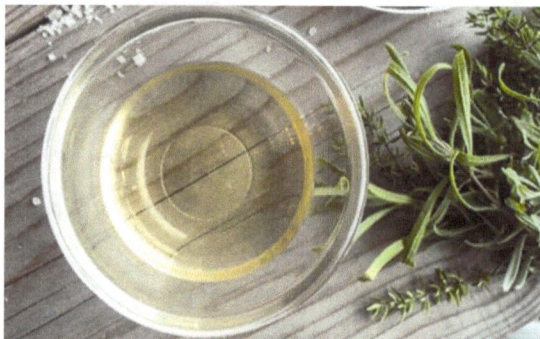

Bicarbonato de sodio/ baking soda:

Absorbe y neutraliza los olores desagradables. Tiene una suave acción abrasiva que lo convierte en un limpiador ideal para manchas difíciles.

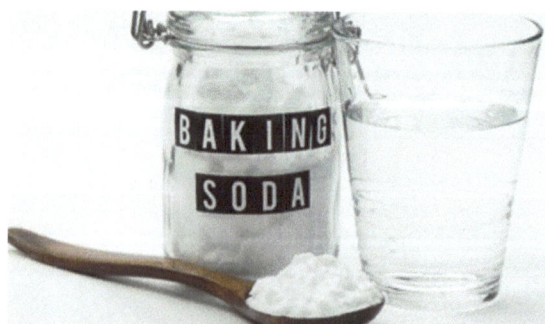

Jabón de Castilla:

Es un jabón a base de aceites vegetales, principalmente aceite de oliva. A diferencia de la mayoría de los jabones comerciales, es un producto totalmente natural que no incluye sustancias sintéticas o grasas de animales. Es súper concentrado y se utiliza en pequeñas cantidades. Versátil y rendidor.

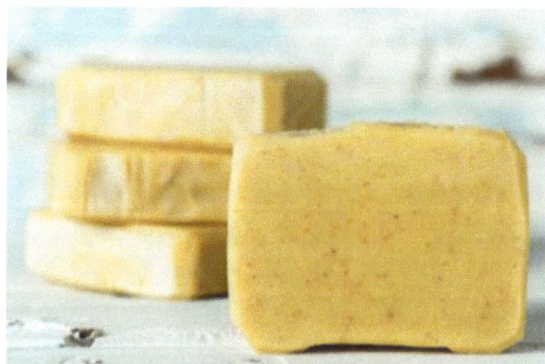

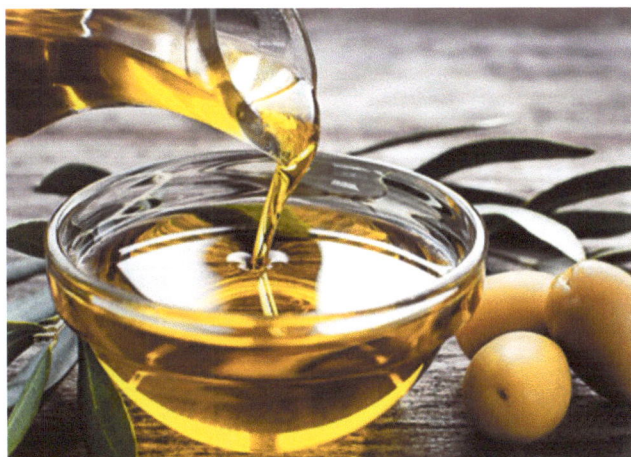

Aceite de oliva:

Ideal para limpiar y dar brillo a superficies como madera y cuero.

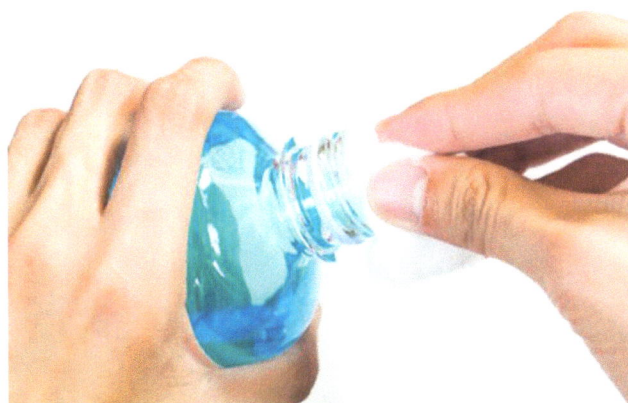

Alcohol isopropílico o vodka:

Ambos excelentes desinfectantes y solventes, disuelven la suciedad. Muy volátiles, se evaporan rápidamente dejando las superficies sin residuos ni rayas.

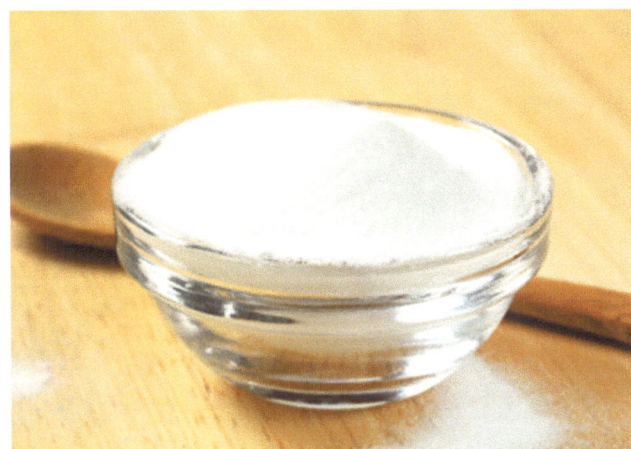

Carbonato de sodio/washing soda:

Potente limpiador y desengrasante natural. Ideal para lavar ropa. Se recomienda utilizar guantes de goma al momento de usarlo porque puede causar irritación en la piel. En el caso de entrar en contacto con la piel, enjuagar rápidamente.

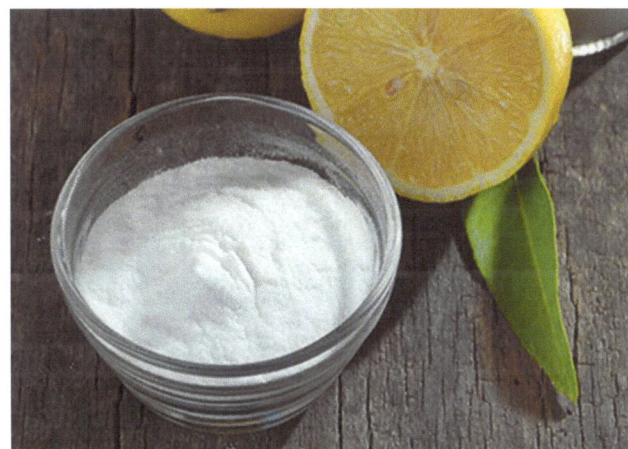

Ácido cítrico:

Es un ácido orgánico y natural que se encuentra presente en verduras y frutas, especialmente en los cítricos, como naranjas y limones. Se utiliza mucho en la industria alimenticia, cosmética y es además un agente de limpieza muy potente.

Sal:

La sal es un gran limpiador y desodorizante

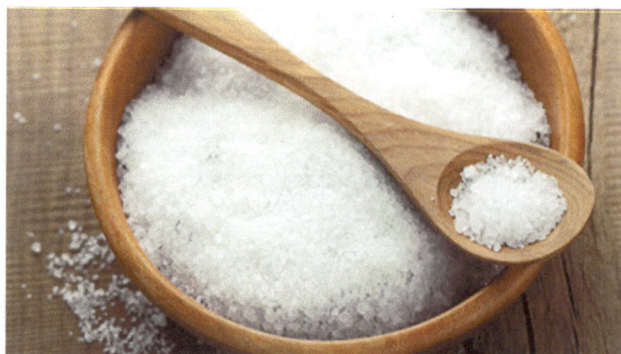

Botellas de vidrio o plástico PET o libre de BPA:

Los aceites esenciales son fuertes y concentrados y suelen desgastar el plástico común, acarreando sus químicos tóxicos en los líquidos y preparaciones. Es por eso que siempre es recomendable utilizar recipientes de vidrio para envasar las preparaciones. Si no disponemos de frascos o botellas de vidrio, se pueden utilizar recipientes libres de BPA o plástico tipo PET.

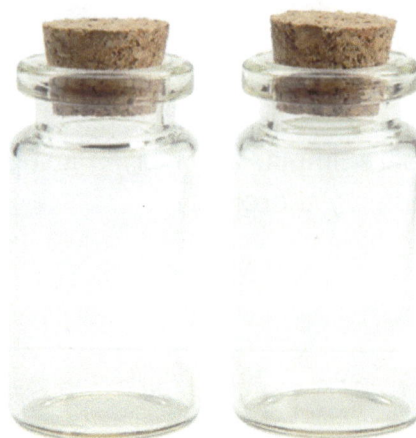

Nota:

Al igual que los productos convencionales, es importante mantener los productos de caseros fuera del alcance de los niños y las mascotas. Para identificarlos y no cometer errores al momento de usarlos, se recomienda etiquetar correctamente cada producto.

Desinfectante multiuso

Actúa tanto para superficies duras como mesadas, picaportes, control remoto, etc. y como desodorante/refrescante para zapatos, almohadas, sofás, alfombras, etc.

Ingredientes:
- 115 ml/ 4 oz alcohol u vodka
- 10 gotas de aceite esencial de tea tree
- 10 gotas de aceite esencial de limón
- 5 gotas de aceite esencial de lavanda
- Botella con tapa spray.

Preparación:
Verter todos los ingredientes en la botella y agitar antes de usar.

Limpiador Desengrasante

Este producto ayuda a borrar depósitos y manchas en la mayoría de las superficies. Se puede usar en lavabos, bañeras, inodoros, azulejos, hornos, ollas, sartenes y estufas de vidrio. Evitar usarlo en superficies porosas como madera sin tratar o granito.

Ingredientes:
- 3/4 taza de bicarbonato de sodio (baking soda)
- 1/4 taza de jabón de castilla.
- 1 cucharada de agua destilada
- 10-15 gotas de aceite esencial de tea tree (árbol de té o Melaleuca Alternifolia)

Preparación:
Combinar el bicarbonato de sodio y el jabón castilla en una taza.

Agregar el agua, el aceite de tea tree y revolver con un tenedor hasta obtener una consistencia similar a una pasta.

Se puede añadir un poco más de bicarbonato hasta obtener la consistencia ideal.

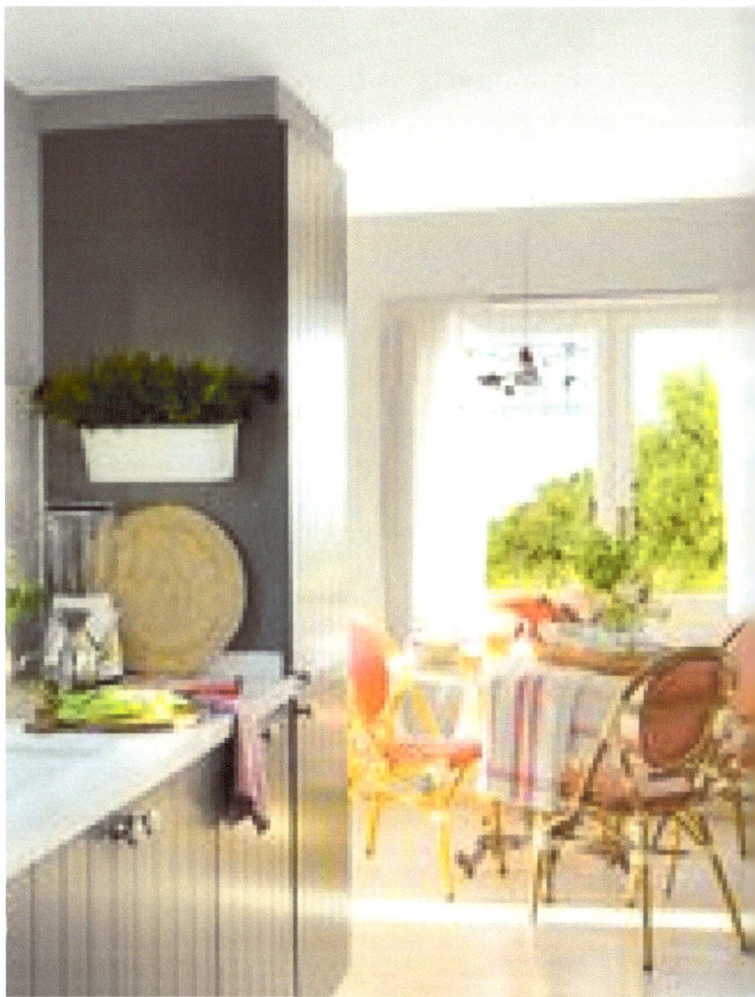

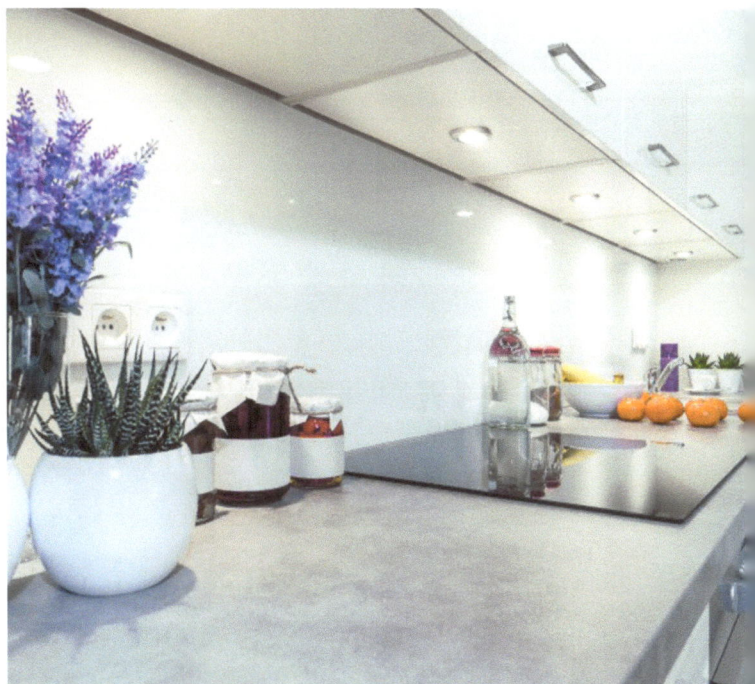

Limpia pisos

Esta mezcla es buena para casi todo tipo de pisos: baldosas, cerámica, laminado, vinilo. Saca las manchas y restos de comida.

Ingredientes:
- 1 taza de agua destilada.
- 1/2 taza de jabón líquido de Castilla.
- 35 gotas de aceite esencial de lemongrass
- Botella.

Preparación:

Verter todos los ingredientes en la botella y agitar antes de usar.

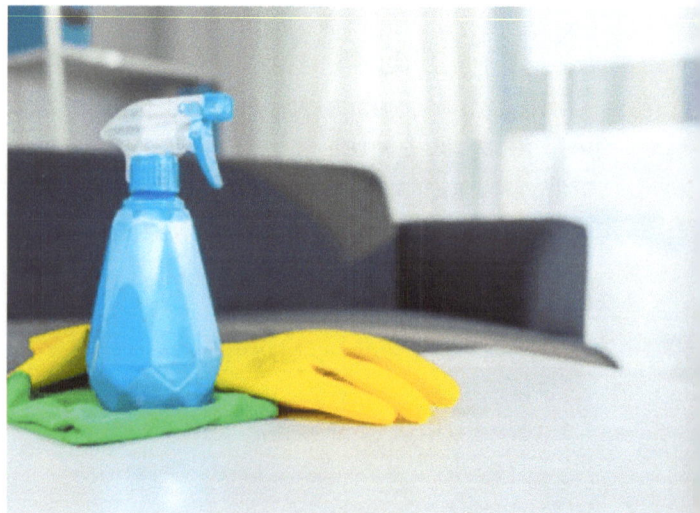

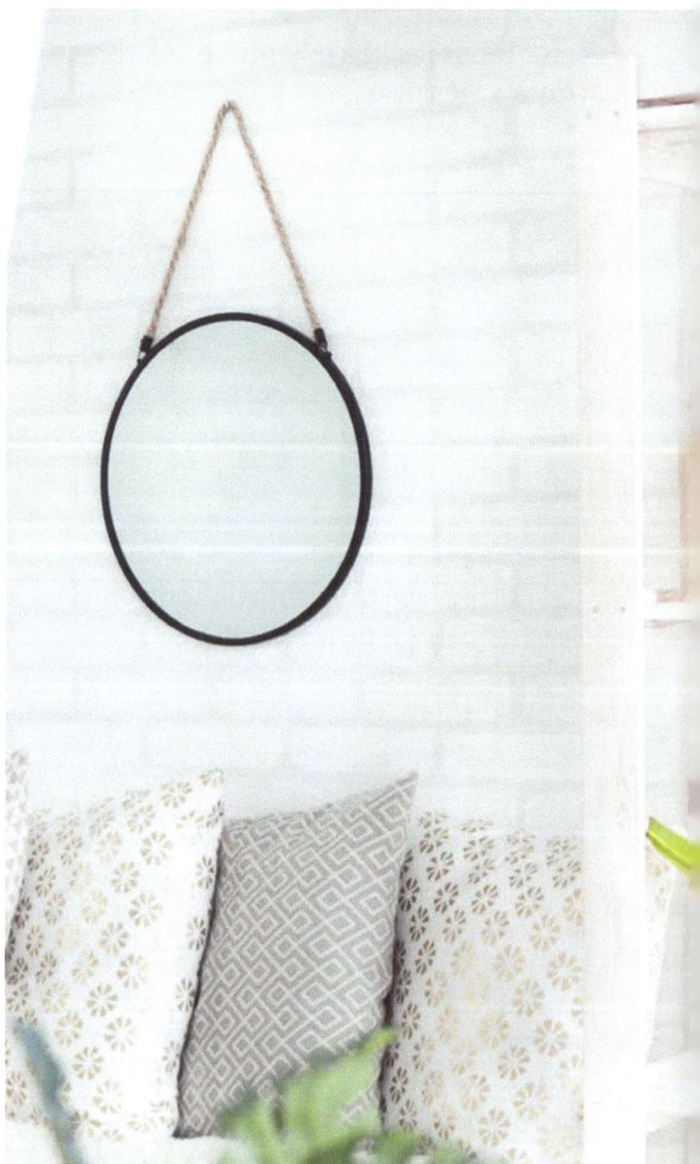

Uso sugerido:

Echar medio galón de agua tibia en un balde y agregar 2 cucharadas del limpiador para pisos.
Mezclar bien.
Trapear o lavar el piso a mano. ¡No se necesita enjuagar!

Nota: esta mezcla también sirve como detergente para lavar platos.

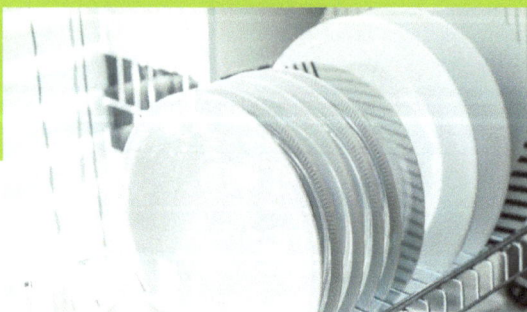

Limpia vidrios

Ingredientes:
- 115 ml/ 4 oz vinagre blanco.
- 25 gotas de aceite esencial de limón.
- Botella.

Preparación:

Verter todos los ingredientes en la botella y agitar antes de usar.

Limpiador para acero inoxidable

Limpia y da brillo a todas las superficies de acero inoxidable, como refrigerador, lavaplatos, cocina, microondas, cafetera, tostadora, ollas y más. No raya ni deja manchas.

Ingredientes:

½ taza de aceite de oliva (no es necesario que sea de primera calidad).

½ taza de vinagre blanco.

20 gotas de aceite esencial de naranja dulce.

Preparación y uso sugerido:

Verter todos los ingredientes en la botella y agita antes de usar.

Aplicar y limpiar la superficie con un paño suave.

Nota: también se puede usar como lustra muebles

Limpiador y desodorante de alfombras

Ingredientes:

- 2 tazas de bicarbonato de sodio
- (baking soda).
- 30 gotas de aceite esencial de lavanda.

Preparación y uso sugerido:

Combinar el bicarbonato de sodio y el aceite esencial en un frasco de vidrio.

Tapar y agitar bien. Si se usa frasco de vidrio, retirar la tapa, aplicar papel madera o de construcción, ajustar y colocar la tapa interior para asegurar los bordes.

Agujerear el papel para verter la preparación a modo de "salero".

Esparcir la mezcla generosamente sobre las alfombras.

Esperar al menos 1 o 2 horas o dejarla toda la noche.

Usar aspiradora. Aspirar a fondo.

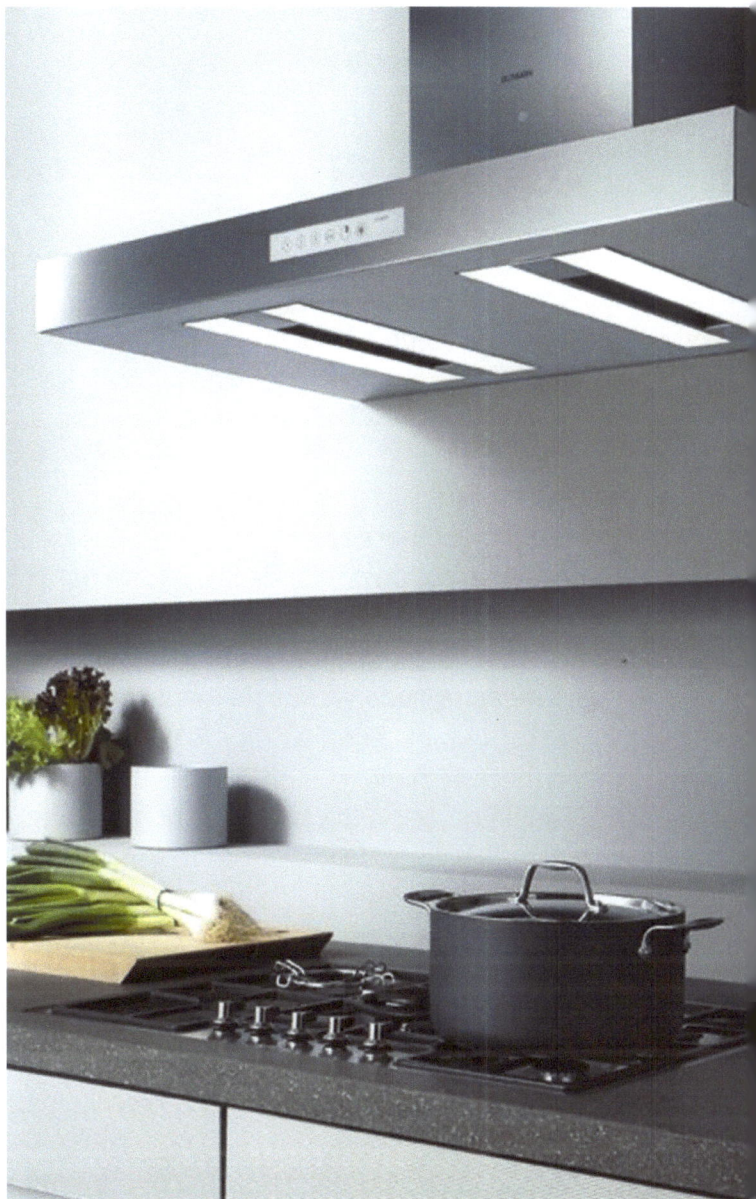

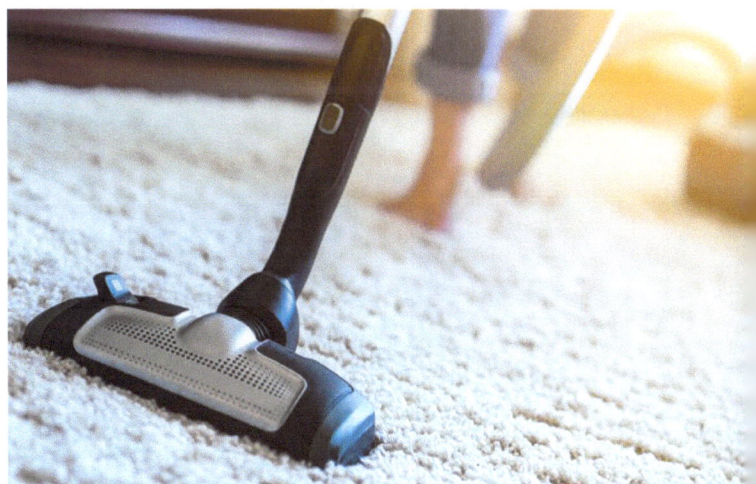

Pastillas de detergente para lavavajillas

Ingredientes:

- 1 taza de carbonato de sodio (washing soda).
- ¼ taza de sal.
- ½ taza de ácido cítrico en polvo.
- 40 gotas de aceite esencial de limón

Preparación:

Mezclar los ingredientes.

Usar la parte posterior de la cuchara para romper los grumos.

Agregar lentamente a la mezcla 2 o 3 cucharadas de agua, revolviendo de manera constante.

Verter la mezcla en un molde de silicona o en una cubeta de hielo.

Usar la parte posterior de la cuchara y los dedos para presionar la mezcla contra el molde.

Deja secar y endurecer toda la noche.

Retirar los cubos y guardarlos en un recipiente hermético.

Modo de uso sugerido:

Colocar una pastilla detergente en la máquina lavavajilla.

Añadir un poco de vinagre al compartimento de enjuague.

Encender el lavaplatos en su forma habitual.

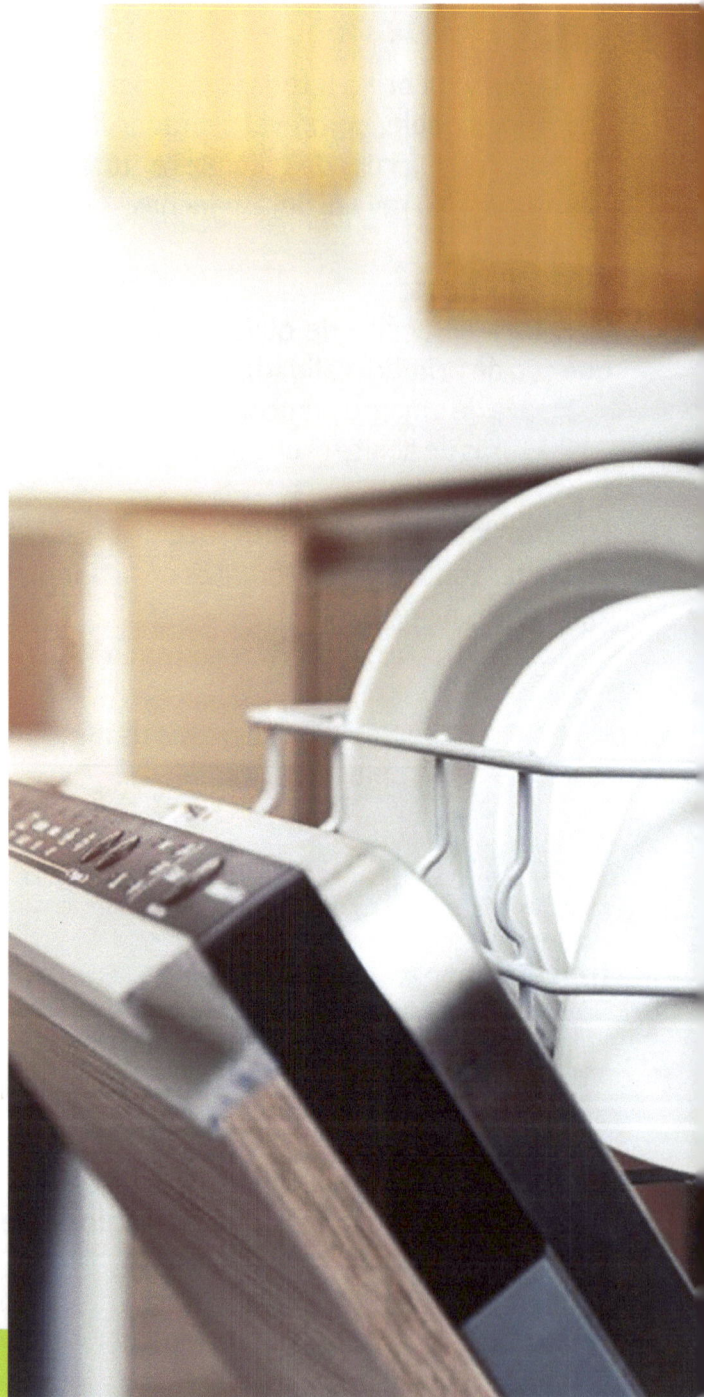

Más tips...

Suavizante para la ropa: Combinar ½ taza de vinagre, 2 cucharadas de bicarbonato de sodio y 20 gotas de aceite de lavanda. Agrega 2 a 4 cucharadas de la mezcla al ciclo de enjuague.

Desodorante para bote de basura: Verter 3 o 4 gotas de aceite esencial de menta en una bola de algodón y ubicarla en el fondo del bote de basura, para neutralizar el mal olor y ahuyentar hormigas y cucarachas.

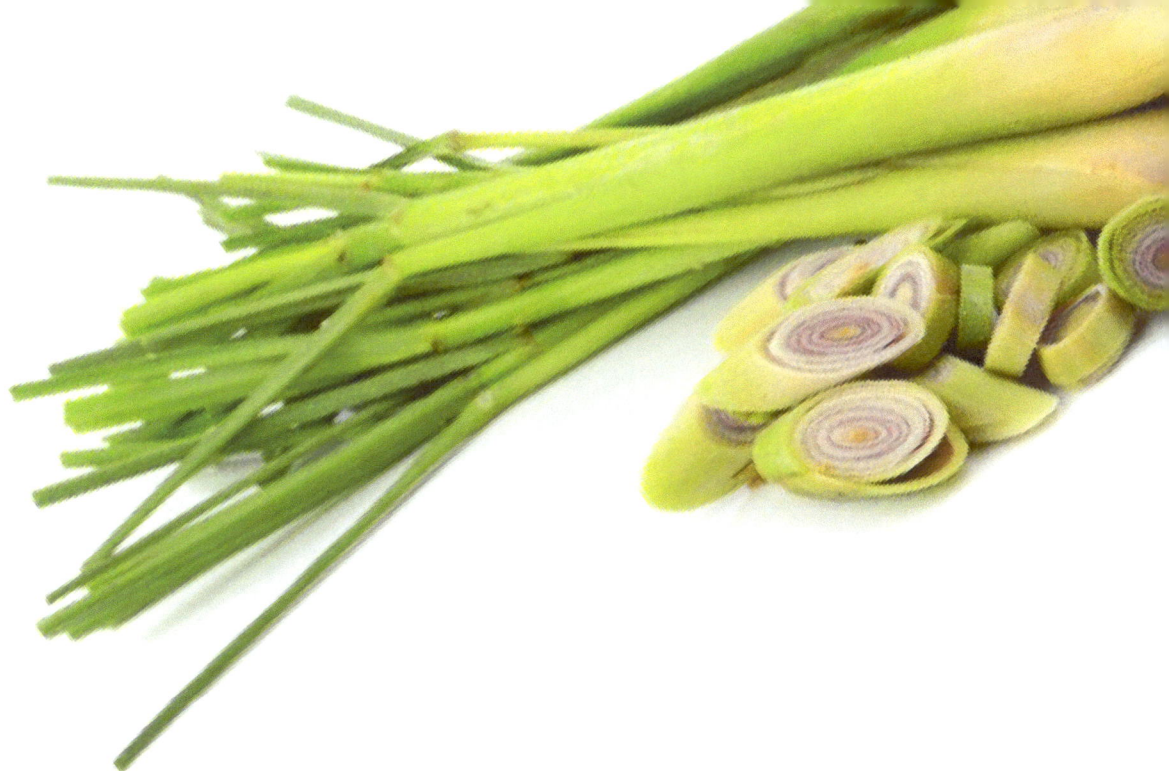

Aceite de lemongrass o limoncillo
(Cymbopogon flexuosus)

Inhala lemongrass, suelta los pensamientos tóxicos

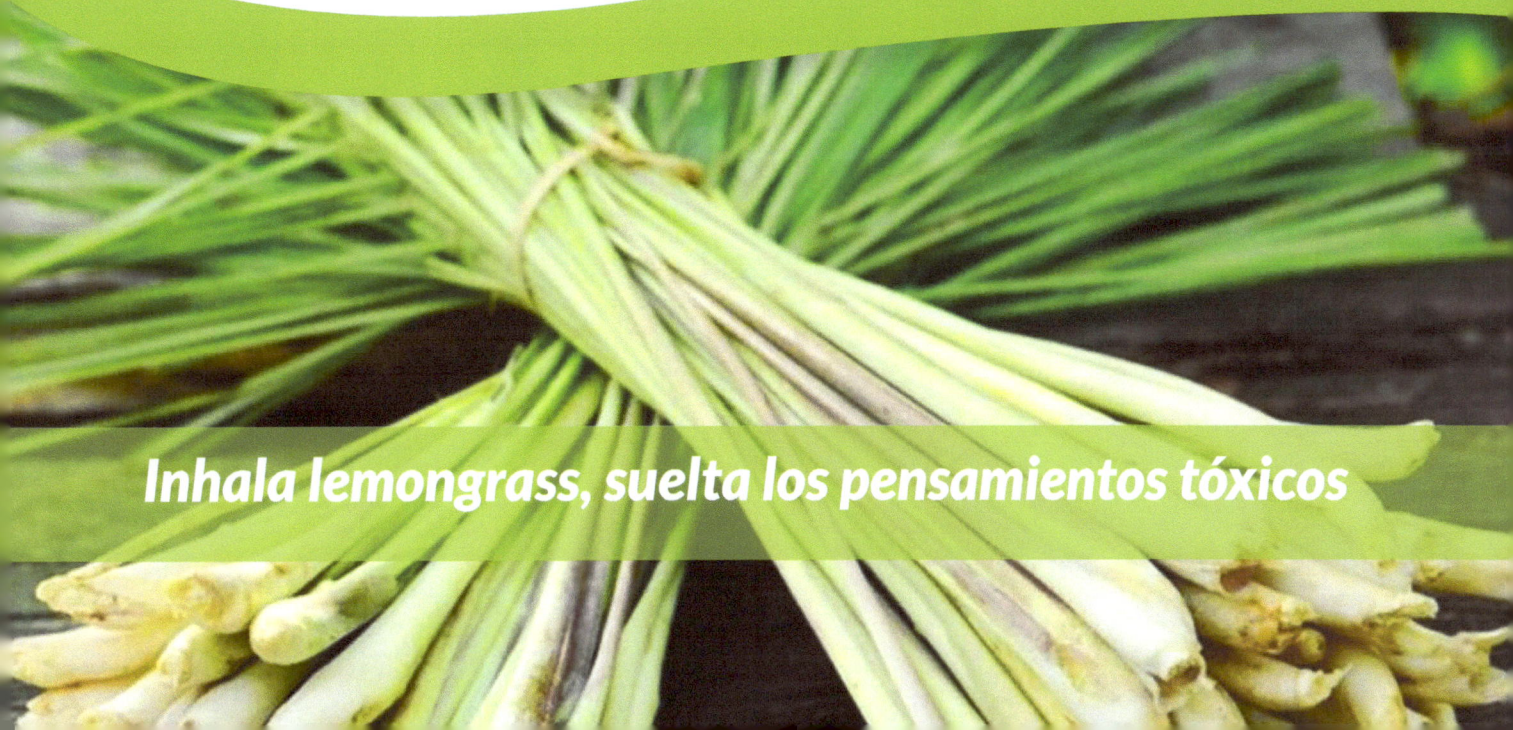

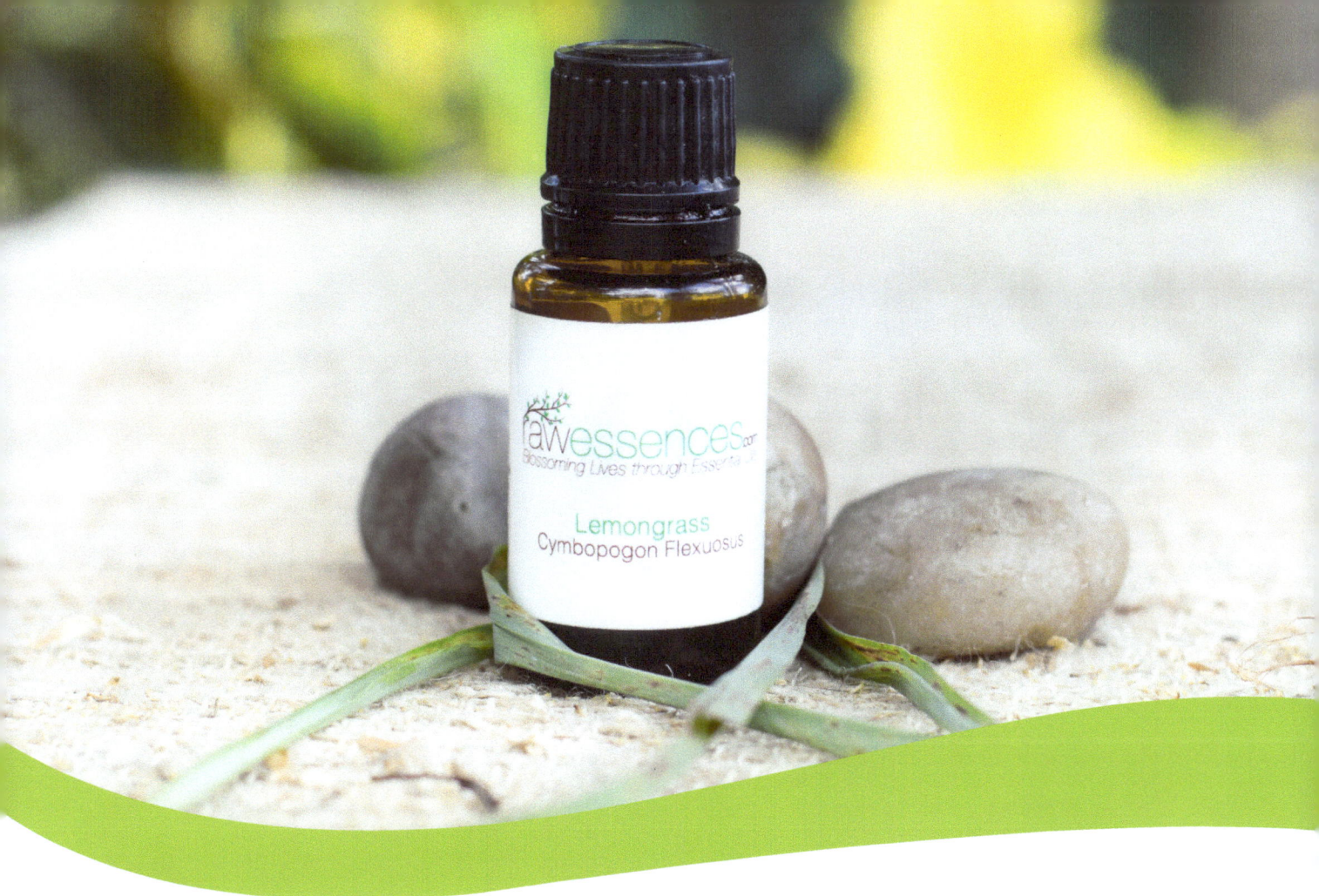

El aceite de esencial de lemongrass se destila de una planta de hojas verdes brillantes y afiladas que crece en India, Indonesia y otras regiones tropicales y subtropicales de Asia. También es popular Guatemala y en algunas islas del Caribe. Esta hierba es tradicional en la cocina asiática y tiene propiedades terapéuticas y purificantes.

El aceite esencial de lemongrass se utiliza para aliviar problemas circulatorios, dolores musculares, fiebre, irregularidades menstruales y dolor de cabeza. Es antifungal, antiparasitario y antibacterial. Es energizante, alivia ansiedad y ayuda a desintoxicar la mente de pensamientos negativos.

El lemongrass además es un buen repelente de insectos y uno de los aceites más utilizados para las mascotas.

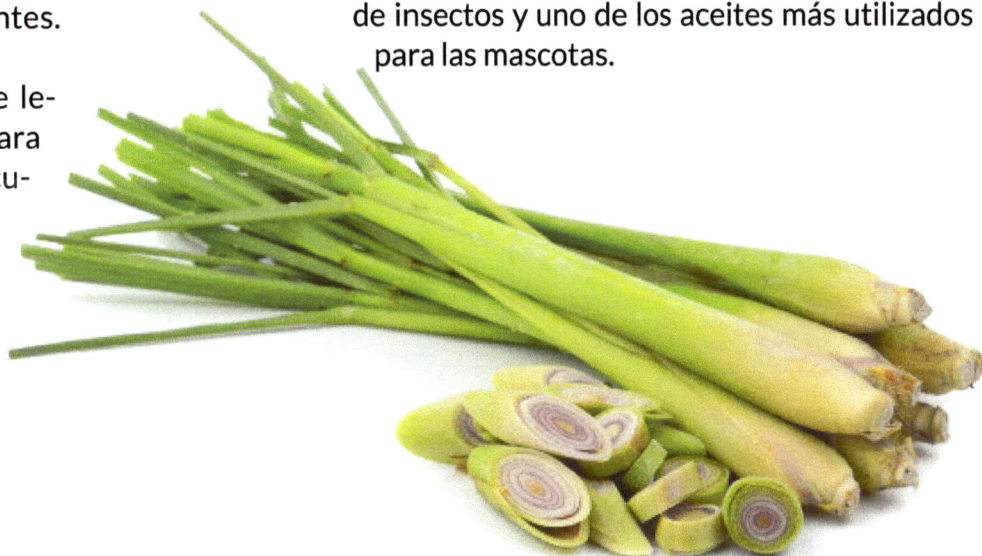

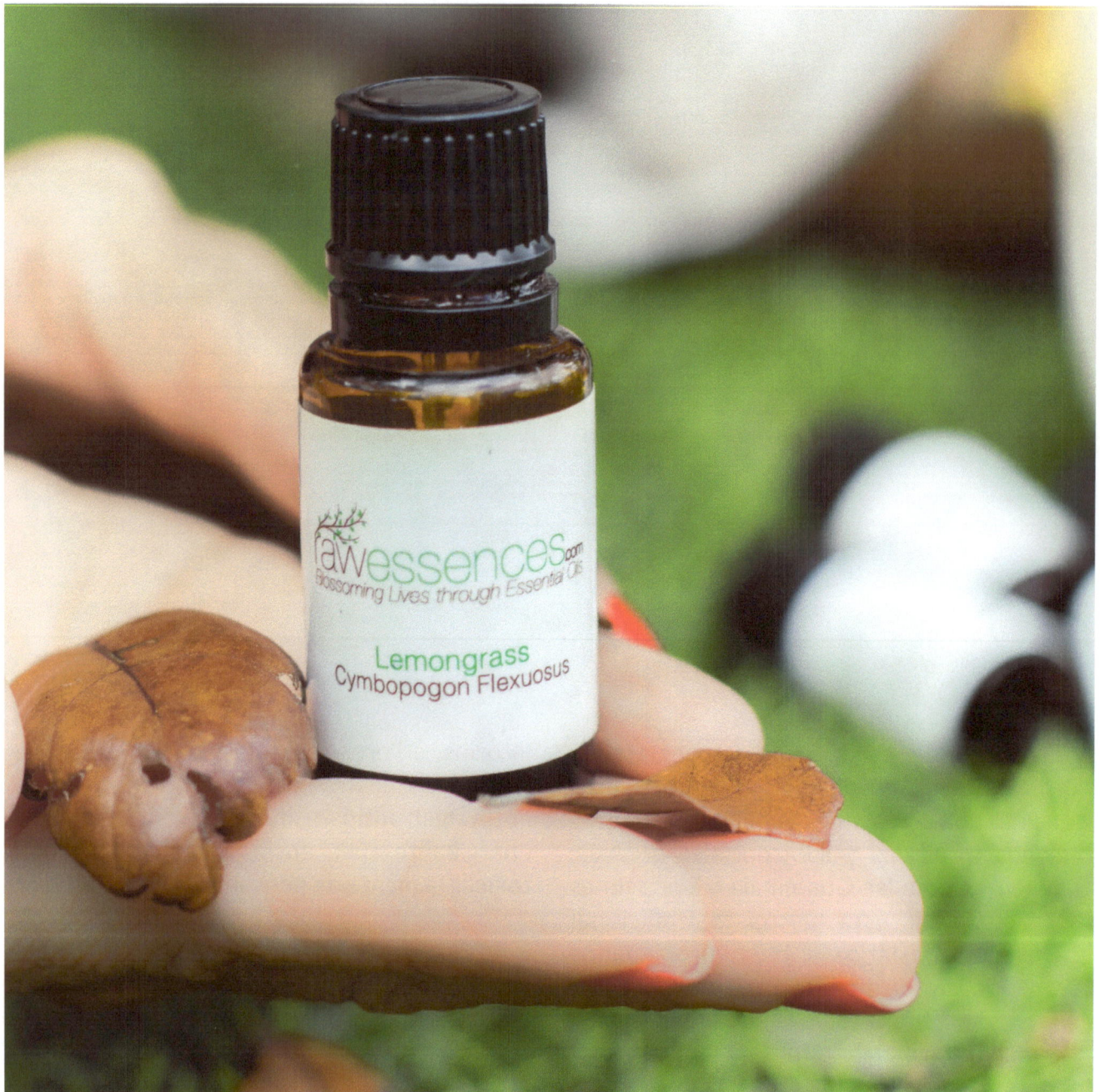

Datos históricos

En Jamaica es tradicionalmente llamado "Fever Grass" (pasto para la fiebre). Con sus hojas se prepara una infusión para aliviar fiebre, tos, congestión e inflamación. Este té es, también, ideal para proteger y promover la salud de riñones.

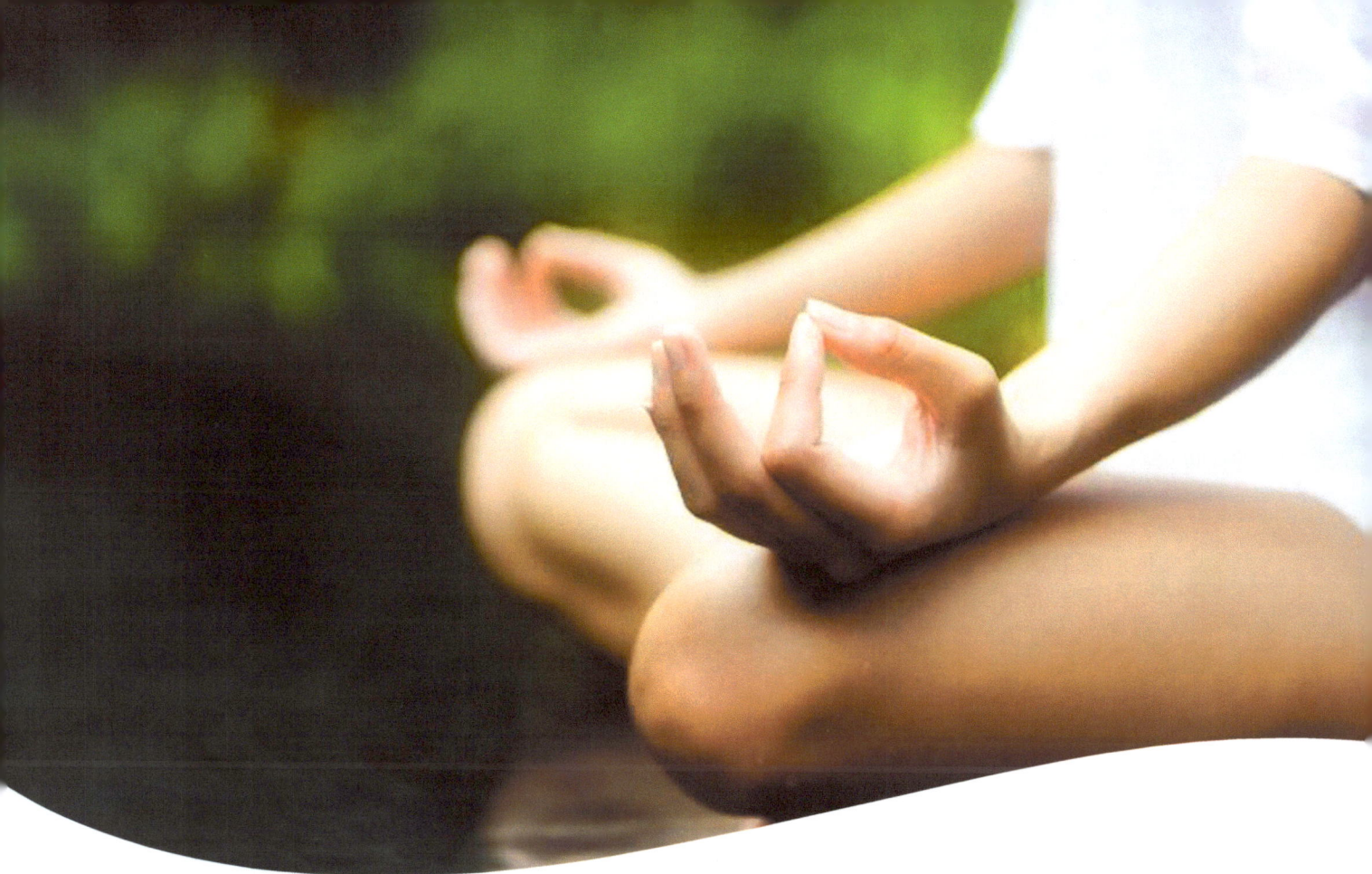

Propiedades:
CUERPO

- Antiséptico
- Antihongos/ fungicida
- Antibacteriano
- Antivirus
- Antiparasitario
- Antiinflamatorio
- Regenerador de tejidos conectivos o conjuntivos y ligamentos
- Promueve el buen funcionamiento del sistema circulatorio
- Alivia várices
- Calma dolores menstruales
- Combate problemas digestivos
- Ayuda a bajar fiebre
- Repelente de mosquitos

MENTE/ EMOCIONES

- Purificante
- Energizante
- Alivia fatiga mental
- Calma ansiedad
- Ayuda a aclarar y limpiar la mente de pensamientos negativos.
- Promueve el despertar de la conciencia

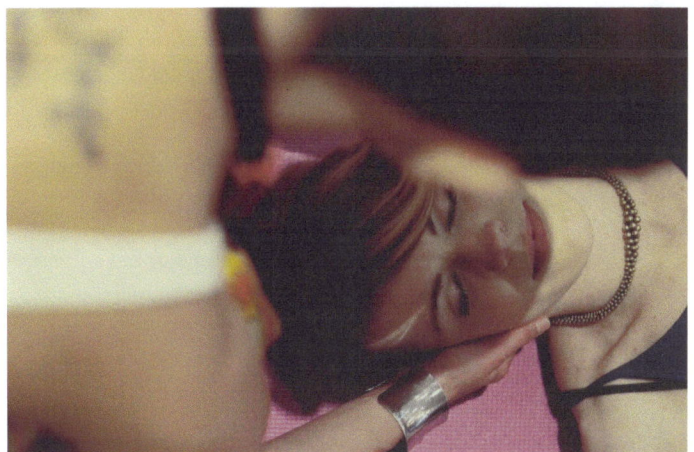

Lemongrass en la práctica

5 Sugerencias

1- Purificador de ambiente: utiliza el aceite en un difusor para limpiar la energía del hogar y eliminar olores desagradables

2- Repelente de mosquitos: agregar 30 gotas de aceite de lemongrass a 1 onza de agua destilada. Utilizar con una botella con rociador.

3- Agregar unas gotitas en el champú de la mascota para prevenir pulgas y garrapatas.

4- Verter unas gotas de aceite de lemongrass en el piso de la ducha. El vapor mezclado con el aceite ofrece una experiencia fresca, edificante y energizante.

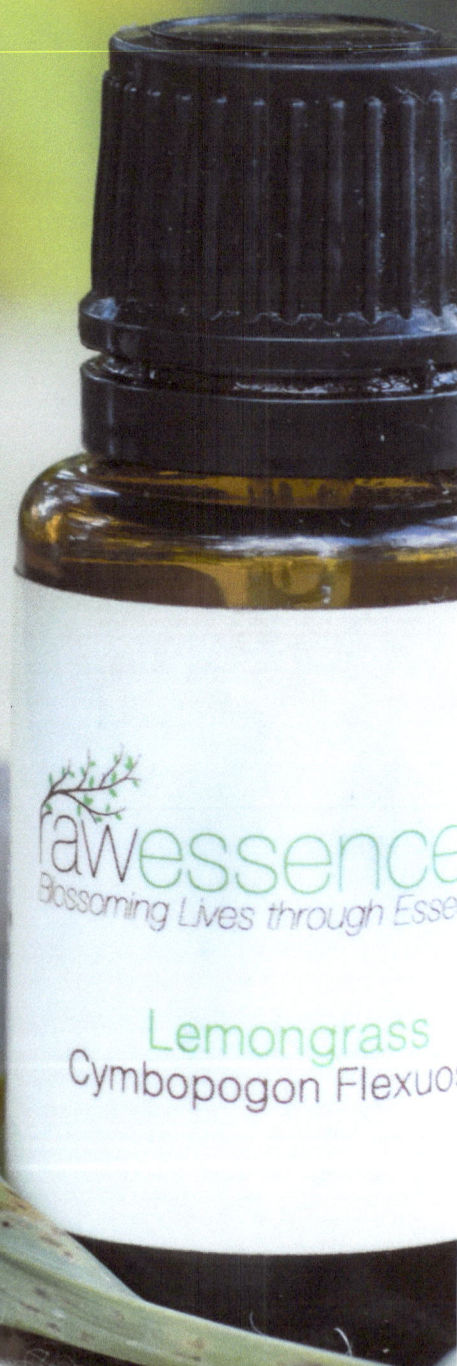

Lemongrass en la práctica
Vela aromática

Ingredientes:

- 2 tazas (1 libra) de cera de abeja granulada
- ½ taza de aceite de jojoba o coco
- 1 cucharadita de aceite esencial de lemongrass
- 5 o 6 cm de mecha de algodón
- Frascos de vidrio
- Cinta adhesiva
- Varita de madera u otro material, para sostener la mecha hasta que se seque la cera.

Opcional: hojas secas de lemongrass, semillas secas de lavanda, cáscara seca y rallada de limón o naranja o pétalos de flores secas.

A diferencia de otras ceras utilizadas en las velas, la cera de abeja es beneficiosa para la salud. Se sabe que reduce los contaminantes en el ambiente y limpia el aire. Esto puede ayudar a aliviar asma, alergias y catarro.

Al agregar aceites esenciales y según los aceites que se utilicen, tenemos la posibilidad de ampliar aún más las propiedades terapéuticas de la cera de abeja.

Hay quienes también utilizan las velas de cera de abeja para realizar limpiezas energéticas.

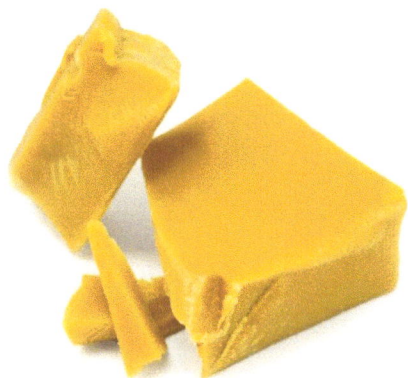

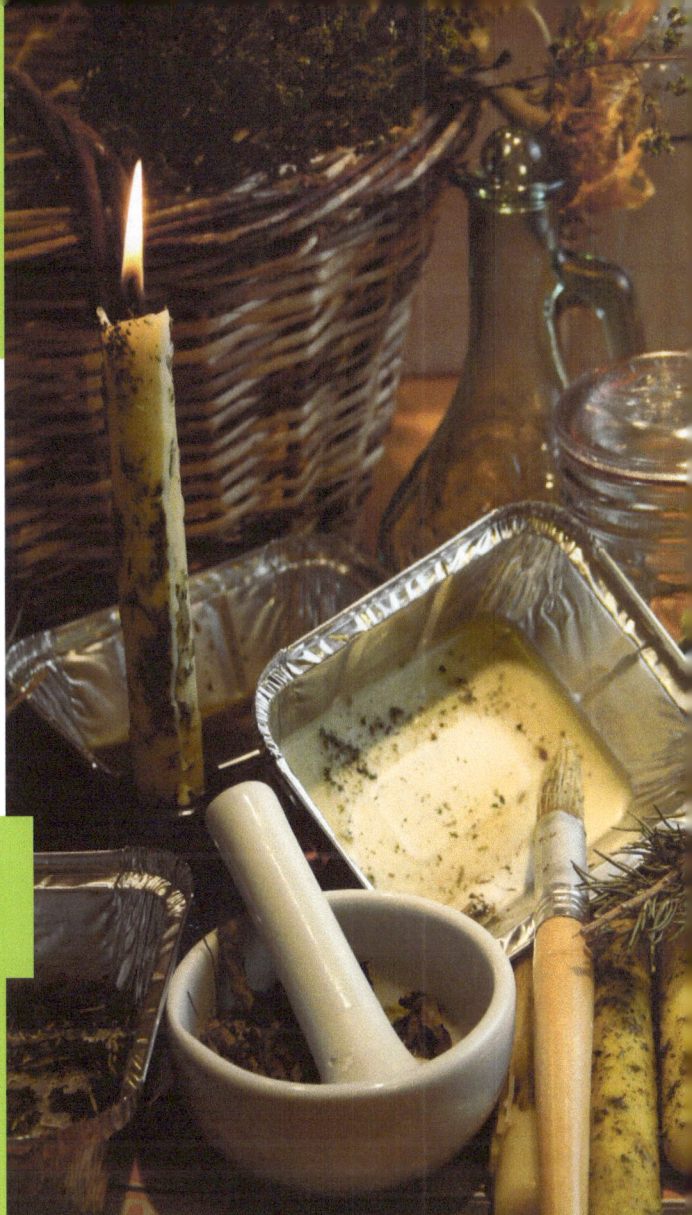

Preparación:

- Derretir a baño María la cera y el aceite.
  Retirar del fuego y agregar 1 cucharadita de aceite de lemongrass.
  Colocar la mecha en un frasco de vidrio, pegando uno de los extremos en la base, con cinta adhesiva.
  Atar la mecha a la varita. Ubicar la varita sobre el frasco y en forma cruzada para que la mecha se sostenga en forma vertical.
  Verter la mezcla de cera y aceites en el frasco.
  Esparcir las hojas, semillas y flores sobre la vela
  Llevar las velas por 20 minutos al refrigerador hasta que se sequen completamente.
  Si se utilizan, por ejemplo, frascos de 4 onzas la mezcla rinde para 6 velas.

Precauciones

Debido a que el lemongrass puede estimular el flujo menstrual, las mujeres embarazadas no deben usarlo. Además, no se recomienda para niños o madres lactantes.

La dilución es recomendada. Al aplicarse en forma tópica, algunas personas pueden experimentar sensibilidad al lemongrass, a través de ardor o irritación en la piel.

Algunas Investigaciones

Estudios científicos sobre el aceite esencial de lemongrass:

El aceite de lemongrass es conocido por su capacidad para repeler insectos como mosquitos y moscas domésticas debido a su alto contenido de citral y geraniol. Según un estudio publicado en South African Journal of Botany, "Geraniol — A review of a commercially important fragrance material", 2010 Oct;76(4):643-651

El Journal and Pharmaceutical Science and Research publicó, en 2017, una investigación que comprueba los efectos antiinflamatorios del lemongrass, especialmente para aliviar artritis reumatoide. J. Pharm. Sci. & Res. 2017;9(2):237-239

El aceite esencial de lemongrass podría ayudar a aliviar la sensación de ansiedad, según PUBMED, Biblioteca Nacional de Medicina de los EE.UU/ Institutos Nacionales de Salud. (https://www.ncbi.nlm.nih.gov/m/pubmed/26366471/)

Efectos antibacterianos del aceite de lemongrass, según el artículo de PUBMED, Biblioteca Nacional de Medicina de los EE.UU/ Institutos Nacionales de Salud. (http://www.ncbi.nlm.nih.gov/pubmed/22862808) Adukwu, E.C., Allen, S.C., Phillips, C.A. (2012, November).

Un estudio de 2008 demostró que el aceite lemongrass tiene tiene propiedades antifúngicas. (http://www.ncbi.nlm.nih.gov/pubmed/18553017).Silva Cde, B., Guterres, S.S., Weisheimer, V., Schapoval, E.E. (2008, February).

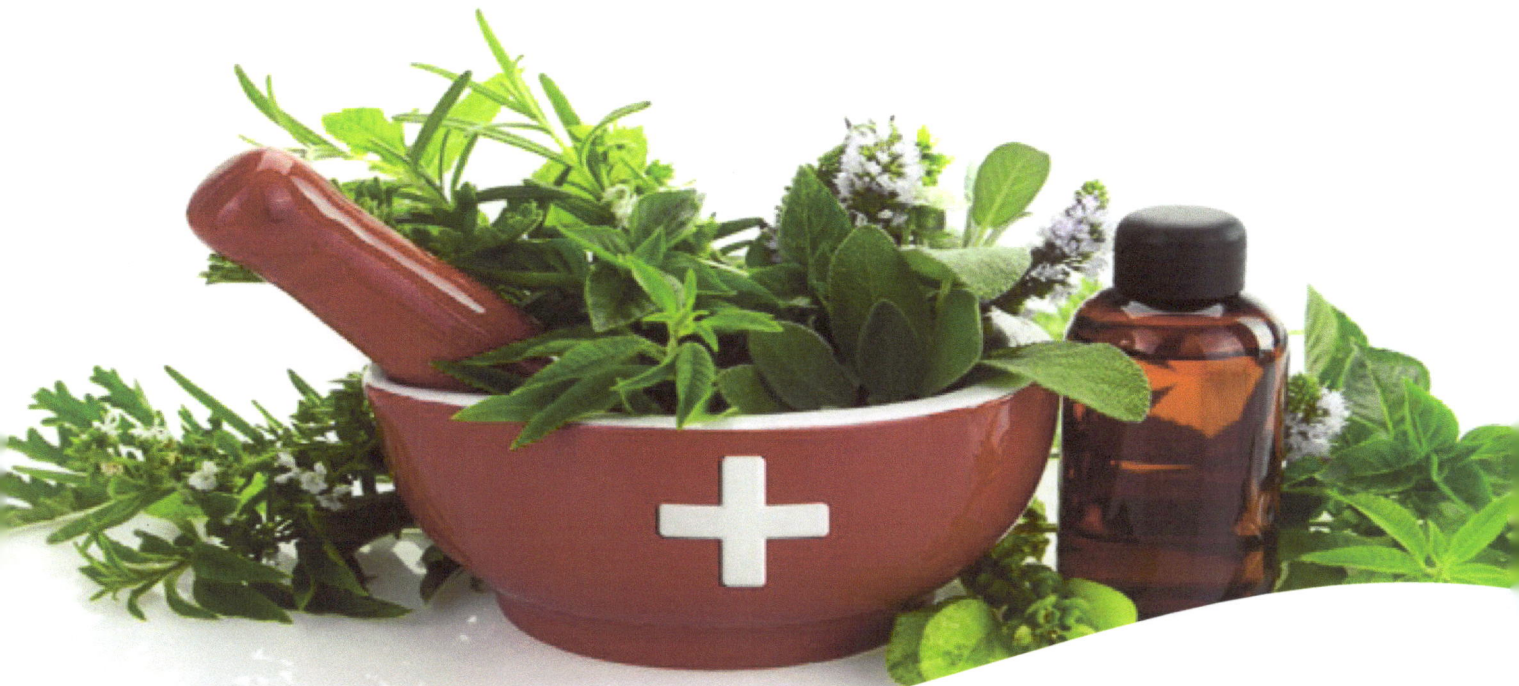

Capítulo VI
Botiquín Esencial

¿Qué es una maleza?
Una planta cuyas virtudes no han sido descubiertas.

-Ralph Waldo Emerson

¿Por qué los aceites esenciales son tan poderosos?

Ya hemos mencionado que las plantas se valen de sus aceites esenciales para protegerse y defenderse de bacterias, insectos, la invasión de otras plantas y la temperatura del ambiente, entre muchos otros factores. Al conservar esta intención terapéutica en el que se originaron, los aceites tienen el potencial de equilibrar desbalances físicos, mentales y energéticos de los seres humanos.

La clave del gran poder terapéutico de los aceites esenciales está en su composición química. Cada tipo de aceite contiene numerosos componentes que lo hacen único, versátil e imposible de replicar exactamente (con sus efectos terapéuticos) en un laboratorio.

La complejidad de la estructura de los aceites ha sido objeto de estudio por científicos e investigadores y fuente potencial e inagotable para producir nuevos medicamentos.

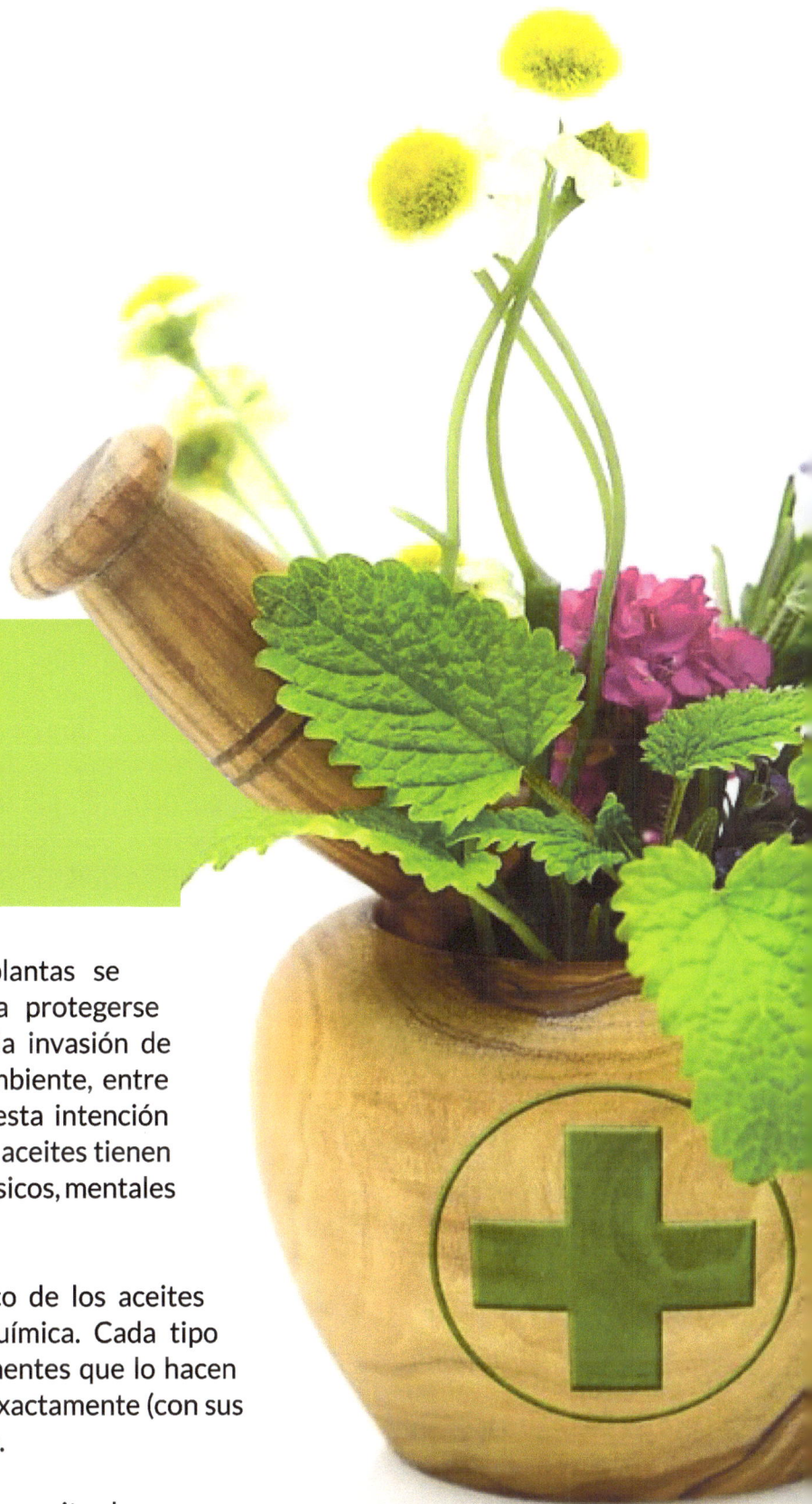

Los aceites esenciales como complemento de la medicina tradicional

Las últimas décadas, los aceites esenciales han ganado popularidad y los usuarios han adquirido conciencia sobre sus beneficios. Universidades y organizaciones científicas invierten recursos en estudiar, investigar y comprobar las propiedades de las plantas aromáticas. Cada vez hay más profesionales en el ámbito de la salud y la estética que incorporan la aromaterapia a su práctica. La gente está más receptiva a descubrir estos recursos y, a medida que los van conociendo y experimentando, los aceites esenciales van ganando prestigio y popularidad.

Sin dudas, estos líquidos aromáticos pueden ser un invaluable complemento y apoyo a la medicina tradicional. Debido a su estructura química, se metabolizan en las células al igual que otros nutrientes y, por su aspecto volátil, se absorben en el cuerpo mejor que otras sustancias y drogas sintéticas. Además, son netamente naturales y en su mayoría no tienen efectos secundarios (aunque siempre se deben leer las precauciones de cada uno y consultar al médico antes de usarlos).

Según, Josh Axe, médico estadounidense y reconocido exponente en medicina natural, "las investigaciones indican que las personas que usan constantemente aceites esenciales tienen una resistencia más fuerte a los resfriados, gripes y otras enfermedades y cuando se enferman tienden a recuperarse hasta un 70 por ciento más rápido que la persona promedio, que no usa aceites".

No obstante, aún con todas estas ventajas y sumando sus propiedades específicas y beneficios, es importante entender que los aceites esenciales NO CURAN. Deben ser considerados como un complemento a los protocolos de tratamiento y ser acompañados con un estilo de vida saludable, para potenciar sus resultados.

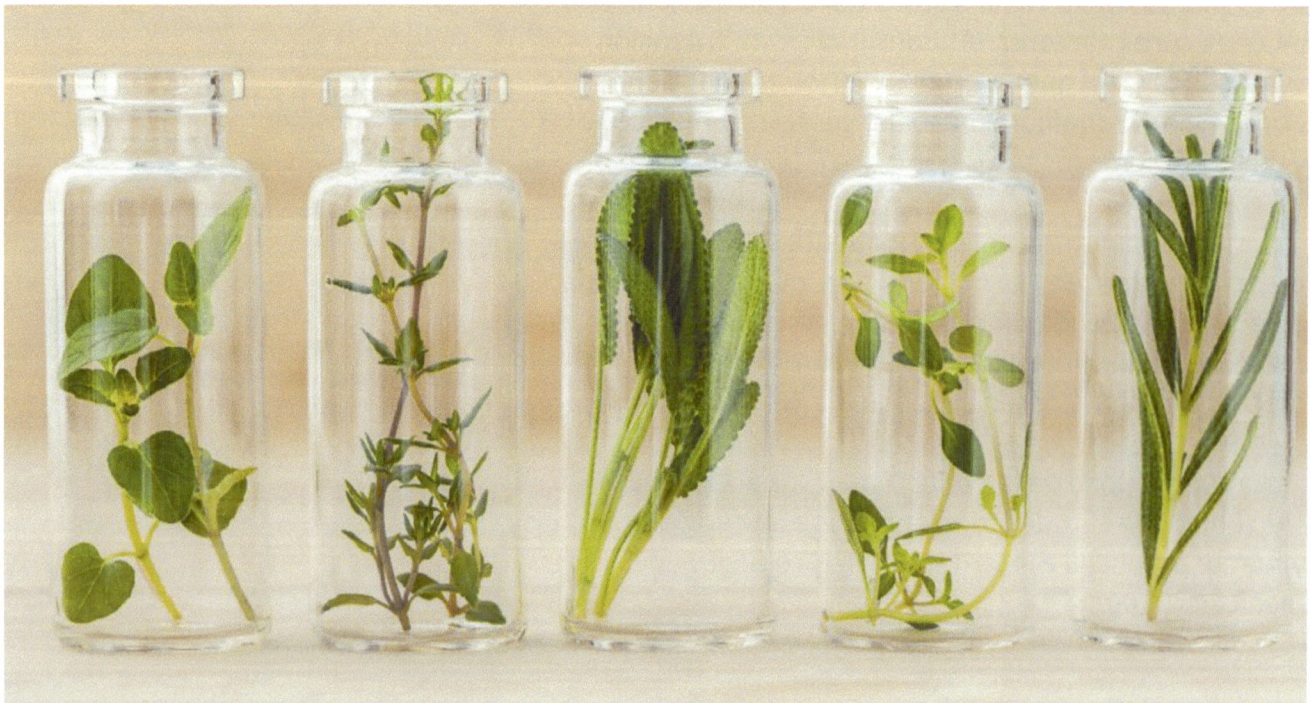

Botiquín Esencial

Con tan sólo 5 aceites esenciales se puede crear un "botiquín de primeros auxilios" para tener a mano y aliviar ocasionales molestias del día a día.

Lavanda (lavandula angustifolia): Alivia quemaduras leves, quemaduras de sol, picaduras de insectos, urticaria, dolor de cabeza y síntomas de estrés y agotamiento.

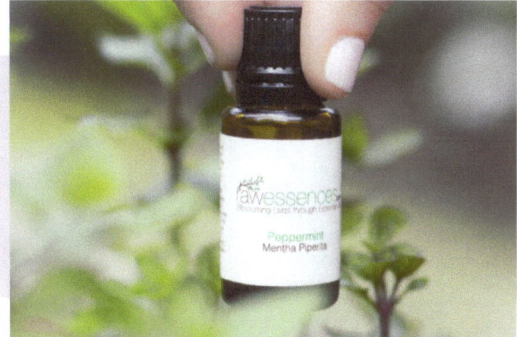

Menta (menta piperita): Alivia congestión, molestias respiratorias, síntomas de resfriado y tos, nauseas, dolores musculares, golpes leves, dolor en las articulaciones, malestar estomacal, dolor de cabeza, inflamación. Es energizante, tiene un efecto analgésico y refrescante.

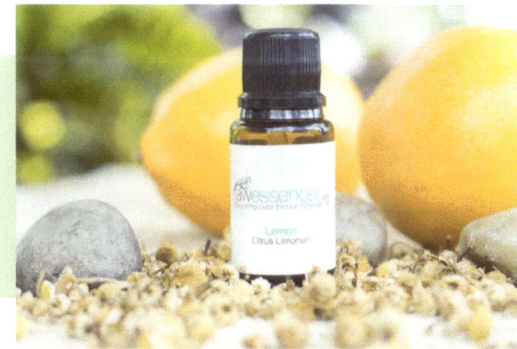

Limón (citrus lemon): Antiséptico y limpiador. Combate virus, bacterias, gérmenes. Alivia problemas digestivos. Combate la ansiedad y desintoxica.

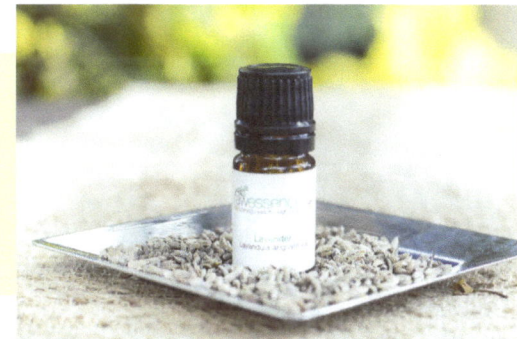

Acorde con el Dr. Jean Valnet, médico pionero en alertar sobre los peligros del uso excesivo de antibióticos, el aceite esencial de limón es el número uno para combatir gérmenes en el ambiente.

Según Jean Valnet, MD, "la esencia vaporizada del limón puede matar la bacteria meningococcus en 15 minutos, bacilo tifoideo en una hora, staphylococcus aureus en dos horas y la bacteria pneumococcus en tres horas. Incluso una solución al 0,2% de aceite de limón puede matar la difteria en 20 minutos e inactivar la bacteria de tuberculosis". (Essential Oil Desk Reference, 4ª edición, p. 72.)

Capítulo VI

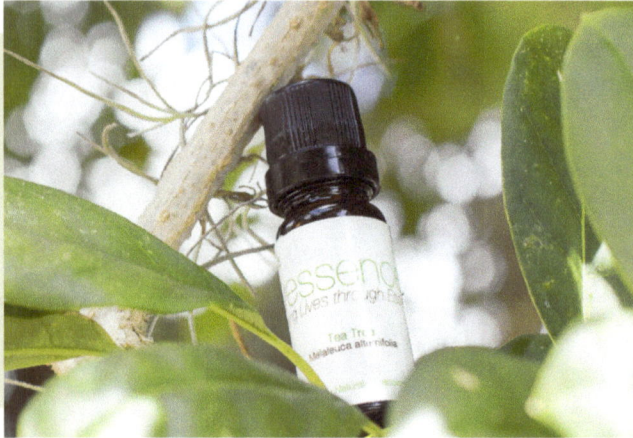

Tea tree (melaleuca alternifolia): Antibacteriano, antiviral, antiséptico antifún-gico. Alivia acné, aftas, pie de atleta y otras infecciones provocadas por hongos. Combate liendres y piojos.

El aceite esencial de tea tree ha demostrado ser una efectiva solución natural contra los hongos, según un estudio realizado en julio de 2016 por Li, Wen-Ru sobre "La dinámica y el mecanismo de la actividad antimicrobiana del aceite de árbol de té (tea tree) contra bacterias y hongos".

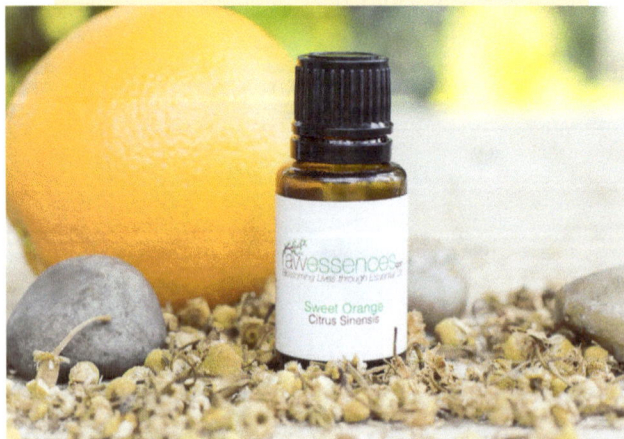

Naranja (citrus sinensis): Purifica, refresca y ayuda a levantar el ánimo.

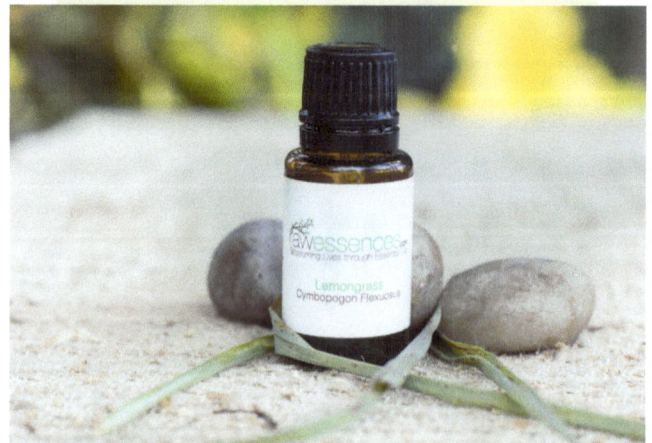

Lemongrass (cymbopogon flexuo-sus): desinfecta, purifica y energiza. Combate hongos, pulgas y garrapatas.

Recetas caseras para aliviar dolencias comunes

Vapor rub. Pomada para aliviar síntomas de resfrío y ocasionales molestias respiratorias.

Ingredientes:
- ¼ taza de aceite de oliva
- ½ taza de aceite de coco
- ¼ taza de cera de abeja
- 30 gotas de aceite esencial de menta/ peppermint

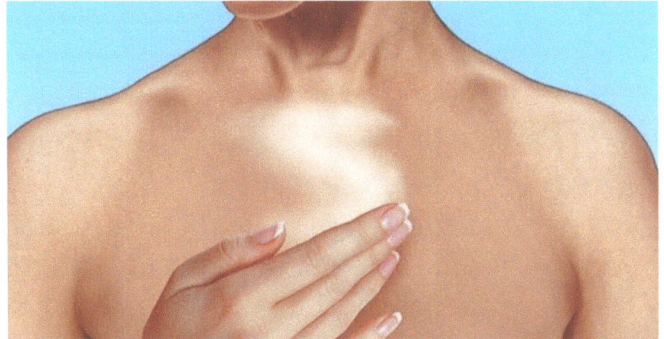

Preparación y uso sugerido:

Verter el aceite de oliva, el aceite de coco y de taza de cera de abejas rallada en una olla.

Calentar a "Baño María". Cuando los aceites y la cera se derritan, dejar que la mezcla se enfríe un poco y agregar el aceite esencial de menta.

Revolver, pasar la preparación a un frasco con tapa y dejar enfriar.

Frotar la pomada en el pecho varias veces al día.

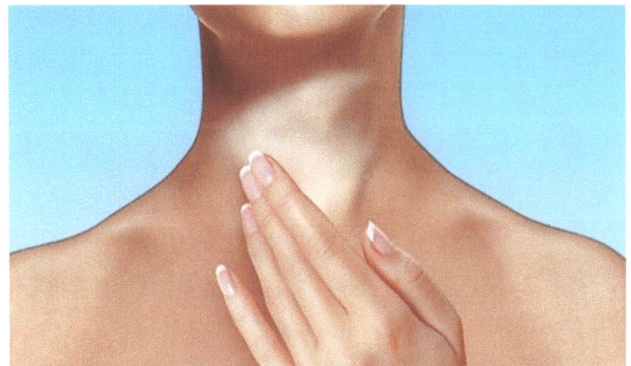

Precauciones sobre el aceite esencial de menta: No se recomienda aplicar en niños menores de 2 años.

El aceite esencial de menta es reconocido como un buen expectorante natural y puede aplacar algunos síntomas de problemas respiratorios ocasionales. También se usa para ayudar a descongestionar nariz tapada y aliviar síntomas de alergia.

Vaporización para aliviar congestión y molestias respiratorias.

Hervir 3 de tazas de agua y agregar 3 gotas de aceite de menta, 5 gotas de aceite de tea tree y 5 gotas de aceite de limón. Con mucho cuidado de no quemarse, hacer inhalaciones de 5 a 10 minutos, colocando una toalla en la cabeza para aprovechar todo el vapor.

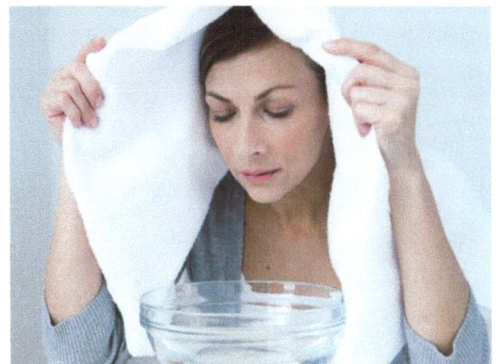

Rescate para el dolor de cabeza.

Ingredientes:
- 5 ml de aceite de jojoba.
- 5 gotas de lavanda.
- 5 gotas de menta.

Preparación y uso sugerido:

Verter los ingredientes en una botella y agitar.

Masajear con esta mezcla la sien y la parte posterior del cuello.

También puede ayudar a aliviar la sensación de náusea.

El aceite esencial de lavanda podría ser una efectiva y segura solución para ayudar a aliviar el dolor de cabeza, según un estudio publicado recientemente por PUBMED, Biblioteca Nacional de Medicina de los EE.UU/ Institutos Nacionales de Salud, (https://www.ncbi.nlm.nih.gov/pubmed/22517298).

Alivio para artritis o inflamación en las articulaciones

Sugerencias de preparación casera para aliviar estas dolencias:

Menta (Peppermint): el aceite esencial actúa como un analgésico natural, relajante muscular y ayuda a calmar las molestias en las articulaciones.

Se sugieren dos formas de usar la menta en estos casos:

- Aplicar en la zona dolorida el aceite de menta diluido en jojoba o aceite de coco. La proporción sugerida es 30 ml de jojoba y 15 gotas de aceite esencial de menta.
- Baño de inmersión desintoxicante. Llenar la bañera de agua tibia y agregar 2 tazas de sulfato de magnesio (conocido como sal Epsom), 20 gotas de aceite de menta y 20 gotas de aceite de lavanda.

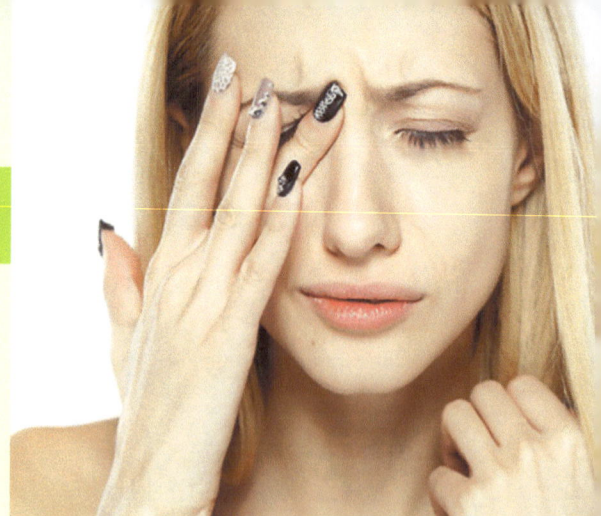

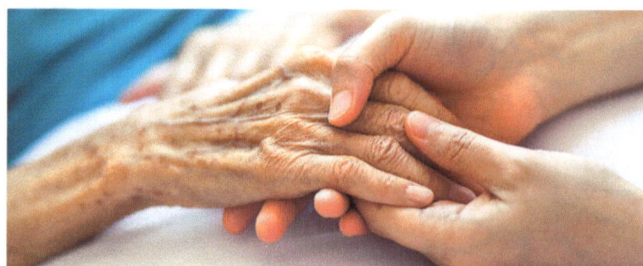

Jengibre (Ginger): El aceite esencial del jengibre se encuentra en la raíz de esta planta, es rico en antioxidantes y ayuda a calmar la inflamación y el dolor. Agregar jengibre rallado o en polvo en las comidas y batidos. Según un estudio realizado en el año 2013 y publicado por PUBMED, Biblioteca Nacional de Medicina de los EE.UU/ Institutos Nacionales de Salud. (http://www.ncbi.nlm.nih.gov/pubmed/24020099).

Cúrcuma (Turmeric): esta poderosa hierba antiinflamatoria, utilizada como especia en la cocina, puede agregarse fácilmente a la dieta en comidas y batidos. Varios estudios han revelado su eficacia a la hora de ayudar a aliviar las molestias en las articulaciones. (https://www.ncbi.nlm.nih.gov/pubmed/27533649).

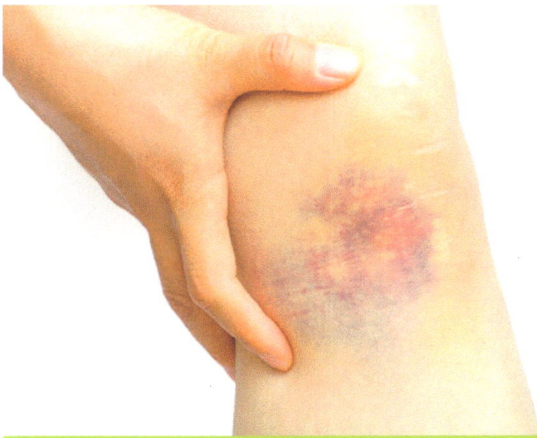

Pomada para moretones

Ingredientes:

5 ml aceite de árnica.
3 gotas de aceite esencial de menta.

Preparación y uso sugerido:

Combinar los ingredientes en un frasco y aplicar la mezcla directamente sobre el moretón para estimular la circulación.

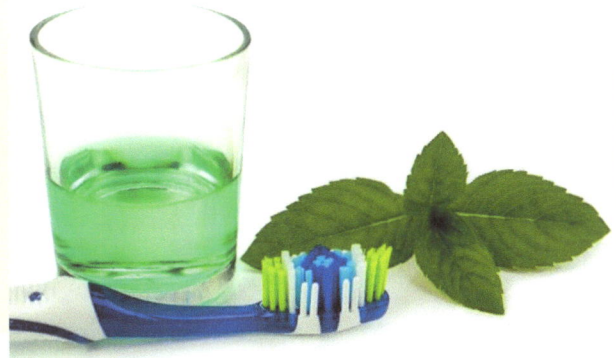

Enjuague bucal casero

Ingredientes:

5 gotas de aceite esencial de menta.
5 gotas de aceite esencial de tea tree.
1 taza de peróxido.
1 taza de agua.

Preparación y uso sugerido:

Mezclar los ingredientes en una botella, agitar, realizar gárgaras por 30 segundos y escupir. *NO TRAGAR.*

Pomada para dolores musculares

Ingredientes:

- ½ taza de aceite de coco o jojoba
- ½ taza de manteca de karité (shea butter) o cera de abeja rallada
- 2 cucharaditas de cúrcuma en polvo
- 15 gotas de aceite esencial de lavanda
- 15 gotas de aceite esencial de menta.

Preparación y uso sugerido:

- Derretir las mantecas de karité o la cera de abeja con el aceite de coco o jojoba en baño María.
- Una vez fundidas, sacar la olla del fuego y mezclar bien con un tenedor.
- Llevar la olla al refrigerador por 15 minutos.
- Mezclar nuevamente con un tenedor y agregar los aceites esenciales y la cúrcuma.
- Mezclar nuevamente hasta obtener la textura deseada.
- Verter la mezcla en un frasco.
- Conservar en temperatura de ambiente.
- Utilizar para masajes y o sobre los músculos doloridos.

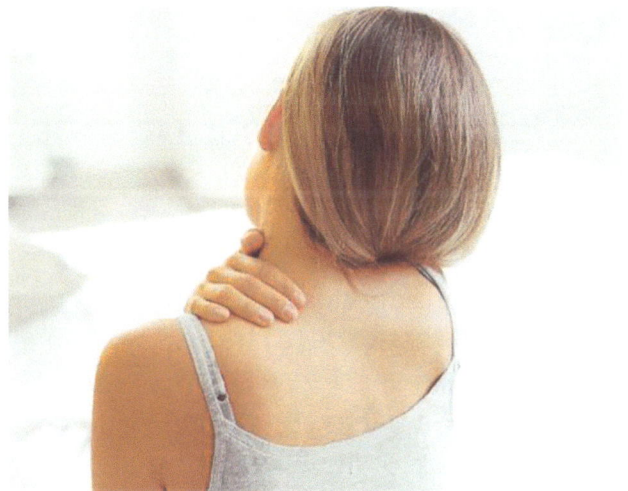

Mezcla para aliviar inflamación y golpes leves

Ingredientes:
- 30 ml de aceite de coco o jojoba
- 10 gotas de menta
- 10 gotas de aceite de lavanda.

Preparación y uso sugerido:

Mezclar los ingredientes en una botella y masajear en las áreas afectadas.

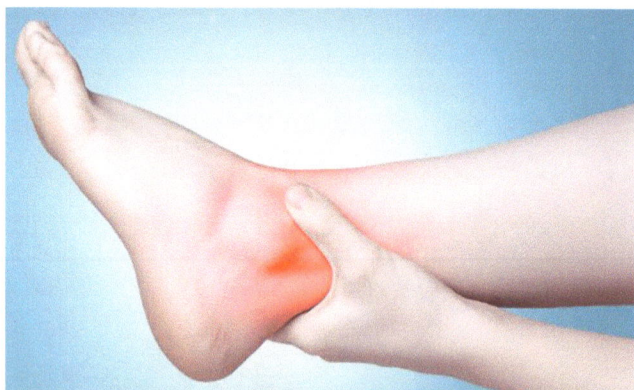

Desinfectante para manos

Ingredientes
- ¼ taza de gel de aloe vera
- 1 cucharada de agua destilada
- 5 gotas de aceite de tea tree

Preparación y uso sugerido:

Mezclar todos los ingredientes, pasarlos a una botella y usar como desinfectante de manos.

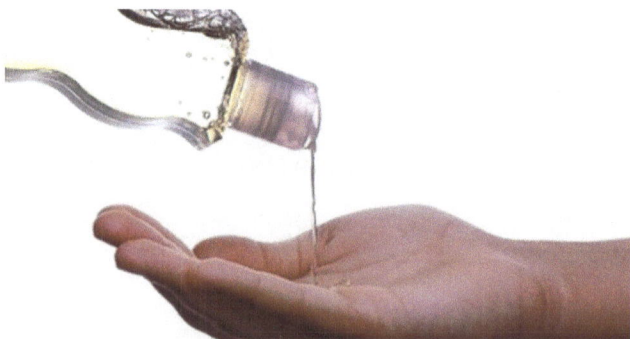

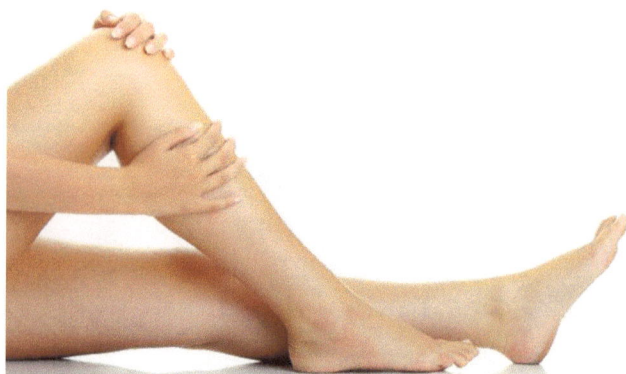

Exfoliante para piernas cansadas

Luego de un día de trabajo agotador o de una larga caminata, no hay nada mejor que un masaje vigorizante en los pies.

Ingredientes:
- ½ taza de sal marina.
- 3 cucharadas de aceite de jojoba
- 1 cucharada de cáscara de limón seca y rallada
- 5 gotas de aceite esencial de menta, de grado terapéutico.

Preparación y uso sugerido:

Mezclar todos los ingredientes y verter la mezcla en un frasco de vidrio con tapa. Conservar en un lugar fresco.

Aplicar una pequeña cantidad en los pies, tobillos y pantorrillas. Frotar la piel con suaves movimientos circulares, siempre hacia arriba. Luego enjuagar con agua tibia.

Este masaje estimula la circulación, crea una sensación de frescura similar a la de sumergir los pies en el océano y suaviza la piel.

Quemaduras solares u otras quemaduras leves

Ingredientes:
- 2 cucharadas de gel aloe vera. Se puede extraer directamente de la planta, abriendo la hoja en la mitad y raspando para extraer el gel.
- 1 gota de aceite esencial de menta
- 1 gota de aceite esencial de lavanda.

Preparación y uso sugerido:

Mezclar todos los ingredientes y aplicar sobre la zona afectada.

El aloe vera, también conocido como sábila, tiene propiedades antiinflamatorias y refrescantes (cooling) que facilitan la sanación de quemaduras.

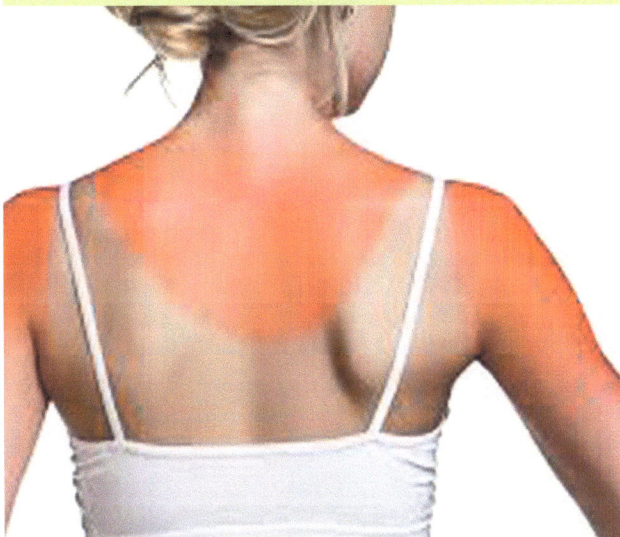

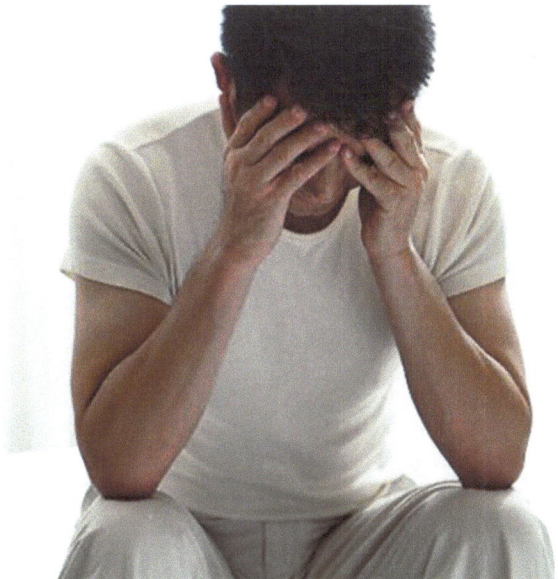

Mezcla rescate para tristeza y angustia

Inhalar aceite esenciales cítricos puede promover sentimientos de alegría, aliviar ansiedad y mejorar el humor.

Frotar 1 gota de aceite esencial de naranja y 1 gota esencial de limón en las manos; cubrir la boca y la nariz; inhalar y exhalar lentamente entre 5 y 15 veces. Se puede aplicar también en la planta de los pies.

Los aromas cítricos podrían ayudar a aliviar estados de tristeza y angustia, según un estudio publicado en 1995, que investigó los "Efectos de las fragancias cítricas sobre la función inmune y los estados depresivos".

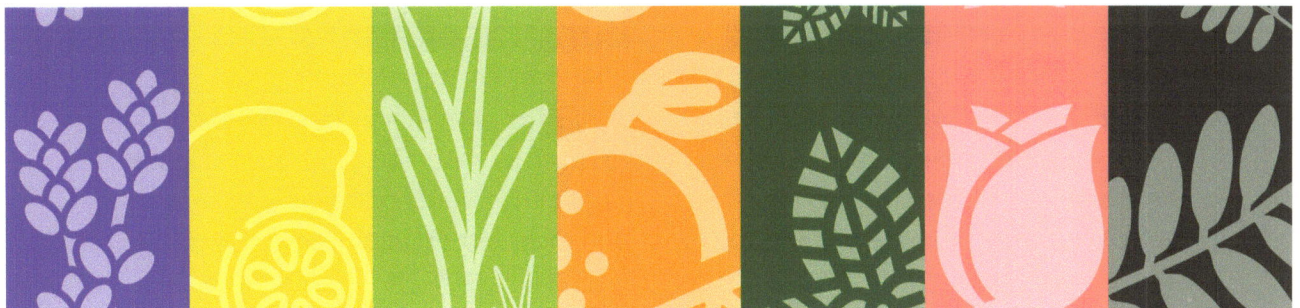

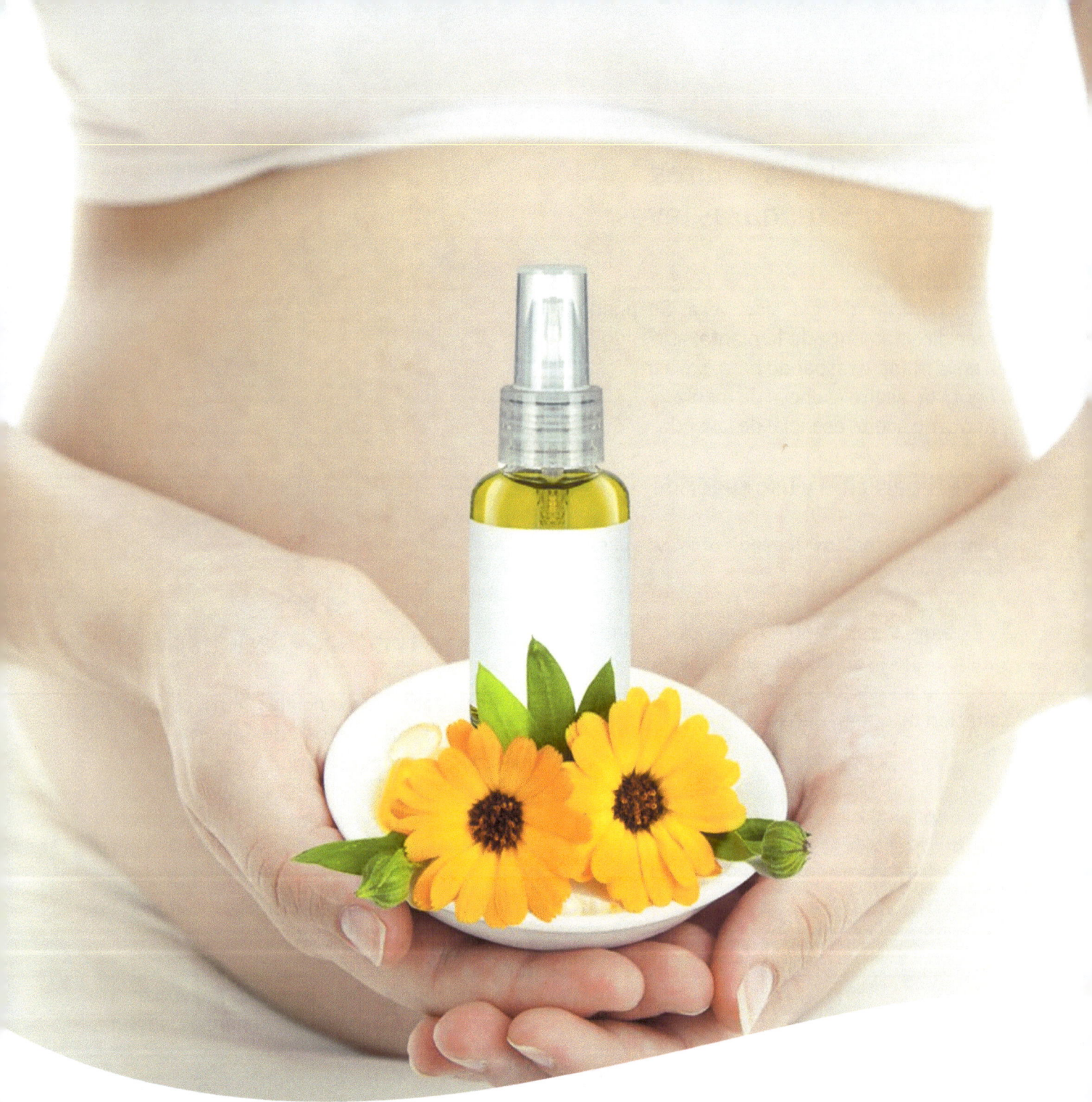

Los aceites esenciales durante el embarazo

Luego de la consulta con el médico y tomadas las precauciones necesarias, las futuras mamás pueden encontrar en algunos aceites esenciales una gran alternativa, segura y natural, para combatir náuseas, dolores, hinchazón, fatiga y ayudar a la relajación. Más aún, la aromaterapia también puede acompañar en etapas posteriores como post parto, lactancia y en el cuidado de los bebés y niños.

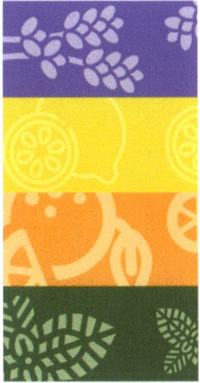

Lavanda

Limón

Naranja

Menta

Algunos aceites del botiquín que podrían utilizarse durante el embarazo:

Alivio para náuseas de la mañana: Verter una gota de aceite de menta en la palma de la mano, frotar las manos y, lejos de los ojos, Inhalar profundamente, varias veces.

Dolores de espalda y piernas cansadas: Diluir 1 gota de menta y 1 gota de lavanda en una cucharada de aceite de jojoba y masajear en las zonas doloridas.

Estrés y ansiedad: Crear un mist aromático para difundir en el ambiente. Llenar con agua destilada una botella con tapa spray y agregar 7 gotas de aceite esencial de lavanda y 7 gotas de aceite esencial de limón.

Tristeza y angustia: Verter una gota de aceite de naranja en la palma de la mano, frotar las manos y, lejos de los ojos, inspirar profundamente, varias veces. También podría a ayudar a aliviar síntomas de depresión post- parto.

Prevención de estrías: En 1 onza de manteca de karité (shea butter) verter 10 gotas de aceite esencial de lavanda. Aplicar en el cuerpo diariamente para nutrir la piel y prevenir las estrías del embarazo. Esta preparación también es útil para aliviar erupciones y paspaduras del bebé (diaper rash).

El uso de la aromaterapia durante el embarazo es un tema controversial. Hay ciertos aceites o hierbas prohibitivos en esta etapa. Entre los más conocidos se destacan la salvia, el hinojo, la canela, el clavo, el romero, el hisopo y el abedul, entre otros.

Es fundamental consultar a un médico antes de utilizar aceites esenciales durante el embarazo. Siempre es importante escuchar el cuerpo y sus reacciones y ante cualquier síntoma negativo discontinuar el uso de inmediato.

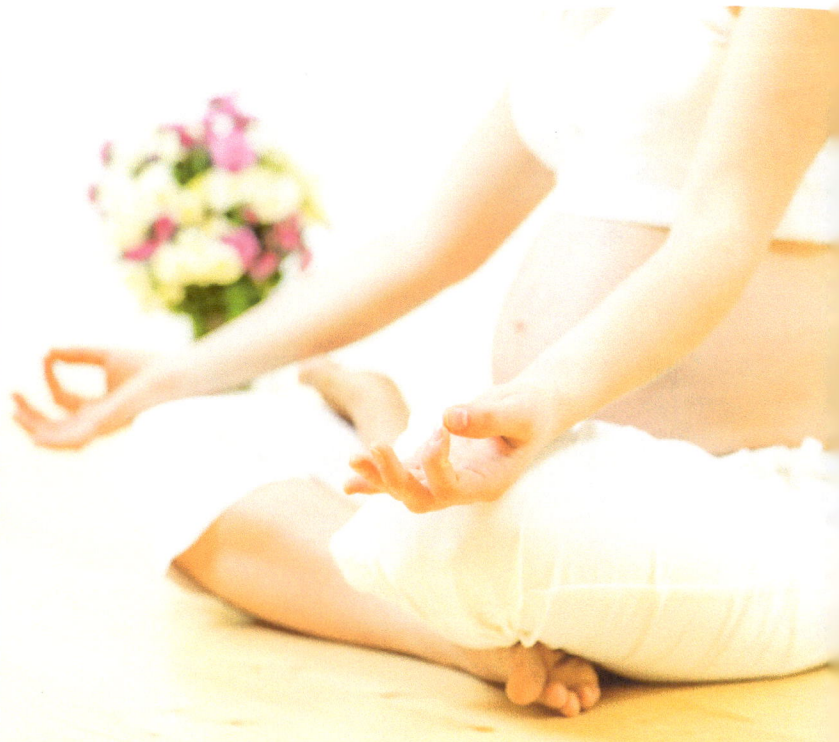

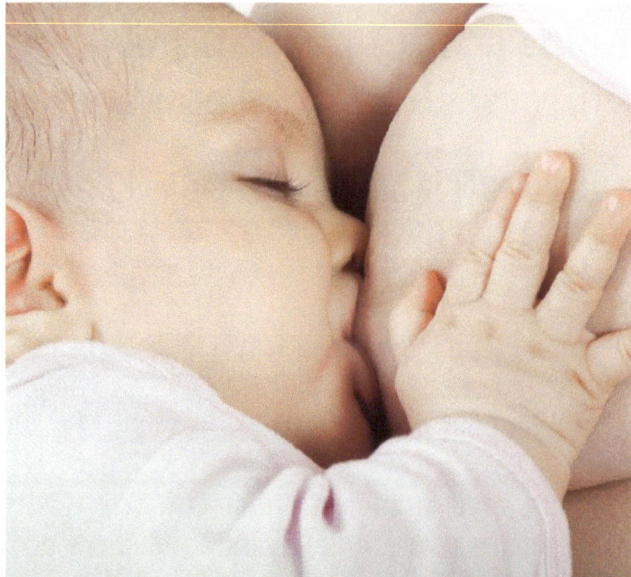

Aceites esenciales durante la lactancia

El aceite esencial de lavanda puede ser un gran aliado durante este periodo porque no sólo ayuda a aliviar el estrés de la madre y calmar el malestar provocado por mastitis y heridas en los pezones, sino que también puede ayudar a tranquilizar al bebé.

Para molestias en los senos, diluir una gota de lavanda en una cucharada de aceite de caléndula y aplicar en la zona afectada.

Los aceites esenciales y los niños

Se recomienda consultar con el pediatra todas las preguntas relacionadas con los aceites esenciales y, a la hora de usarlos, procurar elegir productos 100% puros y de calidad terapéutica.

Los aceites esenciales ayudan a calmar miedos, "bubus o nanas" y hasta aliviar catarro y congestión, pero hay que usarlos con mucha precaución.

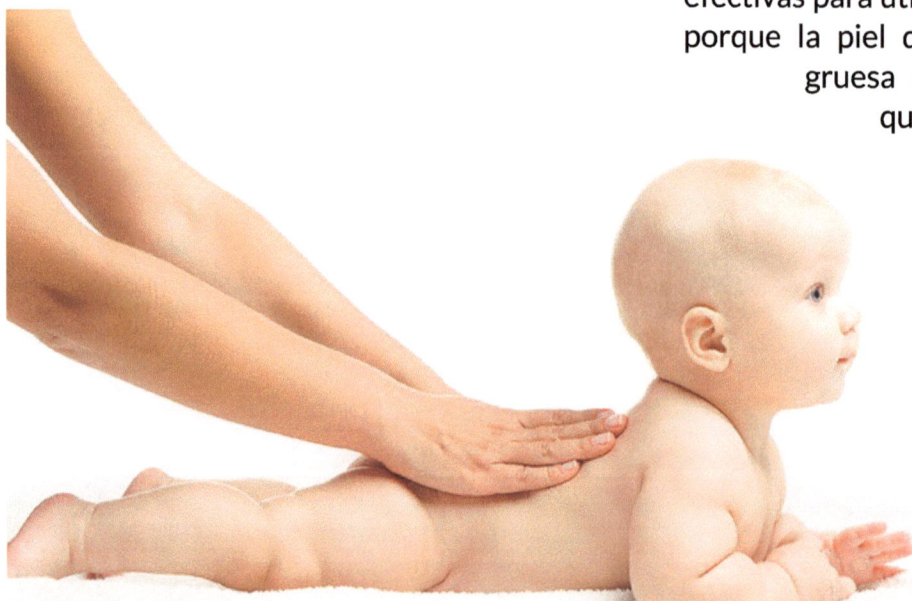

Cuando se aplican en forma tópica siempre deben estar diluidos en aceites vegetales como jojoba, almendra dulce o coco. La planta de los pies es una de las vías más seguras y efectivas para utilizar la aromaterapia. Segura, porque la piel de la planta del pie es más gruesa que el resto del cuerpo, lo que minimiza la posibilidad de irritación. Efectiva, porque allí se localizan miles de terminaciones nerviosas y, como los aceites esenciales son muy concentrados y se absorben en segundos, pueden viajar rápidamente a todos los rincones del cuerpo llevando sus efectos terapéuticos.

No todos los aceites esenciales son aptos para usar con niños pequeños, pero a continuación ofrecemos las opciones más seguras:

Lavanda:
- Difundir para ayudar a dormir.
- Masajes en los pies diluidos en aceite de jojoba, coco o almendra para fomentar la relajación, aliviar molestias estomacales y promover un descanso tranquilo.
- Alivia picaduras de insectos.

Preparar un mist *"anti-monstruos"* con agua y unas gotas de lavanda es una gran estrategia para ayudar a los niños a alejar sus miedos y promover la relajación.

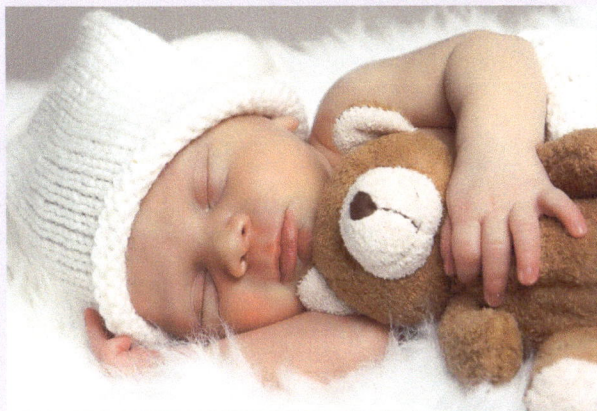

Tea Tree:
- Alivia congestión, síntomas de resfrío
- Combate liendres y piojos

Limón:
- Difundir en el ambiente para combatir virus, gérmenes y bacterias

Naranja:
- Difundir en el ambiente para promover la alegría, la armonía y calmar berrinches.

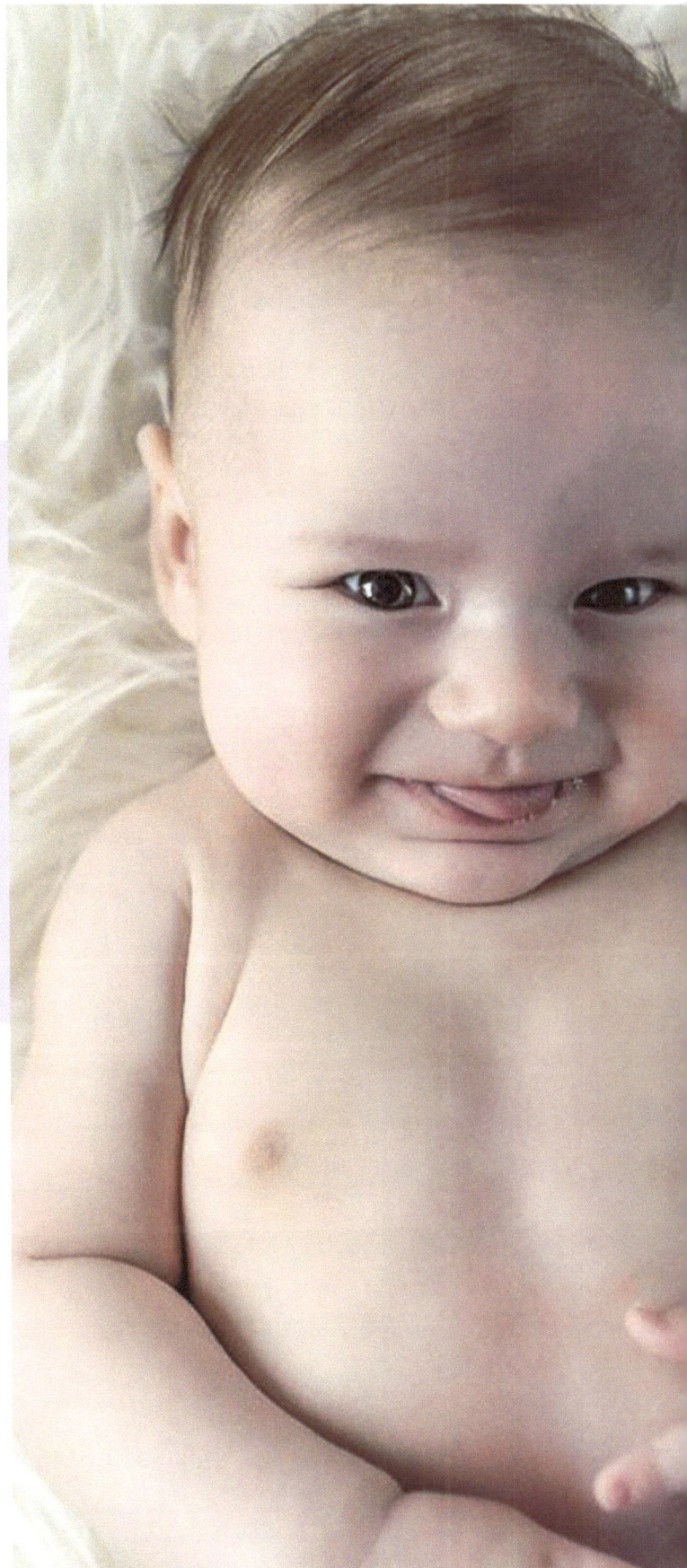

Menta:

- Recomendada a partir de los 2 años, para aliviar fiebre (1 gota de aceite de menta diluida en una cucharada de aceite de jojoba, coco o almendra).
- Aplicar una pequeña proporción en planta de los pies.
- Difundir en el ambiente para promover la concentración.
- Diluida en aceite de jojoba, almendra o coco alivia golpes, dolores musculares y moretones.

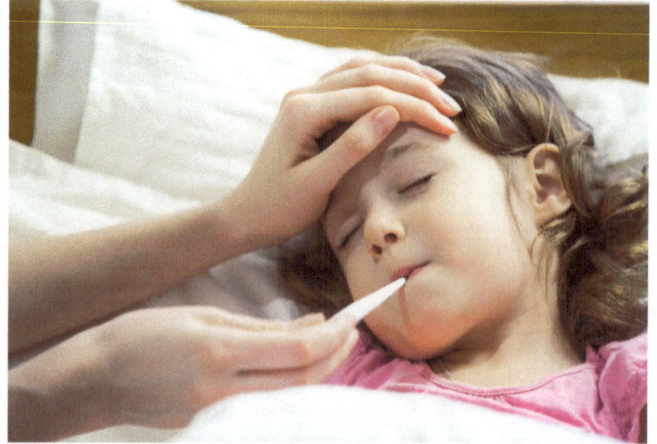

Otro aceite esencial apto para usar con los niños es la manzanilla (chamaemelum nobile o matricaria recutita). Conocida por sus propiedades relajantes, antialérgicas y antiinflamatorias.

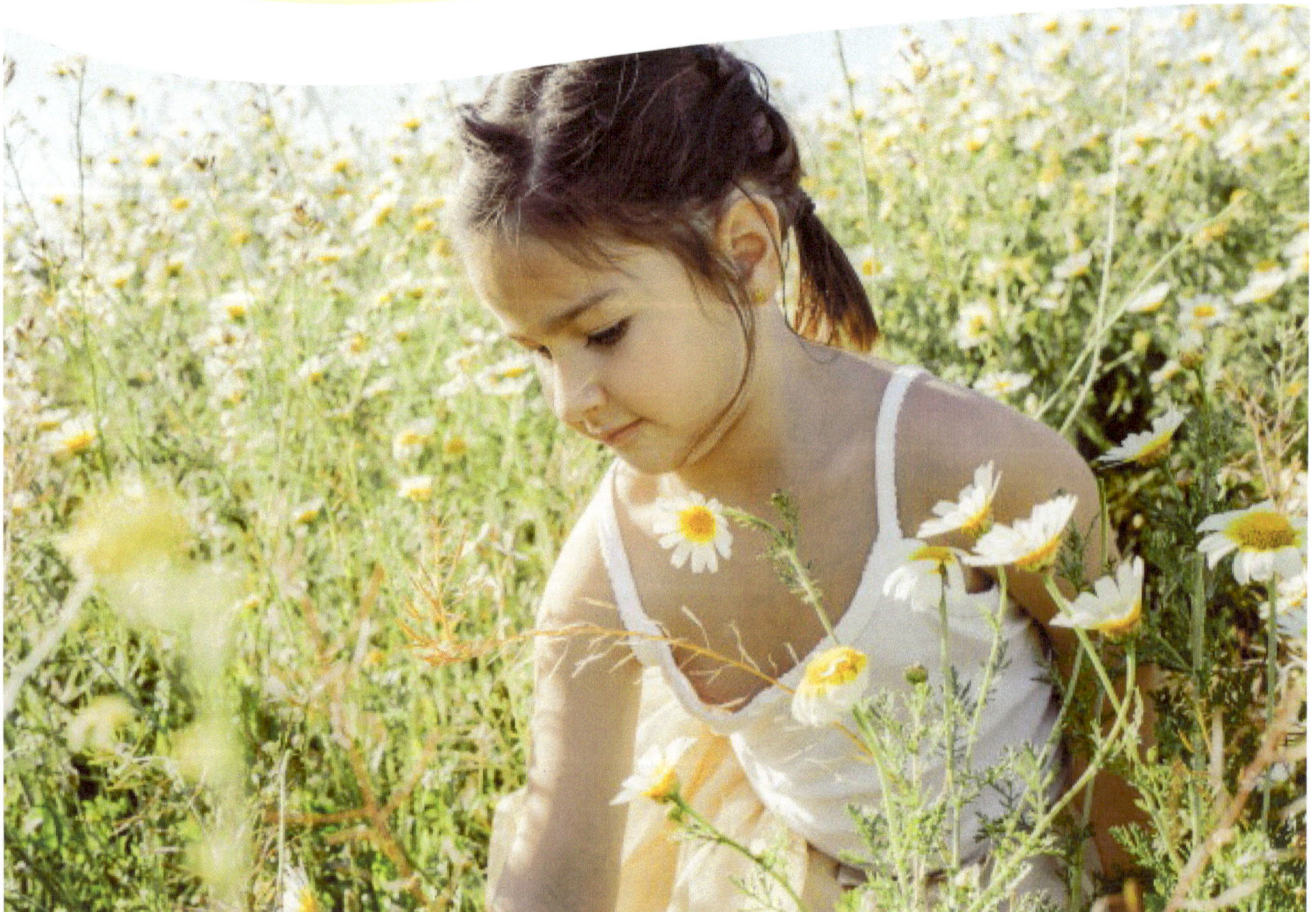

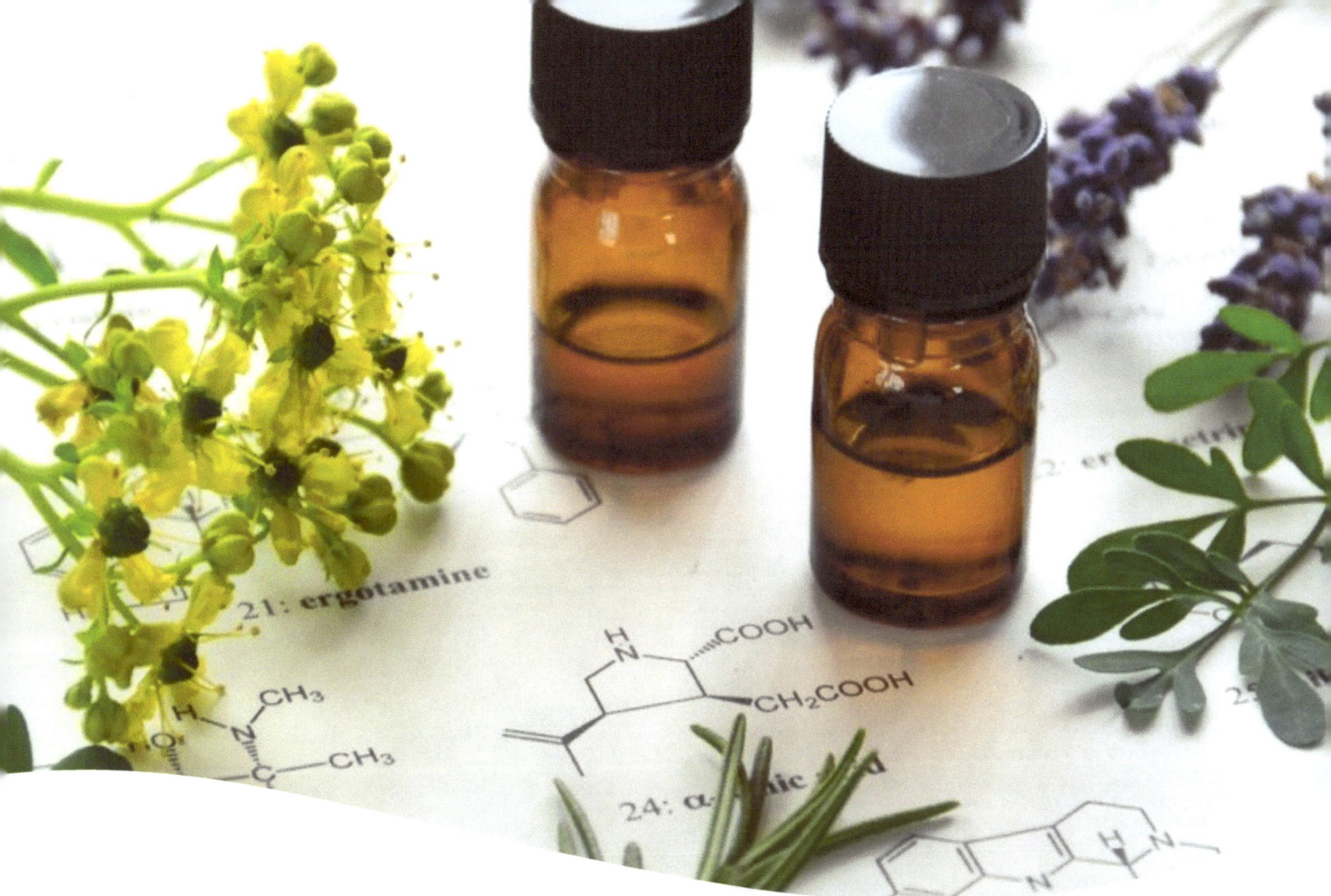

Notas finales

Al mundo de la aromaterapia se puede ingresar por diferentes caminos. Muchos encuentran en los aceites esenciales, una poderosa ayuda para balancear las emociones. Algunos los utilizan en sus prácticas espirituales o para facilitar la meditación.

Hay quienes se inician en el mundo de la aromaterapia para perfumar el hogar, mientras que otros la aprovechan para limpiar la casa y evitar así productos químicos nocivos para la salud. Algunas personas, eligen los aceites esenciales para preparar sus cosméticos naturales o se enfocan en sus propiedades terapéuticas y los usan para aliviar diferentes dolencias.

Cada quien tiene diferentes objetivos en la aplicación de la aromaterapia pero, sin duda, los beneficios y los efectos positivos de esta práctica trascienden propósitos específicos e impactan integralmente la vida del individuo y su entorno.

Nuestra intención a lo largo de estas páginas fue inspirarte a reconectar con tu esencia más pura: la naturaleza. Volver a las bases y, desde allí, promover tu bienestar físico, emocional y espiritual. Indudablemente, hoy más que nunca necesitamos una pausa. Comenzar a respirar en forma profunda y consciente. Practicar la contemplación y la atención plena. Prestar atención a nuestras emociones. Escuchar a nuestro cuerpo y elegir alternativas más saludables.

Los aceites esenciales pueden ser un gran soporte y extraordinarios aliados en este camino. *¡Ya es tiempo de poner a la aromaterapia en la práctica!*

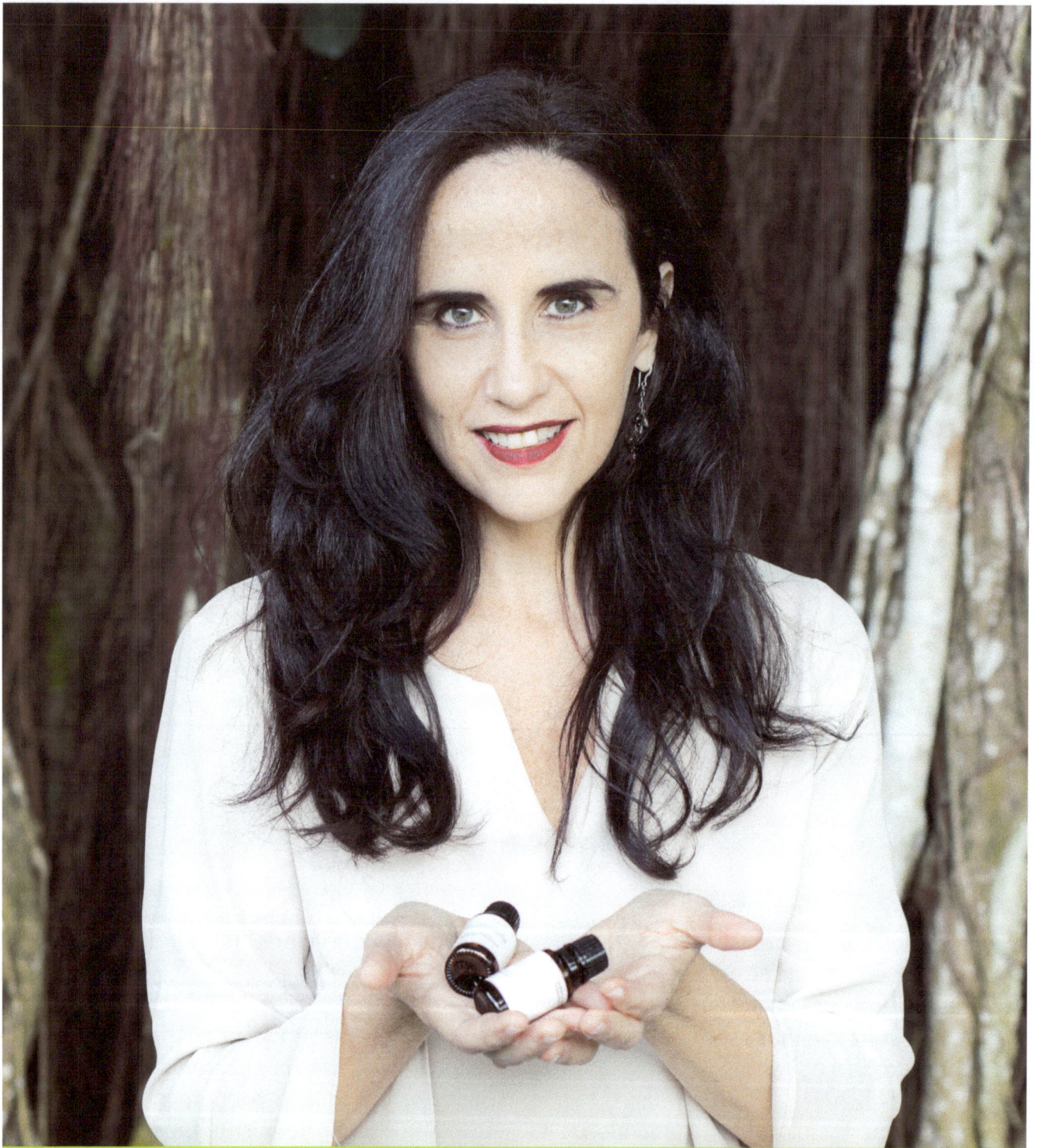
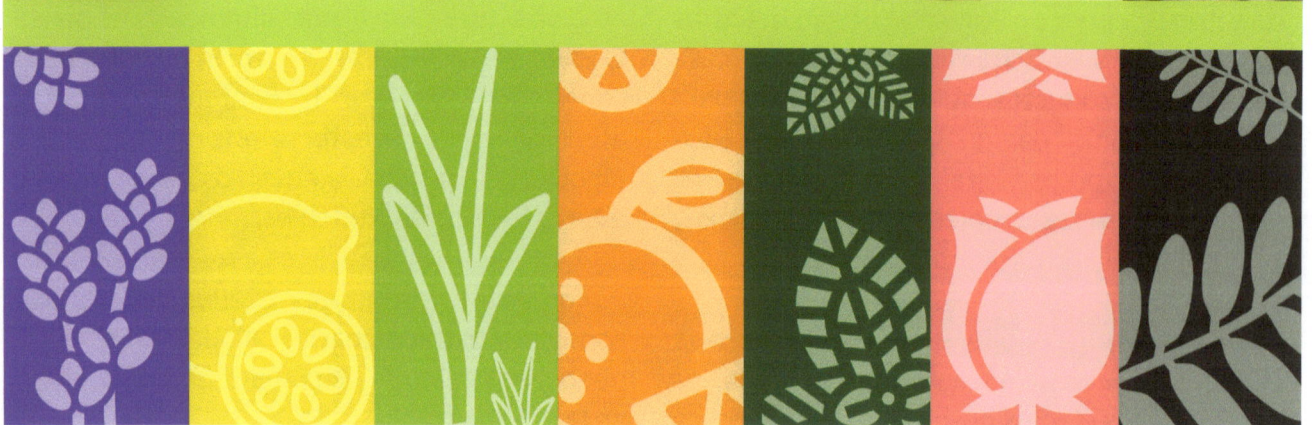

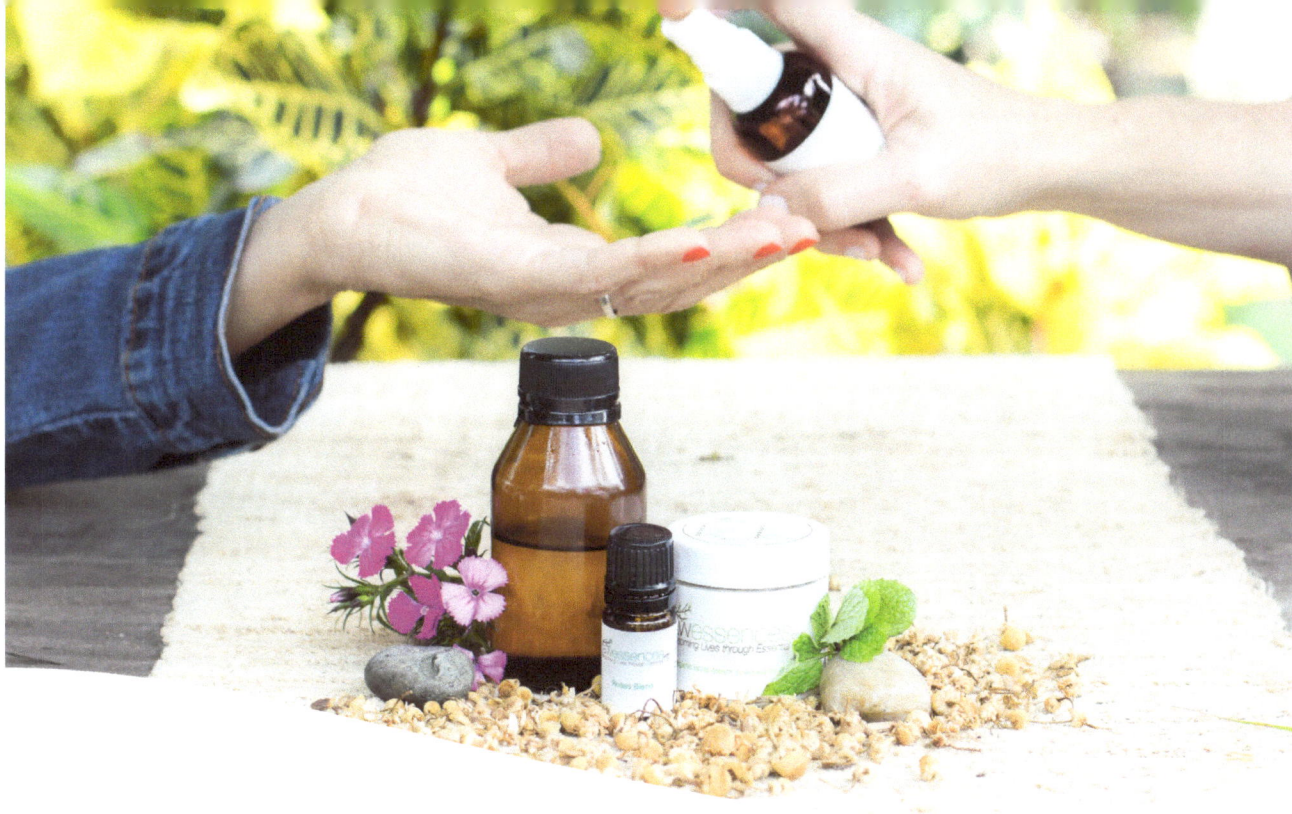

ACERCA DE LA AUTORA

Cintia Wess nació en la ciudad de Gualeguaychú, provincia de Entre Ríos, Argentina. Es graduada en Ciencias de la Comunicación por la Universidad de Buenos Aires (UBA) y periodista por Taller Escuela Agencia (TEA). Trabajó en el área de comunicación y relaciones públicas para diferentes empresas en Argentina y Estados Unidos hasta el año 2011, donde su carrera dió un giro hacia el mundo de la aromaterapia.

Desde entonces, Cintia ha dedicado su profesión a estudiar y enseñar sobre los aceites esenciales, sus propiedades y sus usos. Actualmente, es miembro y aromaterapeuta profesional certificada por la Asociación Nacional de Aromaterapia Holística de los Estados Unidos (NAHA) y cuenta con certificaciones de diferentes escuelas: New York Institute of Aromatic Studies (Escuela dirigida por Jade Jutes y aprobada por NAHA); The Essential Oil Institute (acreditado por la American Association of Drugless y dirigido por el Dr. Josh Axe y Jordan Rubin) y la Escuela de Aromaterapia Integral en Monterrey, México. (Escuela asociada a APENB, Asociación Profesional Española de Naturopatía y Bioterapia, y AIRASE, Asociación para la Investigación Internacional de Ciencias Aromáticas y Educación).

Wess es fundadora y directora de Rawessences, Instituto Internacional de Aromaterapia, la primera escuela en español aprobada por NAHA. La escuela ofrece cursos y capacitaciones profesionales en todo el mundo a través de una novedosa plataforma online, interactiva y fácil de usar.

Cintia Wess ha desarrollado una línea de aceites esenciales premium y productos orgánicos de belleza y cuidado personal, personalizados. Es además, profesora de yoga certificada y lidera un programa de "yoga y aromaterapia en la naturaleza", llamado Raw Essences Flow, para adultos y niños.

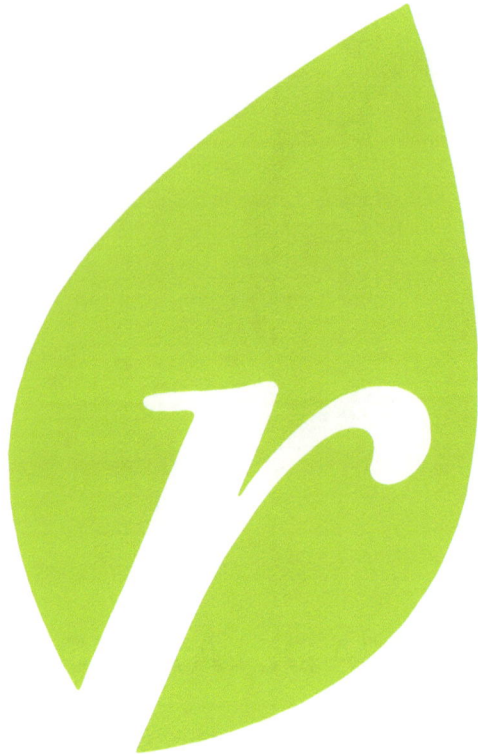

www.rawessences.com

Visita **www.rawessences.com**

Únete a la comunidad "Conectar con tu esencia"
facebook.com/groups/conectartuesencia/

Ingresa a la **Escuela Virtual**
rawessences-school.teachable.com/